U0216358

中国古代养生史 第一卷

孙孝忠 著

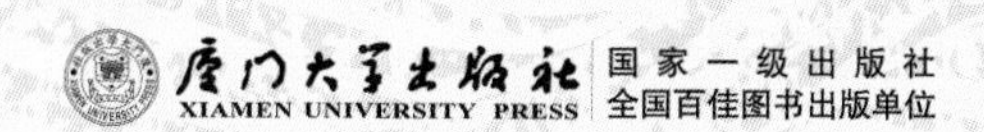

图书在版编目(CIP)数据

中国古代养生史.第一卷/孙孝忠著.—厦门:厦门大学出版社,2019.10
ISBN 978-7-5615-7574-1

Ⅰ.①中… Ⅱ.①孙… Ⅲ.①养生(中医)—文化史—中国 Ⅳ.①R212-092

中国版本图书馆 CIP 数据核字(2019)第 201572 号

出版人 郑文礼
责任编辑 薛鹏志 林 灿
封面设计 拙 君
技术编辑 朱 楷

出版发行 厦门大学出版社
社 址 厦门市软件园二期望海路 39 号
邮政编码 361008
总 机 0592-2181111 0592-2181406(传真)
营销中心 0592-2184458 0592-2181365
网 址 http://www.xmupress.com
邮 箱 xmup@xmupress.com
印 刷 厦门兴立通印刷设计有限公司

开本 720 mm×1 000 mm 1/16
印张 20.5
插页 2
字数 350 千字
印数 1～1 200 册
版次 2019 年 10 月第 1 版
印次 2019 年 10 月第 1 次印刷
定价 74.00 元

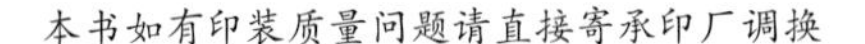

厦门大学出版社
微信二维码

厦门大学出版社
微博二维码

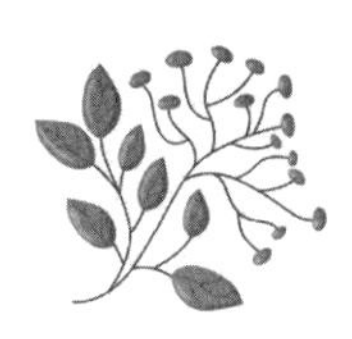

目　录

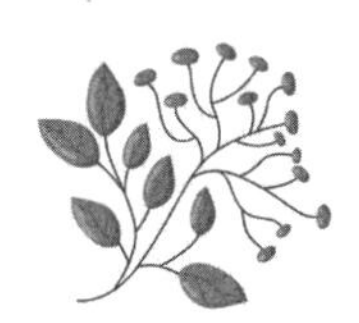

第一章

绪 论

一、选题缘起

健康和长寿，自古以来一直是人们的共同愿望和普遍关注的话题，为了健康和长寿所进行的养生活动，历史悠久，源远流长，至今方兴未艾。古代的养生活动，不仅与医学相关，还与宗教、哲学、政治、文化、习俗、科技等密不可分。在宗教方面，中国古代的神灵崇拜、生殖器崇拜、神仙思想都是养生行为的思想渊源，同时，养生也是道教活动的重要内容；在哲学方面，阴阳五行学说、精气论直接构筑了养生的理论框架，道、儒、释哲学都在不同时期对养生理论有所增益；在政治方面，以秦始皇、汉武帝为代表的帝王，为求金丹大药和长寿永生，组织方士大规模地寻求仙药，并重用方士、道士和巫师，这些活动对当时的政治都产生了深刻的影响；在文化习俗方面，统治阶级的骄奢淫逸和社会上盛行的淫风，为房中养生术的产生创造了条件；在科技方面，中国古代养生家孜孜研究的炼丹术，是古代化学的杰出成就，也是世界制药化学的先驱。

中国古代的养生理论和实践丰富多彩，牵涉很多学科，有着很广阔的研究空间。目前，学术界研究古代养生的论著不可胜数，其中在这两个方向研究的人很多，一是道教养生，一是中医养生。前者主要集中于东汉以后的道教养生思想和养生著作的研究，后者则贯彻医家实用为主的思路，偏重于古代养生方法的介绍和研究。此外，还有部分学者致力于研究先秦、秦汉某一著作的养生思想，像《周易》、《老子》、《庄子》、《黄帝内经》、马王堆医书等，都是被重点关注的著作。

目前的研究成果，难免有一些缺漏之处，主要表现在以下三个方面：

一是囿于本专业，缺乏交叉研究。学者容易固守自己的研究圈子，立起森严的壁垒，不愿拓展领域而进行跨学科研究，如研究道教养生的，不喜欢涉足中医养生，反之亦然。实际上研究养生最好从“大养生”的角度来探讨养生。所谓“大养生”，也就是跳出道教、医家等特色养生的小圈子，从养生思想和养生活动的角度来宏览养生。实际上，无论古今，人们的养生目标是一致的，各家各派的养生思想和方法也是互相影响，互相吸收的。

二是研究“点”的成果多，研究“线”的成果少。很多成果只专注于一点，如研究中医养生的论著多偏重于一本书或数种养生技巧，研究道教养生者的注意力则多集中在《道藏》等道书中。在目前的养生著作中，研究“线”的难得一见，所谓“线”，即是从历史的纵向角度研究养生。到目前为止，探讨养生思想的起源发展、养生方术的传承演变的论著亦未见到，中国还没有一部有关养生的通史或断代史著作，而先秦、秦汉作为中国养生的起源形成期，更没有被详细探讨过。

三是历史学者很少涉足养生研究。目前研究古代养生的学者主要是中医界、道教界、哲学界（如道教研究学者）和体育界人士，很难见到历史学者的身影。实际上，古代养生活动，牵涉面广泛，与社会的互动性很强，古代养生既可从科技史的角度研究，也可从社会史的角度研究，而社会史研究正是历史学者的长项。目前，台湾学者研究医疗社会史如火如荼，大陆学者近年来也开始加强了对这一领域的关注。因此从医疗社会史角度来研究养生，无疑是件很有意义的事。

本书拟从医学史、社会史的角度，探讨先秦秦汉时期的养生，阐明养生思想和养生方术的起源、发展和演变。时间上限从商代开始，下限截至东汉末（220 年）。

之所以选择这一课题，是由多方面因素促成的。笔者从 2003 年开始担任本科生的“中国医学史”课程的教学，在几年的学习、教学和研究中，积累了一些医学史的资料，并对该学科沉淀了一份感情。近几年来，随着国内生活水平的提高，人们在解决温饱问题后，开始重视健康和长寿的问题，养生已变成很多人津津乐道的话题，参与民生热点问题的讨论是研究者义不容辞的责任。

之所以把时间圈定在东汉以前，也有几个原因。养生史的内容非常庞杂，欲在一篇博士学位论文中，做通史式的研究，几乎是不可能的，不但时间上不充裕，而且篇幅上也会超出博士论文的合理范围，所以必须断代研究。既然断代，断在中间，不如从源头开始，因为从源头开始梳理，便于弄清养生的起源和发展的轨迹。而先秦、秦汉这一段，恰是目前学术界研究成果最为薄弱的部分。

二、相关概念

(一)养　生

养生，是指以保养身心、防病健体、益寿延年为目的的保健活动。

“养生”一词最早见于战国时期的《庄子》[①]。在《庄子·养生主》中记述了“庖丁解牛”的故事，说庖丁（即厨师）给文惠君宰牛，动作娴熟，出神入化，甚至连刀声都符合音乐节奏，既合于殷乐《桑林》乐章之节奏，又合于尧乐《经首》之章的韵律，文惠君为之惊叹不已。庖丁接着介绍自己宰牛的心得体会：“以神遇而不以目视”（用心神领会而不用眼观）、“依乎天理”（依循自然之规律）、“因其固然”（顺着自然之结构）、“以无厚入有间”（以没有厚度的刀刃切入有间隙的骨节）。文惠君深受启发，认为斯言即养生的奥义，乃叹道：“善哉！吾闻庖丁之言，得养生焉。”[②]文惠君口中的“养生”，即养护生命之义，与今养生义基本一样。这是“养生”一词的最早出处。文惠君所领会的养生奥义，大概是道家的天人相应、顺应自然等养生理念。

此外，《管子·白心》也提到“养生”一词：“欲爱吾身，先知吾情。……既

---

① 《庄子》是战国至秦汉间庄周学派的学术总集，由战国时期的庄周（前369—前286年）及其后学所作，全书现存三十三篇，分内篇七、外篇十五、杂篇十一。内篇的思想文风比较一致，当属庄周自著；外、杂篇则兼有庄周学派后学之作。《养生主》属内篇，当为战国时期作品。参见曹础基《庄子浅注·前言》（修订本），北京：中华书局，2000年，第1页。

② 《庄子·养生主》，郭庆藩：《庄子集释》，王孝鱼点校，北京：中华书局，1961年，第118～119、124页。

知行情，乃知养生。"[①]该篇也是战国时作品[②]。《黄帝内经》(包括《素问》和《灵枢》)[③]亦提及"养生"一词，《素问・灵兰秘典论》云："心者，君主之官，神明出焉。……主不明则十二官危，使道闭塞而不通，形乃大伤，以此养生则殃。"[④]认为诸脏腑器官中，心为至高无上的君主，它掌握人的神明，如果君主昏愦不明，那么其他器官就很危险了。心与各脏腑器官联系不畅，身体会大受伤害，像这样养生就糟糕了。这里提出心神在养生中的主导地位，所说的"养生"含义与《庄子・养生主》中的"养生"并无二致。《灵枢・本神》云："故智者之养生也，必顺四时而适寒暑，和喜怒而安居处，节阴阳而调刚柔。如是则僻邪不至，长生久视。"[⑤]《本神》篇所提到的养生注意事项多了起来，但其"养生"一词的概念还是与前二例一样。由此可见，"养生"一词的含义，在战国时期便已经固定，并一直沿用至今。

在古籍中，养生还有很多异名，如摄生、全生、尊生、遵生、卫生、治生、益生、奉生、持生、养性、全性、宝命、养命等。

"摄生"一词出现较早，"摄"为摄养之义，见于《老子・五十章》："盖闻善摄生者，陆行不遇兕虎，入军不被甲兵。兕无所投其角，虎无所用其爪，兵无所容其刃。夫何故？以其无死地。"[⑥]"全生"，见于《庄子・养生主》："缘督以为经(按：循自然之道以为常法)，可以保身，可以全生，可以养亲，可以尽

---

① 《管子・白心》，黎翔凤：《管子校注》，梁运华整理，北京：中华书局，2004 年，第 810 页。

② 《白心》属《管子》四篇之一。《管子》四篇的作者问题，历来争议较大，但对于写成时间意见较为一致，认为管子四篇是战国黄老学派的作品。关于七十多年来《管子》四篇的研究争论情况，可参见张固也《〈管子〉研究》，济南：齐鲁书社，2006 年，第 275～286 页。

③ 《黄帝内经》，简称《内经》，包括《素问》(亦称《黄帝内经素问》)和《灵枢》(亦称《灵枢经》)两部分，是中医理论的奠基性著作，一般认为其主体部分是战国时作品，而托名黄帝。参见王庆其主编：《内经选读》，北京：中国中医药出版社，2003 年，第 1～2 页。

④ 《黄帝内经素问》卷三，《灵兰秘典论》，王冰注，北京：人民卫生出版社，1956 年影印本，第 25 页。

⑤ 《灵枢经》卷二，《本神》，北京：人民卫生出版社，1956 年影印明赵府居敬堂本，第 24 页。

⑥ 陈鼓应：《老子今注今译》(修订版)，北京：商务印书馆，2003 年，第 256 页。

年。”[①]“尊生”，见于《庄子·让王》：“能尊生者，虽贵富不以养伤身，虽贫贱不以利累形。”[②]《吕氏春秋·贵生》云：“故所谓尊生者，全生之谓。”[③]尊生或写作“遵生”，明高濂所撰养生著作即称为《遵生八笺》。亦有称“卫生”者，字面即卫护生命之义，《庄子·庚桑楚》：“卫生之经，能抱一乎？”[④]这些都是动词加“生”以构词。此种结构，另如治生（马王堆医书《十问》）、益生（马王堆医书《养生方》）、奉生（《素问》唐王冰序）、持生（《庄子·盗跖》）。

因为“性”通“生”，所以养生亦谓之“养性”，《吕氏春秋·本生》说：“物也者，所以养性也，非所以性养也。”[⑤]强调物质的东西是为了养护生命，生命为本，物质为末，不能本末倒置。“养性”作为“养生”的异名很常见，《淮南子·泰族训》介绍了王乔、赤松二位神仙的“养性”之术，王充晚年所作的养生著作即称为《养性》，梁代陶弘景《养性延命录》是传世文献中最早的养生专著，唐孙思邈《千金要方》卷二十七有《养性》。或谓之“全性”，见《吕氏春秋·本生》篇。亦有以“命”名之者，如“宝命”（宝，通“保”）、“养命”。《素问》有《宝命全形论》的篇名；《神农本草经》载药365味，其中“上药一百二十种，为君。主养命以应天，无毒，多服、久服不伤人”[⑥]。养命药，即养生药。

在这些别名中，“摄生”、“养性”二词在古籍中使用较为频繁，但二词仍没有“养生”的使用频率高，所以当今学术界自然而然以“养生”一词作为通用名称。

---

① 《庄子·养生主》，郭庆藩：《庄子集释》，王孝鱼点校，北京：中华书局，1961年，第115页。

② 《庄子·让王》，郭庆藩：《庄子集释》，王孝鱼点校，北京：中华书局，1961年，第967页。

③ 《吕氏春秋》卷二，《仲春纪·贵生》，陈奇猷：《吕氏春秋新校释》，上海：上海古籍出版社，2002年，第76页。

④ 《庄子·庚桑楚》，郭庆藩：《庄子集释》，王孝鱼点校，北京：中华书局，1961年，第785页。

⑤ 《吕氏春秋》卷一，《孟春纪·本生》，陈奇猷：《吕氏春秋新校释》，上海：上海古籍出版社，2002年，第21页。

⑥ 《神农本草经》卷一，孙星衍等辑，丛书集成初编本，长沙：商务印书馆，1937年，第1页。

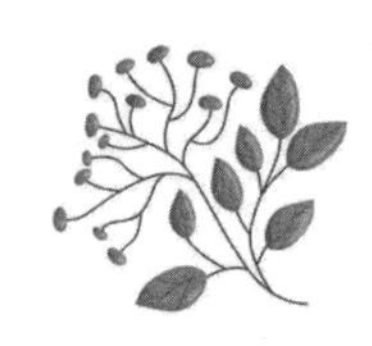

(二)服 食

服食是指服用药物以求延年长生的养生方术,也称为服饵、服药[①]。服食的药物,既有植物、矿物、动物等天然的药物,还有炼制的金丹(药金药银和丹药)。服食本为神仙家所发明,他们认为服用药物和金丹后,可以不死成仙。热衷于此者,遂演变成服食一派。兹举晋葛洪《抱朴子·仙药》所列“仙药”,可以一窥古时常见的服食之品:

> 仙药之上者丹砂(按:朱砂),次则黄金,次则白银,次则诸芝,次则五玉,次则云母,次则明珠,次则雄黄,次则太乙禹余粮,次则石中黄子,次则石桂,次则石英,次则石脑,次则石硫黄,次则石饴,次则曾青,次则松柏脂、茯苓、地黄、麦门冬、木巨胜(按:胡麻)、重楼(按:黄精)、黄连、石韦、楮实、象柴(按:枸杞)。[②]

服食的概念,学术界一直存在争议。台湾李叔还先生所编《道教大辞典》曰:“服食,道家养生之一,谓服食丹药也。”[③]这里只讲丹药,而忽略了自然状态的药物,此定义未得到学界认可。中国道教协会、苏州道教协会主编的《道教大辞典》定义为:“服食,方术名词,泛指一切服用草木、矿石药物等以求长生。也作‘服饵’。”[④]这种定义矫枉过正,只说自然状态的药物,却不包括丹药。其实,在服食的定义中,药物和金丹密不可分,陈国符先生曾说过:“金丹仙药实有深切之关系,同一书中,往往兼述金丹与仙药,二者难于区分。”[⑤]

此后,还有一些学者将服食的范围扩大化,如 1995 年胡孚琛先生主编的《中华道教大辞典》认为服食还应包括饮食养生:

---

① 只服石药的,亦称为“服石”。

② 葛洪:《抱朴子内篇·仙药》,王明:《抱朴子内篇校释》(增订本),北京:中华书局,1986 年,第196 页。

③ 李叔还:《道教大辞典》,杭州:浙江古籍出版社,1987 年影印本,第 362 页。1979 年台北巨流图书公司曾出版。

④ 中国道教协会、苏州道教协会编:《道教大辞典》,北京:华夏出版社,1994 年,第 667 页。

⑤ 陈国符:《中国外丹黄白术考论略稿》,《道藏源流考》(增订版),北京:中华书局,1963 年,第 398 页。

> 服食，指服食药饵以求长生的一套方法。其中药是指丹药和草木药，包括膏丹、丸、散、汤剂、酒方。饵是指糕饼一类，泛指各种营养品，其材料大概可分血肉品、草木品、菜蔬品、灵芝品、香料品、金玉品六大类。其做法大致包括糕点、酥酪、膏露、清蒸、红烩、粉蒸、烤炸、溜炒、腌熏、焖炖十大项目，这是一套丰富多彩、价值颇高的营养学和烹饪术。①

这是以当今人们常言的“服食”概念来定义词条。本书讨论汉以前的养生方术，彼时的“服食”范围局限于药物和丹药，还未涉及糕点营养品。所以本书凡所言“服食”者，均不含食品。

黄永锋先生将服食的外延进一步扩大，他在《道教服食技术研究》一书中，将服食的外延扩展为饮食、服药、服气、服符和辟谷五个方面，他说：

> 道教服食技术就是道教信仰者通过摄取食物(包括特殊食物)、药物、气、符等来防治疾病、养护身心，以求在长生成仙的过程中所应用的一切手段、方法、知识等活动方式的总和。它包括道教服药技术、道教服气技术、道教辟谷技术、道教饮食技术、道教服符技术五种类型，是一类富有特色的道教养生技术。②

这是把所有经口食用的养生技术都称之为服食。因为古人服食时，多同时进行服气(食气、行气)、辟谷等方术，所以黄氏将之融为一体。本书为服气和辟谷另辟章节叙述，不与服食相混，而有关服符的内容，本书没有涉及。

李零先生《中国方术考》定义“服食”曰：

> 服食也叫服饵(“饵”也是食的意思)，主要是一种内服药物，通过口服与外部自然界进行物质交换的方术。古人服食，内容极广，从植物、动物到矿物和化学制剂，几乎无所不包。③

本书服食的定义与李零先生的相同。

---

① 胡孚琛主编：《中华道教大辞典》“服食”条，北京：中国社会科学出版社，1995年，第976页。

② 黄永锋：《道教服食技术研究》，北京：东方出版社，2008年，第27页。

③ 李零：《中国方术考》(修订本)，北京：东方出版社，2001年，第302页。

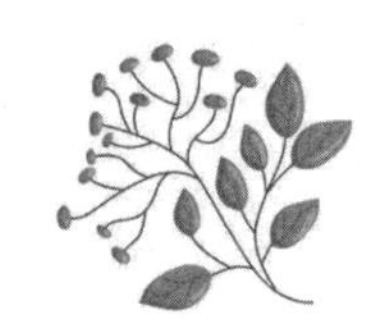

(三)金　丹

服食家服食之物,除了天然药物,还有人工炼制的金丹。金丹包括药金药银(金银粉、金银液)和丹药,都是服食派热衷服食的东西。

炼制药金药银的技术古称为黄白术(黄者指金,白者指银)、点金术,现在通称为炼金术。古人认为金银积天地日月之精,服之可长生成仙,所以把金银制成粉状或液体以服用。但因为金银贵重,一般的养生家服不起,所以便用铜、铁、锡等贱金属,添加药料,加工变成药金和药银(实际是金黄色和银白色的合金),当作真金真银来服用。

丹药则是用丹砂(朱砂)等矿物炼制而成的。古人认为服食丹药是"仙道之极",炼制丹药的方术也称为炼丹术,亦称外丹术。炼丹术之所以称为"外丹术",是为了和内丹术相区别。从汉代到唐代,人们由于服丹药导致"求生而丧生"的例子不胜枚举,连皇帝都未能免祸。炼丹术(外丹术)经历唐朝的最后疯狂后,终被继起的内丹术取代。内丹术以人的精、气、神为药,把意念当作火,把人体当作鼎炉,炼制内丹。道教称外丹术为天元丹法,黄白术为地元丹法,内丹术为人元丹法。[①] 因为本书讨论汉以前的养生,所以内丹术不在本书讨论范围内。

学界所称的"炼丹术",是个容易混淆的词。或专指炼制外丹,如《中华道教大辞典》[②];或既指外丹术又指炼金术,如李零先生《中国方术考》、蒙绍荣和张兴强先生所著的《历史上的炼丹术》等[③];或同时包括外丹术、炼金术和内丹术。这在唐以后的道教书籍中比比皆是。本书采用《中华道教大辞典》的说法:炼丹术专指外丹术,不含炼金和内丹,而将炼金术和外丹术合称为外丹黄白术或金丹术。

---

① 参见胡孚琛主编:《中华道教大辞典》"金丹派"条,北京:中国社会科学出版社,1995年,第47页。

② 参见胡孚琛主编:《中华道教大辞典》"金丹派"、"外丹黄白术"条,北京:中国社会科学出版社,1995年,第47、1342页。

③ 参见李零:《中国方术考》(修订本),第306页;蒙绍荣、张兴强:《历史上的炼丹术》,上海:上海科技教育出版社,1995年,第111～112页。

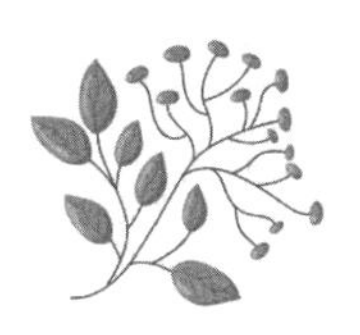

(四)导　引

导引是古代一种以肢体运动为主的养生方术，相当于后世气功中的动功，英国著名学者李约瑟先生称导引术为“中国的医疗体操”[①]。导引有很多术式，如马王堆汉墓出土的帛画《导引图》绘有四十四个人的导引动作彩绘全身像，既有徒手运动，亦有手持器械的运动[②]。华佗的五禽戏，则是模仿虎、鹿、熊、猿、鸟五种动物动作的医疗体操。

导引有广义和狭义之分。广义的导引术既包括肢体运动(动功)，也包括呼吸运动(静功，即行气、守一等术)。而狭义的导引术仅指肢体运动和自我按摩，不包括呼吸运动。本书采用狭义导引概念。

“导”、“引”二字本来同义，《说文・寸部》：“导，引也。”[③]“引”则为引导、牵引之义。“导”古字作“道”，故导引亦写作“道引”，见于《庄子》、《史记》等书。“导引”一词最早出现于《庄子》的《刻意》篇，曰：“吹呴呼吸，吐故纳新，熊经鸟申(伸)，为寿而已矣。此道(导)引之士，养形之人，彭祖寿考(按：考，老也)者之所好也。”[④]这里叙述导引之士的养生术时用了三个词：吹呴呼吸、吐故纳新和熊经鸟伸。其中吹呴呼吸与吐故纳新属于呼吸运动，吹、呴为两种行气之法，吐故纳新即吐陈气、吸新气。熊经鸟伸属于肢体运动，意谓像熊一样直立，像鸟一样展翅，此乃仿生运动。“导引”概念甫出，便包括两个相互联系、不可分割的两项内容，即呼吸运动和肢体运动，《刻意》篇的导引是广义导引。

晋代李颐将呼吸运动和肢体运动这两项内容，分别与“导”、“引”二字对号入座，他注释《刻意》篇“导引”二字曰“导气令和，引体令柔”[⑤]，意即“导”

---

① [英]李约瑟：《中国科学技术史(第二卷　科学思想史)》，何兆武等译，北京：科学出版社、上海古籍出版社，1990年，第160页。

② 参见马王堆汉墓帛书整理小组编：《马王堆汉墓帛书(肆)》，北京：文物出版社，1985年，第47～52页。

③ 许慎：《说文解字・寸部》，北京：中华书局，1963年影印本，第67页。

④ 《庄子・刻意》，郭庆藩：《庄子集释》，王孝鱼点校，北京：中华书局，1961年，第535页。

⑤ 《庄子・刻意》，郭庆藩：《庄子集释》，唐陆德明《释文》引李颐注，北京：中华书局，1961年，第537页。

为导气令和，对应“吹响呼吸，吐故纳新”；“引”为“引体令柔”，对应“熊经鸟伸”。李注从此一直成为古代“导引”一词的最权威解释。①

导引有很多异名，王充《论衡・自纪》称之为“引导”，《史记》又称为“挢引”。《史记・扁鹊仓公列传》里中庶子对扁鹊说道：“臣闻上古之时，医有俞跗，治病不以汤液醴灑（按：通“釃”，滤酒），镵石（按：石针）挢引，案扤毒熨。”②例中“挢引”即导引术。挢，通“蹻”，亦作“蹺”（后两字今通作“跷”），为高举手足之义。

（五）按　摩

按摩，即推拿。按摩与推拿同义，都是根据施术者手的动作而命名。2005年版《中医大辞典》“推拿”条说：

> 推拿，即按摩，古称按跷，是医生用手或上肢协助病人进行被动运动的一种医疗方法。具有调和气血，疏通经络，促进新陈代谢，提高抗病能力，改善局部血液循环和营养状态等作用。常用的手法有按、摩、推、拿、揉、掐、搓、摇、滚、抖等法。③

“推拿”之名，出现较晚，明清时才开始盛行，今已成为通用名。而“按摩”一词在汉以前便已出现，《汉书・艺文志》载有《黄帝岐伯按摩》一书。按摩也称乔摩（《灵枢・病传》）、案杌（《史记・扁鹊仓公列传》）、按跷（《素问・异法方宜论》）。

按摩与导引不同。按摩是假别人之手而为之，但如果是自我按摩，古代多划入导引范围。唐代慧琳《一切经音义》说得很清楚：“凡人自摩自捏，申（伸）缩手足，除劳去烦，名为导引。若使别人握搦身体，或摩或捏，即名按摩

---

① 当然亦有人持不同意见，如黄晖先生认为：“‘导气令和，引体令柔’，以‘导’、‘引’分说，则导气与吐纳无别，非也。”参见黄晖：《论衡校释・道虚》，北京：中华书局，1990年，第337页。

② 《史记》卷一〇五，《扁鹊仓公列传》，北京：中华书局，1959年，第2788页。

③ 李经纬等主编：《中医大辞典》（第2版），北京：人民卫生出版社，2005年，第1557页。

也。”[1]导引与按摩在战国时代已经分列为不同的方术，《灵枢·病传》曰：

> 黄帝曰：“余受九针于夫子，而私览于诸方。或有导引、行气、乔摩、灸、熨、刺、焫、饮药之一者，可独守耶，将尽行之乎？”岐伯曰：“诸方者，众人之方也，非一人之所尽行也。”[2]

“乔摩”即按摩之别名[3]，文中导引、行气、按摩、灸法、热熨、针刺、烧焫、饮药并为医家的方术，认为一个病人不能尽行诸方术，只能根据病情选择性地运用适合的方术。前举《史记·扁鹊仓公列传》“治病不以汤液醴灑，鑱石挢引，案扤毒熨”中的“案扤”(按摩)也与“挢引”(导引)并列。以上都说明，导引与按摩是两种不同的养生方术。

但尽管如此，后世常将按摩与导引归为一类。《汉书·艺文志》载有《黄帝岐伯按摩》十卷，与导引类书籍并属神仙家；宋郑樵《通志·艺文略》“导引”类书籍中有“《按摩要法》一卷”[4]。之所以如此，是因为导引与按摩的养生原理非常接近，其术式往往互有混杂。一方面，古代按摩多兼有肢体动作，这从按摩的别名“按蹻”[5]、“按跷”、“乔摩”中可以分析得出，三词中的“蹻”、“乔”、“跷”，三字义同，皆为举手抬腿之义。从这些异名的字面义来看，按摩不但包括医生用手在病者皮肤上的推拿揉捏，也包括施术者协助病者的肢体运动。另一方面，导引不但包括肢体动作和自我按摩，也可包括假他人之手的动作，如张家山汉墓《引书》(主要讲导引之书)中有些导引术式需要由人协助，如引项痛“令人从前举其头”，引肠辟(痢疾)“令人践亓(其)

---

① 慧琳：《一切经音义》卷十八，徐时仪校注：《一切经音义三种校本合刊》，上海：上海古籍出版社，2008 年，第 814 页。

② 《灵枢经》卷七，《病传》，北京：人民卫生出版社，1956 年影印本，第 76 页。

③ 晋皇甫谧《针灸甲乙经》即引作“按摩”。参见皇甫谧：《针灸甲乙经》卷六，《五藏传病大论第十》，北京：人民卫生出版社，1956 年影印本，第 92 页。

④ 郑樵：《通志》卷六十七，《艺文略五·诸子类·道家三》，北京：中华书局，1987 年影印本，第 792 页。

⑤ 《素问·异法方宜论》：“其民食杂而不劳，故其病多痿厥寒热，其治宜导引按蹻。”唐王冰注：“导引，谓摇筋骨，动支(肢)节。按，谓抑按皮肉。蹻，谓捷举手足。”(《黄帝内经素问》卷四，《异法方宜论》，第 33 页)王冰所注“蹻，谓捷举手足”，意谓高举手足。捷，通“掲”，《说文·手部》“掲，高举也”，《广韵·平宵》亦谓“跷，揭足”，为“捷”、“掲”二字通假之明证。

要(腰)”,引瘩(癃)时“令人□其要(腰)”,引病重的喉痹“令人骑其北(背)”[①]。鉴于导引和按摩在秦汉以前混同的情况,本书将按摩术归入导引派养生方术。但因为汉以前的按摩著作均已亡佚,因此后文中实际未涉及多少按摩术。

(六)行　气

行气是古代以呼吸吐纳为主的养生方术,属于后世气功中的静功。古人认为天地万物和人都是由气构成,天地万物之气有益于身体,因此便通过吸入天地、日月、星辰、草木、云雾、山石之气,并吐出体内的浊气来进行养生。

“行气”之名,战国时即已出现。战国时期的《行气玉铭》已描述了行气的要领,是我国现存最早的行气术史料。此外,《黄帝内经》中也多次出现“行气”之语。

行气,也称吐纳、吐故纳新。吐纳,是吐故纳新的省称,即口吐出陈气,鼻吸入新气。梁陶弘景《养性延命录》引东汉刘君安(刘根)[②]之语:“食生吐死,可以长存,谓鼻纳气为生,口吐气为死也。凡人不能服气,从朝至暮,常习不息,徐而舒之,常令鼻纳口吐,所谓吐故纳新也。”[③]“吐故纳新”一词首出于《庄子·刻意》,说行气导引之人会通过“吹呴呼吸,吐故纳新,熊经鸟伸”[④]来实现长寿。东汉名医张仲景《金匮要略》说:“四肢才觉重滞,即导引、吐纳、针灸、膏摩,勿令九窍闭塞。”[⑤]这是用吐纳(行气)配合诸法来防病。

---

① 张家山二四七号汉墓竹简整理小组编著:《张家山汉墓竹简(二四七号墓)》(释文修订本),北京:文物出版社,2006年,第175、178、179、182页。

② 按:刘根,字君安,颍川人,东汉方士,善辟谷行气、炼丹和巫术,晋葛洪《神仙传》和《后汉书·方术列传》载其传。

③ 陶弘景:《养性延命录·服气疗病》,《道藏》第18册,北京:文物出版社、上海书店、天津古籍出版社,1988年影印本,第481页。

④ 《庄子·刻意》,郭庆藩:《庄子集释》,王孝鱼点校,北京:中华书局,1961年,第535页。

⑤ 张机著,王叔和集,林亿等编:《金匮要略方论》卷上,《脏腑经络先后病脉证第一》,北京:人民卫生出版社,1956年影印本,第9页。

行气，又称食气，马王堆汉墓竹书《十问》"黄帝问于容成"、"文挚见齐威王"两章皆谈到"食气"的话题①，《淮南子・地形训》、《大戴礼记・易本命》也都提到"食气者神明而寿"的话题。其他可以表示行气的古名还有治气(马王堆医书《十问》)、调气(陆贾《新语・道基》)、导气(《论衡・道虚》)、服气(葛洪《神仙传・彭祖传》)、伏气(伏，通"服"。《太平御览》卷七百二十，载《养生要伏气经》佚文)、养气(《论衡・自纪》)、炼气(南北朝鲍照《代淮南王》诗，见《玉台新咏》)、调息(隋释智顗《摩诃止观》卷四下)等。

行气属于呼吸运动，与以肢体运动为主的导引(狭义导引)在战国时代已经分列，前举《灵枢・病传》所述诸治病手段时已然如此。行气和导引二者有时互有交叉，行气时会夹有导引的肢体动作，而导引时也免不了呼吸法的配合，张家山汉墓出土的《引书》，既论导引，也谈行气。因此，兼练两术者，似不必强分。但偏执一术者，门户之见还是很浓的。晋葛洪《抱朴子・微旨》曾提到过这种门户之见："明吐纳之道者，则曰唯行气可以延年矣；知屈伸之法者，则曰唯导引可以难老矣。"②

行气术从东汉晚期以后，分为两途：一是服外气，即上述传统的行气术；一是服内气，也称服元气、服内元气、胎息。服内气者认为人身中的元气，常从口鼻呼出，很是可惜，便想法"制之令不出，便满丹田。丹田满即不饥渴，不饥渴，盖神人矣"③。服内气术在闭气时还要吞津、握固和守一，犹如母腹中之胎儿，故亦称为"胎息"。本书所说的行气术仅指服外气术。

(七)辟　谷

辟谷是一种通过不吃五谷(谷麦饭食)来养生的方术。"辟"为去除、避

① 周一谋、萧佐桃：《马王堆医书考注》，天津：天津科学技术出版社，1988 年，第 375、390 页。

② 葛洪：《抱朴子内篇・微旨》，王明：《抱朴子内篇校释》(增订本)，北京：中华书局，1986 年，第 124 页。

③ 张君房编：《云笈七签》卷五十八，《尹真人服元气术》，李永晟点校，北京：中华书局，2003 年，第 1286 页。

忌之义；谷指五谷，五谷或谓黍、稷、麻、菽（豆）、麦[1]，或谓稻、黍、稷、麦、菽[2]。但实际上，这里的五谷泛指谷类，不限于五种。

“辟谷”一词最早见于《史记·留侯世家》，说西汉张良晚年“乃学辟谷，导引轻身”[3]。因为《史记》的影响力较大，“辟谷”一词遂成通名。其实，辟谷之实践比“辟谷”之名称出现得更早，早在《庄子·逍遥游》中便说藐姑射山的神人能“不食五谷，吸风饮露”[4]。所谓“不食五谷”，即辟谷。

辟谷还有很多异名，如去谷（马王堆帛书《却谷食气》）[5]、却谷（南北朝《灵宝五符经》卷中）、绝谷（《淮南子·修务训》）、享谷[6]（《淮南子·泰族训》）、断谷（《抱朴子·论仙》）、止谷（唐孙思邈《千金翼方·辟谷》）、避谷（宋陈景沂《全芳备祖·后集·木部》）、绝粒（晋孙绰《游天台山赋》序）、却粒（晋陆机《汉高祖功臣颂》）、休粮（《抱朴子·仙药》）、停厨（《通志·艺文略五》）[7]等。

当然，古人辟谷不是绝食，辟谷时还要行气和服药以维持。辟谷时的行气非常讲究，马王堆汉墓医书《却谷食气》即辟谷行气之作。《却谷食气》开篇首句即说“去（却）谷者食石韦”[8]，说明辟谷时服食药物很重要。根据文献记载，古人配合辟谷所服的药物很多，如枣、芝类、白术、黄精、茯苓、天冬、麦冬、松子、柏实、玉竹、石韦等。

---

① 《庄子·逍遥游》成玄英疏：“五谷者，黍稷麻菽麦也。”参见郭庆藩：《庄子集释》，王孝鱼点校，北京：中华书局，1961 年，第 29 页。

② 《孟子·滕文公上》：“树艺五谷，五谷熟而民人育。”赵岐注：“五谷，谓稻、黍、稷、麦、菽也。”参见阮元校刻：《十三经注疏》，北京：中华书局，1980 年影印本，第 2705 页。

③ 《史记》卷五十五，《留侯世家》，北京：中华书局，1959 年，第 2048 页。

④ 《庄子·逍遥游》，郭庆藩：《庄子集释》，王孝鱼点校，北京：中华书局，1961 年，第 28 页。

⑤ 马王堆帛书《却谷食气》的原文中有“去谷者食石韦”，整理者认为“去”读作“却”，书名“却谷食气”是整理者据内容后冠的。

⑥ 马继兴先生认为：“却与享为同源字，溪晓旁纽，铎阳对转。”参见马继兴：《马王堆古医书考释》，长沙：湖南科学技术出版社，1992 年，第 827 页。

⑦ 《通志·艺文略五》辟谷类书目有“《停厨丸方》一卷”。参见郑樵：《通志》卷六十七，《艺文略五·诸子类·道家三》，北京：中华书局，1987 年影印本，第 792 页。

⑧ 周一谋、萧佐桃：《马王堆医书考注》，天津：天津科学技术出版社，1988 年，第 228 页。

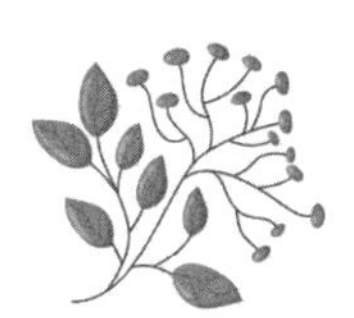

(八)守 一

守一属于意念养生术,是通过意守体内某一部位或体外的某物,甚至神像,以保养人体“神”的养生术。古人认为人是由形(肉体)和神(精神)组成,神与形不可常分,常分则人亡。东汉《太平经》说:“人有一身,与精神常合并也。形者乃主死,精神者乃主生。常合即吉,去则凶。无精神则死,有精神则生。常合即为一,可以长存也。”①这种让形神合一的方法即是守一术,而守一主要是通过存思意守的方法来进行。“守一”也可称为抱一(《老子·十章》)、守三一(《汉武帝内传》)、守神(《太平经》)、存神(《关尹子·六匕》)、守意(东汉安世高《大安般守意经》)。②

《中华道教大辞典》给“守一”下的定义为:“守一,是指在静功修炼中,在身心安静的情况下,把意念集中在体内某一部位。”③相对于这种定义,本书“守一”的外延较广,守一的范围不局限于体内,可包括存思体外诸物,比如《太平经》通过悬神像以存思五脏神。其目的是为了五脏神返回人体,所以也是一种守一术。

守一之术,始见于《老子》。但“守一”之名,最早见于《庄子·在宥》,该篇讲广成子教黄帝养生之术,其中谈到了守一术:

> 天地有官,阴阳有藏,慎守女(汝)身,物将自壮。我守其一,以处其和。故我修身千二百岁矣,吾形未常衰。④

守一术在汉代得到了进一步发展,尤其是东汉中晚期出世的《太平经》,详细阐述了守一术,为六朝守一术的大发展奠定了基础。魏晋时,守一存思之术成为道教上清派的主要修炼方术。该派认为通过存思,天地之神便可

---

① 王明编:《太平经合校》卷一百三十七~一百五十三,《太平经钞壬部》,北京:中华书局,1960 年,第 716 页。

② 以上概念在不同的历史阶段,被不同的流派引用。所以各家所指的外延并不完全相同,但都属于存思术。

③ 胡孚琛主编:《中华道教大辞典》“守一”条,北京:中国社会科学出版社,1995 年,第 973 页。

④ 《庄子·在宥》,郭庆藩:《庄子集释》,王孝鱼点校,北京:中华书局,1961 年,第 381 页。

进入体内，人体之神与天地之神气混融，即可实现长生不死，飞登上清[1]。

（九）房　中

房中是房中术的简称，房中术是研究男女性生活与养生关系的一门学问。因为古人认为房中术不但能养生健体，还能疗病美容，所以房中术也可算是古代的性医学。

“房中”的字面义初为女人，《礼记·曾子问》：“众主人、卿大夫、士、房中，皆哭。”郑玄注：“房中，妇人。”[2]房中，本指女人，乃属借代之修辞手法，一如“陛下”、“殿下”、“阁下”等词，皆借周围之建筑物以代人。房中由女人之义，又引申作性生活之委婉语。古人男女之事，习惯以“房”、“室”为辞，如表示性生活，名词用“房事”、“房室”、“房帏之事”表示，动词用“同房”、“行房”、“入房”、“游于房”（《春秋繁露·循天之道》）表示[3]。而以房、室组词的还有房内（房中）、房术（房中术）、房劳（性生活过度）、有室（娶妻）、妻室（妻子）等。“房中”之名，因《汉书》用之而得以通行。《汉书·艺文志》分方技为四种，即医经、经方、房中和神仙[4]。这里的“房中”，即房中术的简称。

房中术也有很多别名，如接阴之道、阴道、合阴阳之方、接阴阳之术、阴阳之术、御妇人术、玄素之术、补导之术等。

“接阴之道”，见于马王堆医书《十问》，“接”指交接（交接表示性交之义，是马王堆汉墓医书中习见之词），“阴”指女人。“阴道”是“接阴之道”的简称，《汉书·艺文志》收录八家房中术著作，其中六家以“阴道”为名，即《容成阴道》、《务成子阴道》、《尧舜阴道》、《汤盘庚阴道》、《天老杂子阴道》、《天一阴道》。

《抱朴子·微旨》称房中术为“阴阳之术”，认为“夫阴阳之术，高可以治

---

① 参见胡孚琛主编：《中华道教大辞典》“上清派”条，北京：中国社会科学出版社，1995年，第55页。

② 《礼记·曾子问》，阮元校刻：《十三经注疏》，北京：中华书局，1980年影印本，第1388页。

③ 古人表示性生活之概念，除了这些词外，另有交接、接阴、交通、交合、合阴阳、交阴阳、御女、御内等。

④ 《汉书》卷三十，《艺文志》，北京：中华书局，1962年，第1778～1779页。

小疾,次可以免虚耗而已”[①]。这里“阴”指女,“阳”指男。或称“合阴阳之术”,马王堆医书中有一本《合阴阳》,专讲房中术的,开篇即云“凡将合阴阳之方”。故整理者命名为“合阴阳”,“合”为交合之义。“合阴阳”,意同“接阴阳”。《史记》载汉文帝时名医淳于意向公乘阳庆学医,“受其脉书上下经、五色诊、奇咳术、揆度阴阳外变、药论、石神、接阴阳禁书,受读解验之”[②],阳庆所授之书中“接阴阳禁书”即房中书。房中术主要是男人为主体的方术,所以也称房中术为“御妇人法”、“御妇人术”[③]。

因为容成公、彭祖、玄女、素女等人被尊为房中术的创始人,后世有以他们名字命名的房中书,如《容成阴道》、《彭祖经》、《玄女经》、《素女经》。所以后世亦称房中术为容成之术、彭祖之道、玄素之术、容成玄素之法等。

房中术也可称为“补导之术”,或“补导之事”。此两名在汉代已经出现。《列仙传》说容成公“能善补导之事”[④],曹丕《典论》谓“庐江左慈知补导之术”[⑤],是说他们擅长房中术。《中华道教大辞典》曰:“补导之术,又称‘补导之事’。补,指房中补益,包括还精补脑,采阴补阳;导,指房中导引,包括运气行气,伸缩导引。”[⑥]房中术以强身补益为主要目的,行房时不但要进行采阴补阳和还精补脑,同时还要配合导引行气,而“补导之术”之名正是突出了房中术的这个特点。亦有以“采气术”、“采战术”称呼房中术的,因为行房时要采对方精气以自补,有如男女之间的战斗,故有是名。二者都是汉代以后出现的名词。

---

① 葛洪:《抱朴子内篇·微旨》,王明:《抱朴子内篇校释》(增订本),北京:中华书局,1986年,第129页。

② 《史记》卷一〇五,《扁鹊仓公列传》,北京:中华书局,1959年,第2796页。

③ 《后汉书》卷八二下,《方术列传》,北京:中华书局,1965年,第2740、2750页。

④ 刘向:《列仙传》卷上《容成公传》,《道藏》第5册,北京:文物出版社、上海书店、天津古籍出版社,1988年影印本,第65页。

⑤ 曹丕:《典论·论郄俭等事》,严可均校辑:《全上古三代秦汉三国六朝文》之《全三国文》卷八,北京:中华书局,1958年,第1095页。

⑥ 胡孚琛主编:《中华道教大辞典》“补导之术”条,北京:中国社会科学出版社,1995年,第1288页。

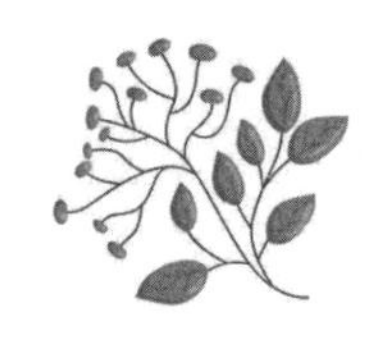

(十)养生方术流派

中国古代的养生方术(养生术),盖始于先秦的神仙方术,并吸收了阴阳家、道家及黄老学说的理论而不断发展起来。战国秦汉的养生方术,在其发展过程中,逐渐形成了几种方术流派。

历史上最早对养生方术流派进行划分的,当推《汉书・艺文志》。篇中将方技分为医经、经方、神仙和房中四家,而后两家属于养生方术。其中神仙家有十部著作:《宓戏杂子道》、《上圣杂子道》、《道要杂子》、《黄帝杂子步引》、《黄帝岐伯按摩》、《黄帝杂子芝菌》、《黄帝杂子十九家方》、《泰壹杂子十五家方》、《神农杂子技道》、《泰壹杂子黄冶》①,这里实际包括了导引、按摩、服食、黄白术等多项方术。房中家则有八部著作,内容是房中养生和求子。《汉书・艺文志》这种归类,实际是将养生方术的流派一分为二,即神仙派和房中派。

晋代葛洪《抱朴子》则将养生方术流派一分为四:

> 凡养生者,欲令多闻而体要,博见而善择,偏修一事,不足必赖也。又患好事之徒,各仗其所长,知玄素之术者,则曰唯房中之术,可以度世矣;明吐纳之道者,则曰唯行气可以延年矣;知屈伸之法者,则曰唯导引可以难老矣;知草木之方者,则曰唯药饵可以无穷矣。学道之不成就,由乎偏枯之若此也。②

葛氏描述了当时各养生学派固守门户之见,不愿学他人之长的状况,认为应该取长补短,博见善择,不能偏修一术。其言下的四个养生流派是房中、行气、导引和药饵(即服食)。

时贤亦有尝试划分汉以前的养生流派者。1948 年,蒙文通先生在《晚周仙道分三派考》一文中,将晚周神仙养生家分为三派:行气、药饵和宝精。其所谓行气,包括吐纳和导引,代表人物是王乔、赤松和彭祖;药饵即服食,

---

① 《汉书》卷三十,《艺文志》,北京:中华书局,1962 年,第 1780 页。

② 葛洪:《抱朴子内篇・微旨》,王明:《抱朴子内篇校释》(增订本),北京:中华书局,1986 年,第 124 页。

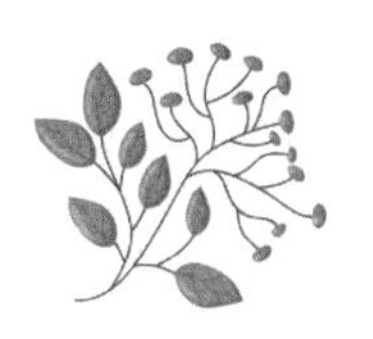

代表人物是安期生；宝精即房中，代表人物是容成，非彭祖。[①]

李零先生于《战国秦汉方士流派考》一文中，对方技流派进行划分，将战国和西汉的方技分为医学（或医术）、服食、行气导引和房中四派，将东汉的方技分为医术、服食、行气、导引、房中。[②] 这里所举的方技诸派，剔除医学（医术）派后，余皆为养生流派。也就是说，李零先生言下之意，是将战国西汉的养生流派分为三派（服食、行气导引和房中），东汉的分为四派（服食、行气、导引、房中）。

窃以为战国秦汉的养生方术流派，统一分为四派即可，即服食、静修、导引、房中。服食派养生方术包括寻仙术、服药术、炼金术（黄白术）和炼丹术（外丹术），静修派养生方术包括行气术、辟谷术和守一术，导引派养生方术包括导引和按摩。房中派养生方术，主要包括性保健术和优生种子术。

之所以列出静修派，是因为行气、辟谷和守一都属于静功，与导引动功不同。行气属于呼吸运动，导引属于肢体运动，二者在战国时即已分列，并被用作治疗手段，《灵枢·病传》所述诸治病手段"或有导引、行气、乔摩、灸、熨、刺、焫、饮药"[③]。马王堆汉墓医书《却谷食气》也是专论食气派的著作，而未及导引。东汉王充《论衡·道虚》在批判道者之术时，也将导引与食气分而论之。鉴于此，行气与导引应析为两派。

学者在讨论辟谷分类时，或将之归入服食；或将之与服药、行气并列，如黄永锋先生《道教服食技术研究》将道教服食技术分为服药、服气、辟谷、饮食、服符五种[④]。但因为辟谷从来都不是单独进行的，都需要配合服气（行气），马王堆汉墓医书《却谷食气》也是将辟谷和食气放在一起讨论，所以本书在讨论养生方术流派时，将之与行气一起归入静修派方术。

各家在分派时均遗漏了"守一术"，估计是将之视为导引行气术中的子项而未予单独列出。虽然导引术可兼有行气或意念，行气术也可能同时用

---

① 参见蒙文通：《晚周仙道分三派考》，《古学甄微》，成都：巴蜀书社，1987 年，第 335～342 页。该文原载《图书集刊》第八期，1948 年 6 月成都出版。

② 李零：《战国秦汉方士流派考》，《传统文化与现代化》1995 年第 2 期，第 34～48 页。后收入《中国方术续考》，北京：东方出版社，2000 年。

③ 《灵枢经》卷七，《病传》，北京：人民卫生出版社，1956 年影印本，第 76 页。

④ 黄永锋：《道教服食技术研究》，北京：东方出版社，2008 年，第 17～23 页。

意念守一，但所占比例并不大。实际上守一术既源远又流长，有其独特的理论和方法，完全可以从导引、行气中独立出来。因此笔者据其特点，将行气、辟谷、守一归为静修派。

需要提及的是，在现代养生方法中，饮食起居和情绪调节也是养生的重要内容。但在汉代以前，节饮食、慎起居和调情志的方法，只是养生的注意事项而已，还没有上升为养生方术，所以本书未将饮食起居或情绪调节纳入养生方术流派。

三、学术回顾

（一）传世文献中的养生史料研究

目前，仍没有出现综合探讨养生史的著作，而以“养生学”或“养生术”命名的书不少。这些书多会简要介绍养生史，如曹希亮《中国养生学》（西安：陕西科学技术出版社，1996 年），在绪论篇讨论了“中国养生学的源流和发展概况”，他将养生学发展史归纳为四个时期：先秦、汉唐、宋元和明清，并简要介绍了历代有关著作中的养生思想。像曹书这样的著作，都是偏重于介绍养生方法，且书中有关汉以前养生的内容不多。此类书籍还有很多，如周文泉、刘正才的《中国传统养生术》（广州：广东科技出版社，1991 年），沈庆法、朱邦贤的《古代养生术》（上海：上海古籍出版社，1991 年），余功保的《中国古代养生术百种》（北京：北京体育学院出版社，1991 年），徐泽、王爱杰的《中国传统养生术》（北京：中国中医药出版社，1992 年），姚伟均的《中华养生术》（台北：文津出版社，1993 年），陈可冀的《中国实用传统养生术》（福州：福建科学技术出版社，1993 年），孙同德的《中国养生术》（北京：新华出版社，1996 年），郑金生的《中国古代的养生》（北京：商务印书馆国际有限公司，1997 年），罗时铭的《中华养生学》（太原：山西科学技术出版社，2002 年），洪丕谟的《中国古代养生术》（上海：上海三联书店，2008 年），等等。以“中医养生”为名介绍古代养生术的书籍也非常之多，如刘占文：《中医养生学》（上海：上海中医学院出版社，1989 年），韩冰等：《中医养生学》（天津：天津教育出版社，1989 年），王玉川：《中医养生学》（上海：上海科学技术出版社，1992 年），李庆升：《中医养生学》（北京：科学出版社，1993 年），韦大文、董锡玑:《中医养生学概要》(北京:中国医药科技出版社,1993年),张学梓:《中医养生学》(北京:中国医药科技出版社,2002年),刘杨、马素华:《中医养生学概论》(台北:华腾文化股份有限公司,2005年),杨世忠:《中医养生学概论》(北京:中医古籍出版社,2009年),郭海英:《中医养生学》(北京:中国中医药出版社,2009年),刘占文:《中医养生学》(北京:中国中医药出版社,2012年),马烈光:《中医养生学》(北京:中国中医药出版社,2012年),杨世忠、刘焕兰:《中医养生学》(北京:人民卫生出版社,2012年),等等。其中质量较高的当数"中医养生学"教材。"中医养生学"作为高校中医学专业的课程,相关的教材很多,当然内容也主要是介绍中医的养生理论和各种养生方法。在这些教材中大多辟有一章或一节介绍养生的源流发展史,如王玉川主编的《中医养生学》教材辟第二章讲"中医养生学发展简史",扼要介绍了从上古时期到现代的中医养生的实践活动。因为这两类书都是介绍今人可以施行的养生方法,所以书中所介绍的养生史非常简略,泛泛几句而已,很多问题未能深入探讨。况且其所谓介绍养生的源流发展,也都是对今天所奉行的养生方法进行溯源,对今人弃用的炼丹、服石、房中等方术,多未提及。

研究汉以前古籍中养生问题的书籍多达百种,多以《周易》、《老子》、《庄子》和《黄帝内经》等为主要研究对象。与《周易》相关的养生著作有刘长林、滕守尧的《易学与养生》(沈阳出版社,1997年),黄德昌等的《周易与养生之道》(成都:四川人民出版社,2001年)等几十种。与《老子》、《庄子》相关的养生著作有薛仁义《道德经养生解》(台北:圆觉健康学苑,2006年),柴中元《庄子养生解密》(北京:中国中医药出版社,2011年),等等。与《黄帝内经》相关的养生著作有张湖德:《〈黄帝内经〉养生全书》(北京:中国轻工业出版社,2001年),张其成:《〈黄帝内经〉养生大道》(南宁:广西科学技术出版社,2010年),李济生:《〈黄帝内经〉养生智慧》(哈尔滨:黑龙江科学技术出版社,2012年),等等。

上述纷繁的经典研究的养生著作,有着共同的特点,即引用经典理论,阐述养生思想或是教读者如何养生。在这些书中所述的养生思想,很多都是作者脱离史料本身而根据自己的心得体会来发挥的,正如任继愈先生所说:"哲学家见到《易经》,从中悟出弥纶天地的大道理;德国莱布尼兹见到

《易经》，从中启悟出数学二进制的前景；严君平学《易经》，构建玄学易学的体系。”[1]这些养生书籍的旨趣与历史研究截然不同，而用经典理论来解释如今的养生方法，更与本书探讨养生源流的角度截然不同。此外还有一些研究经典著作中养生思想的学位论文，与上述书籍的思路并无二致，如李树伟《庄子养生思想探要》（硕士学位论文，青岛大学，2008 年），黄祖欣《〈黄帝内经〉与〈老子〉、〈庄子〉“道”之养生研究》（博士学位论文，天津中医药大学，2009 年），刘朝贵《海峡两岸〈黄帝内经〉养生思想研究》（博士学位论文，广州中医药大学，2009 年），孙旻亨《先秦诸子理论对〈内经〉养生理论形成的影响研究》（硕士学位论文，北京中医药大学，2012 年），等等。

除此以外，还有从单项养生方术角度研究传世文献的，下面分别述评一下。

综合论述服食的专著不多，值得一提的是黄永锋先生在博士论文基础上整理出版的《道教服食技术研究》（北京：东方出版社，2008 年）。该书将道教的服食技术划分为道教服药物技术、道教服气技术、道教辟谷技术、道教饮食技术、道教服符技术五种类型，并从道教服食技术本体论、技术规程、理性评价、发展的动力机制展开论述。此外，有关服食研究的析出文章或期刊文章，主要有余嘉锡先生《寒食散考》[2]，饶宗颐先生《从出土资料谈古代养生与服食之道》[3]，萧登福先生《〈汉武帝内传〉中所呈现的服食与养生思想》（《中国道教》2009 年第 4 期），程志立、潘秋平、张其成先生的《〈神农本草经〉养生方药构成及思考》，（《北京中医药大学学报》2009 年第 12 期），黄永锋先生的《“服食”新诠》（《宗教学研究》2007 年第 4 期）、《道教服食的技术哲学意蕴》（《哲学动态》2008 年第 1 期）、《道教服食术演进的认识论研究》（《中国哲学史》2011 年第 1 期），蒋力生先生《论道教服食方的价值和影响》（《江西社会科学》1996 年 12 期）、《道教服食方的传承演变》（《江西中医学院学报》2004 年第 1 期）。

---

① 任继愈：《〈易学与养生〉序》，刘长林、滕守尧：《易学与养生》，沈阳：沈阳出版社，1997 年，第 2 页。

② 参见余嘉锡：《余嘉锡文史论集》，长沙：岳麓书社，1997 年。

③ 参见饶宗颐：《饶宗颐二十世纪学术文集》卷五，《宗教学》，台北：新文丰出版有限公司，2003 年。

有关研究外丹黄白术的论著较多，尤其是陈国符先生，研究时间最早，也最具影响力，其在《道藏源流考》（北京：中华书局，1963 年）、《道藏源流续考》（台北：明文书局，1983 年）和《中国外丹黄白法考》（上海：上海古籍出版社，1997 年）三书中，探讨外丹黄白术的著作出世时间、炼丹者生平、具体的丹法、丹药的化学成分等，并撰有专文《中国外丹黄白术史略》（《化学通报》1954 年第 12 期）。化学史界的王琎、张子高、赵匡华、孟凡昌等学者亦撰有论著，探讨炼丹史、炼丹程序和丹药成分，论文如王琎等《中国古代金属化学及金丹术》（新 1 版，上海科学技术出版社，1957 年），张子高《中国化学史稿（古代之部）》（北京：科学出版社，1964 年）、《炼丹术的发生与发展》（《清华大学学报（自然科学版）》1960 年第 2 期），赵匡华《中国古代化学史研究》（北京：北京大学出版社，1985 年）、《中国古代化学》（济南：山东教育出版社，1991 年），赵匡华等《中国古代炼丹术及医药学中的氧化汞》（《自然科学史研究》1988 年第 4 期），孟乃昌《中国炼丹术"金液"丹的模拟实验研究》（《自然科学史研究》1985 年第 1 期）、《中国炼丹史轮廓》（《江西社会科学》1991 年第 3 期）等。

有关导引养生史研究的专著有李志庸《中国气功史》（郑州：河南科学技术出版社，1988 年）、沈寿《导引养生图说》（北京：人民体育出版社，1992 年）、吴志超《导引养生史论稿》（北京体育大学出版社，1996 年）。期刊论文方面，刘文诚、黄建文撰有《试论我国古代导引养生理论的发展演变》（《武汉体育学院学报》2002 年第 2 期），认为养生理论在春秋战国时期初步形成，秦汉时期成熟发展，三国两晋南北朝时丰富多彩，隋唐五代时进入发展新阶段，宋元为养生理论盛世，明清为续故纳新的阶段。自从马王堆汉墓《导引图》和张家山汉墓《引书》出土后，研究《导引图》和《引书》导引术式的文章多了起来（参下文），也有一些文章是研究两书之外的导引术式的，如沈寿《重谱西汉六禽戏图说》（《北京体育学院学报》1983 年第 1 期）、《西汉刘安六禽戏考释》（后收于《导引养生图说》），宁越《"熊经鸱顾"辨》（《甘肃中医学院学报》1984 年第 1 期），沈从文《说"熊经"》（《中国文化》1990 年第 2 期），李怀之《"熊经"新解》（《古汉语研究》1994 年第 4 期）等。对于先秦行气问题，很少单独探讨，而是大多与导引合并研究。

关于汉以前辟谷研究的专门文章寥寥无几，有为数不多的几篇，也多是讲汉以后道教的辟谷，如孙嘉鸿《道教辟谷食气术初探》（台湾《嘉南学报》2007年第33期），温茂兴《论道教服食辟谷术对中医“饮食有节”养生思想的影响》（《实用中医药杂志》2006年第9期），林志兴的硕士学位论文《道教与辟谷养生》（中山大学，2010年）以及黄永锋《关于道教辟谷养生术的综合考察》（《世界宗教研究》2010年第3期）。这些文章对研究汉以前辟谷都有启发作用。

研究守一术的文章，如丁贻庄、刘冬梅《〈太平经〉中“守一”浅释》（《宗教学研究》1986年增刊），丁贻庄《“存思法”源流考》（《宗教学研究》1988年第1期），吴述霏《内视存神术与道教及道家学说之内在联系》（《宗教学研究》2004年第1期），尹志华《早期道教的日月崇拜与存思日月法》（《中国道教》2004年第6期），萧登福《道教“守一”修持法之源起及其演变》（《宗教学研究》2006年第1期），张崇富《道教存思术及其养生价值》（《宗教学研究》2008年第2期）。

汉以前房中术的研究，较早且较有影响力的是荷兰学者高罗佩（R. H. Van Gulik，1910—1967）所著 *Sexual Life in Ancient China*（1961年初版）。该书于1990年经李零先生翻译，由上海人民出版社出版，中文名为《中国古代房内考：中国古代的性与社会》。该书是一部从社会史、文化史角度来研究中国古代性生活的学术专著，时间跨度从西周直到明末。书中讲西周主要引用《诗经》，讲东周主要引用《左传》，讲秦和西汉主要引用《礼记》，此外还从歌赋中提取了一部分史料。其他有关房中养生研究的著作有郝勤《阴阳·房事·双修——中国传统两性养生文化》（成都：四川人民出版社，1993年），该书概述了中国古代的房中养生文化。有关房中养生的论文有林富士《略论早期道教与房中术的关系》（《“中央研究院”历史语言研究所集刊》第72本第2分册，2001年6月），朱越利《方仙道和黄老道的房中术》（《宗教学研究》2002年第1期）、《汉代玄素之道的源流和内容》（《世界宗教研究》2004年第3期），王立《中国古代房中术概论》（《中国中医基础医学杂志》1996年第2期），王风雷、王明辉《中医性养生的要领在于调气》（《中医性科学》2002年第3期）等。有关中国远古存在生殖器崇拜的话题，20世纪前半叶，在郭沫若、闻一多、钱玄同、周予同等先生的文章中业已述及，这些文章主要通过分析传世文献资料、文字符号、出土的甲骨文等，论述中国远古的生殖器崇拜[①]。此后,赵国华先生在所著的《生殖崇拜文化论》(北京:中国社会科学出版社,1990年)中,引用了20世纪后期出土的丰富文物资料,论证了中国原始社会的生殖器崇拜文化。

(二)出土文献中的养生史料研究

本书的主体部分是从商代谈起的,而商代的文献主要见于甲骨文。自1899年发现殷墟甲骨文以来,经过国内外几代学者的努力,甲骨学已经成为一门成熟的学科。甲骨文研究虽然成就斐然,但探讨殷商养生思想和养生活动的论著却未能见到。在甲骨文研究中,与养生史最相关的研究是疾病史研究。20世纪40年代,胡厚宣先生发表《殷人疾病考》,从甲骨文的祷病卜辞中归纳出殷人的16种疾病。[②] 此后学者踵事增华,屡有补充,陈世辉增补了3种殷人疾病[③],温少峰、袁庭栋先生重新归纳出殷人疾病有34种[④],台湾李宗焜先生罗列20余种疾病进行讨论[⑤],宋镇豪先生在《商代的疾患医疗与卫生保健》一文中归纳出殷人疾病有53种[⑥]。这些文章对养生史研究都有启发作用。

周代青铜器铭文(金文)中有很多周人祈寿的语句,本书将之归于养生史研究的范围,但有关周人祈寿和祝嘏辞(向神祈求福佑的吉语)研究的文

---

① 参见郭沫若:《甲骨文字研究·释祖妣》,《郭沫若全集·考古编·第一卷》,北京:科学出版社,1982年;闻一多:《说鱼》,《闻一多全集》第3册,武汉:湖北人民出版社,1993年;钱玄同:《答顾颉刚先生书》,顾颉刚编著:《古史辨(一)》,上海:上海古籍出版社,1982年影印本;周予同:《“孝”与“生殖器崇拜”》,顾颉刚编著:《古史辨(二)》,上海:上海古籍出版社,1982年影印本。

② 参见胡厚宣:《殷人疾病考》,《甲骨学商史论丛初集》,成都:齐鲁大学国学研究所,1944年,第417~446页。

③ 参见陈世辉:《殷人疾病补考》,《中华文史论丛》第4辑,上海:上海古籍出版社,1963年,第138~195页。

④ 参见温少峰、袁庭栋:《殷墟卜辞研究:科学技术篇》,成都:四川省社会科学院出版社,1983年,第304~328页。

⑤ 参见李宗焜:《从甲骨文看商代的疾病与医疗》,《“中央研究院”历史语言研究所集刊》第72本第2分册,2001年,第339~391页。

⑥ 参见宋镇豪:《商代的疾患医疗与卫生保健》,《历史研究》2004年第2期,第14~15页。

章寥若晨星。1936年徐中舒先生发表《金文嘏辞释例》，列举65个金文祝嘏辞，一一细析其义，并探讨其断代问题。[①] 1995年台湾杜正胜先生撰写《从眉寿到长生——中国古代生命观念的转变》一文，探讨周代司命神祇和祈寿长生的问题，认为大概在穆王时祈寿逐渐萌芽，共王时典型的祝嘏辞祈寿体例完备，祈寿铭文的祷请对象是祖先，祖先是个人生命的来源或主宰。春秋中晚期以后主要是司命神掌管人间寿命，战国时一般不向祖先祈寿了。[②] 刘源先生在《商周祭祀礼研究》一书中，亦提及金文祝嘏辞的祈福对象主要是祖先。[③] 陈彦辉先生从金文祝嘏辞的文体特征角度讨论，认为铭文上的祝嘏可以分为直接引用作器者话语型和单一叙述型两种，内容上包括祈求和赐福两类。[④] 总而言之，学界对祈寿和祝嘏辞问题的研究尚显不足，或专注于嘏辞研究，或致力于生命观的探讨，至今尚无系统阐述周人祈寿活动的文章。

战国的《行气玉铭》是现存最早的行气文献。铭文共45字，刻在帽状中空的十二面棱状体的表面。从1933年以来，于省吾、郭沫若、王季星、陈世辉、张光裕、陈邦怀、沈寿、宋书功、李戎等50多位专家学者纷纷从不同角度解读铭文，黄耀明先生撰有《〈行气玉铭〉释义集评及新解》(《励耘学刊》2010年第2期，第94～122页)，述评了1933—2009年间的49位学者对铭文的研究成果(其中缺漏几位学者)。70多年来，学者的讨论主要集中于铭文的断代、用途和释文。现在基本得出结论：此玉乃战国时三晋文物，是手杖把上的装饰玉，虽然铭文中仍有几个字的解释存在分歧，但是可以肯定这是记录养生行气的文献。

20世纪70年代初期，在湖南长沙的马王堆相继发掘了三座西汉初期的古墓。尤其令人振奋的是，1973年底发掘的三号墓出土了罕见的珍贵文

---

① 原载《"中央研究院"历史语言研究所集刊》第6本第1分册，1936年，后收入《徐中舒历史论文选辑》，北京：中华书局，1998年。

② 参见杜正胜：《从眉寿到长生——中国古代生命观念的转变》，《"中央研究院"历史语言研究所集刊》第66本第2分册，1995年，第383～487页。

③ 参见刘源：《商周祭祖礼研究》，北京：商务印书馆，2004年，第291～299页。

④ 参见陈彦辉：《周代铭文祝嘏辞的文体特征》，《学术交流》2011年第12期，第172～176页。

物——医书。这批医书共十四种十五本(有两本内容重复),一部分属于养生类书籍。马王堆医书出土后,很多学者进行了研究,掀起了出土养生史料研究的小高潮。1979年,文物出版社出版了马王堆汉墓帛书整理小组编撰的彩色帛画《导引图》,所附《导引图论文集》收录了两篇论文,即唐兰先生的《试论马王堆三号汉墓出土导引图》和湖南省博物馆、中医研究院医史文献研究室的《马王堆三号汉墓帛画导引图的初步研究》,二文对《导引图》中的导引术式和图旁题记进行了初步研究。1980年和1981年,湖南中医学院的马王堆医书研究小组,出版了两辑《马王堆医书研究专刊》。第1辑收录10篇论文,其中周世荣先生《从马王堆出土的导引图看我国导引的形成和发展》,考证了导引的名称和《导引图》中的几个术式,并概述了导引术式在秦以前直到明清的发展概况。在第2辑中,周世荣先生的《长沙马王堆三号汉墓竹简〈养生方〉释文》,是《养生方》最早的完整释文;吴志超、沈寿先生的《〈却谷食气〉初探》也是《却谷食气》的最早研究论文;沈寿先生另单独撰有《马王堆出土帛画〈导引图〉考释(上)》,文中实际未对《导引图》进行考释,而是提出"导引学"的概念,认为"导引学又名养生学、摄生学或按摩学",包括导引项、按摩项和行气项①。沈寿先生的这些说法,逻辑上略显混乱,没有被学界采用。

1985年,马王堆帛书整理小组吸收了学术界十几年的研究成果,编成《马王堆汉墓帛书(肆)》一书,由文物出版社印行。1988年,周一谋、萧佐桃先生编成《马王堆医书考注》(天津科学技术出版社,1988年),该书对《马王堆汉墓帛书(肆)》的释文做了修订,准确性有了很大提高(本书所引马王堆医书原文即出自该书)。1992年,马继兴先生耗时近20年撰成《马王堆古医书考释》(湖南科学技术出版社),对医书原文进行了考证、注释和串讲。因为马继兴先生是中医研究院的学者,具有深厚的医学功底,所以其注释和串讲,能深契医理,且在文字考证方面也有所发挥。同年,魏启鹏、胡翔骅先生撰成《马王堆汉墓医书校释》(成都出版社),在既往研究成果的基础上,进行抉择阐明,并增加了白话译文,可称详备。

---

① 参见长沙马王堆医书研究会编:《马王堆医书研究专刊》(第2辑),长沙:湖南中医学院,1981年,第62～63页。

有关研究马王堆医书中养生内容的专著，还有一些。周世荣先生的《马王堆养生气功》(湖北科学技术出版社，1990 年)①，是根据三号墓出土的简帛医书，从哲理和医理角度来阐述中国气功的源流和变化，主要是供气功锻炼者参用，但其中也涉及一些考证源流的学术探讨。李零先生的《中国方术考》(东方出版社，2001 年)，第六章讨论了出土行气、导引文献，如《却谷食气》、《导引图》和张家山汉简《引书》；第七章讨论了马王堆出土的七种房中书，介绍其基本内容，总结其术语系统。

尚有许多期刊论文讨论马王堆医书养生内容，较有影响的如朱越利先生《马王堆帛简书房中术产生的背景》(《中华医史杂志》1998 年第 1 期)，认为房中术的产生与当时的政治、文化、宗教以及习风有关，主要表现在六个方面：社会对养生的重视、上层社会对医药养生房中术的需要更迫切、中医药学的发达、道家与管子学派的哲学思想、健康自由的性观念、神仙思想和方术流行。朱越利先生还撰有《马王堆帛书房中术的理论依据》(上、下)(《宗教学研究》2003 年第 2～3 期)，认为马王堆房中帛书所载的房中术，以气论为主干，是传统哲学和医学思想与房中经验相结合的产物。

1983 年发掘的湖北张家山二四七号汉墓，出土竹简 1236 枚，其中 112 枚为《引书》。《引书》详细记载了导引的术式和养生保健功用。出土后有多位学者撰写论著研究。1990 年，张家山汉简整理组发表《张家山汉简〈引书〉释文》(《文物》1990 年第 10 期)，彭浩先生在《文物》同期杂志发表了《张家山汉简〈引书〉初探》，对《引书》进行初步研究。此后几年，李学勤、连劭名、邓春源先生分别撰文探讨《引书》释文②，皆有阐幽抉微之功。1995 年，高大伦先生撰写了《张家山汉简〈引书〉研究》(巴蜀书社)，对前期学者整理的释文进行总结，并提出很多自己的见解。2001 年，张家山二四七号汉墓

---

① 2005 年改由岳麓书社再版，更名为《马王堆导引术》。

② 参见李学勤：《〈引书〉与〈导引图〉》，《文物天地》1991 年第 2 期；连劭名：《江陵张家山汉简〈引书〉述略》，《文献》1991 年第 4 期；邓春源：《张家山汉简〈引书〉译释(一)》，《医古文知识》1991 年第 4 期；邓春源：《张家山汉简〈引书〉译释(续编)》，《医古文知识》1994 年第 2 期；吴志超：《张家山汉简导引专著〈引书〉述探》，《体育文史》1995 年第 5 期；邓春源：《张家山汉简〈引书〉译释(续完)》，《医古文知识》1996 年第 4 期；王晓萍：《江陵张家山汉简〈引书〉对养生学的贡献》，《中医文献杂志》1997 年第 3 期。

竹简整理小组编著的《张家山汉墓竹简（二四七号墓）》出版（文物出版社，2001年）。该书包括了墓葬出土的竹简图版和释文。此后，刘钊、陈斯鹏先生分别对该释文进行订正和补释[1]。2006年，张家山二四七号汉墓竹简整理小组对2001版释文进行修订，编成《张家山汉墓竹简（二四七号墓）》（释文修订本），仍由文物出版社出版。近几年来，该书一直作为《引书》研究的底本（本书所引《引书》原文亦本该书）。

四、研究思路

前辈学者的研究成果可谓多矣，其中一些成果为本书提供了极具启发性的作用，但是本书的研究思路与他们任何一家都不相同。本书的目的是研究先秦、秦汉的养生史，为此，本书拟从中国人养生思想的萌芽期写起，以历时性的研究方法，力图厘清先秦、秦汉养生思想和养生活动的产生和发展的历史，并用共时性的研究方法，力图厘清养生与宗教、社会、政治、哲学、医学的相互关系及相互影响。具体的研究思路和方法如下：

1. 历时性的研究方法，力图厘清养生思想与养生实践的历史脉络

所谓历时性的研究方法，即以时间为序，纵向考察历史现象的发生、发展和演变的过程。本书主体部分共六章（第二章至第七章），其中第二、三章探讨商周秦汉养生思想的孕育、产生和发展的问题，第四、五、六、七章则将先秦秦汉的养生方术史分为四个流派（服食、静修、导引、房中）进行探讨。

笔者在阅读先秦秦汉有关养生史料时发现，东周流行的神仙思想是中国古代养生的思想源头，而神仙思想又来源于更古老的神灵崇拜。因此便有了第二章“神灵崇拜：商周养生思想的孕育”和第三章“神仙思想：战国秦汉养生活动的引擎”。

养生是一种自觉性的实践活动，因此养生思想和养生实践密不可分。人们为了求仙长生，探索总结出很多养生方术，故此在第四章至第七章中，以养生方术流派为纲，以具体的养生方术为目，历时性地阐述了每种养生方术的源流演变、哲学思想和理论基础。通过这样的研究，笔者希望能厘清先

---

[1] 参见刘钊：《〈张家山汉墓竹简〉释文注释商榷（一）》，《古籍整理研究学刊》2003年第3期；陈斯鹏：《张家山汉简〈引书〉补释》，《江汉考古》2004年第1期。

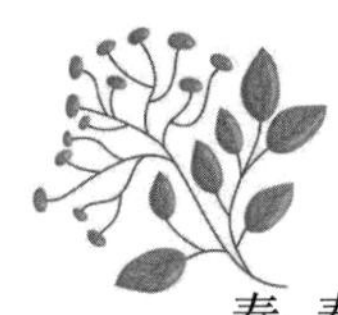

秦、秦汉养生的发生、发展和演变的历史脉络。

2. 共时性的研究方法，力图厘清养生与各方面的相互关系

所谓共时性的研究方法，就是将考察对象与同时期的相关问题进行横向对比分析研究，以期使研究结果得到更直观的体现。本书在写作时始终注意运用共时性的研究方法，注意养生理论和各种养生方术的产生背景，以及在产生发展过程中与社会、政治、宗教、哲学等的相互关系。如分析了商周的神灵主义疾病观是导致社会上卜辞祷病、金文祈寿现象的直接原因；阐述了神仙思想、寻仙活动对政治的影响；分析了服食与药物学，炼丹与制药化学的关系；归纳出服食求神仙过程中服食药谱的变迁现象；说明行气术与精气论哲学的关系，以及辟谷与饥荒的关系；提出导引术与巫舞、医药的互动关系；探讨房中术与社会淫风、婚姻制度和宗法制度的关系，等等。通过这样的研究，笔者希望能厘清养生与宗教、社会、政治、哲学、医学的相互作用和相互影响，以阐明养生史在历史研究中的重要性。

3. 传世文献与出土文献相结合的“二重证据法”

“二重证据法”是王国维先生于20世纪20年代提出的历史研究法，是传世文献和出土文献相互参证的研究方法。此法在先秦、秦汉史研究中被广泛运用。本书在对养生史进行研究的过程中，对传世文献的研究，没有局限于《左传》、《史记》、《汉书》、《后汉书》等史书，而是充分利用了经、史、子、集等相关的书籍，从十三经到《说文》，从《老》、《庄》到《淮南子》，从《黄帝内经》到《医心方》，从《山海经》到笔记小说，从《楚辞》到乐府诗，凡见相关，靡不备采。尽管有不少传世文献可资利用，但由于史料分散，重复性很高，且很多关键的史料缺失，实际利用效果受到很大限制，而出土的很多汉以前简帛等考古资料，在一定程度上弥补了这方面的不足。本书引用较多的出土文献是殷墟甲骨文、周代青铜器铭文、马王堆汉墓简帛医书、张家山汉墓简书等。通过二重资料的相互补证，以期使选题获得更多的资料支持，使研究结果更加真实可靠。

此外，以下对本书引用文献采取的几种符号方法略加说明：

（　）：用于注释前面的冷僻异体字、通假字及古字。凡非上述情况的注语，20字以内的，在引文的相应词后以“（按：某某）”格式作注。20字以上者，以脚注表示。

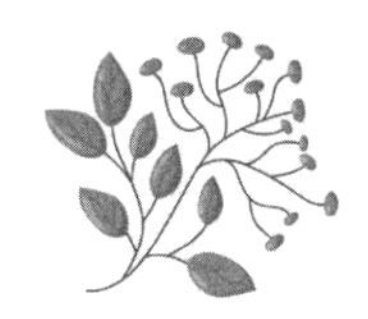

〈　〉：表示〈　〉前面那个字是讹字，〈　〉内是正确的字。

〔　〕：表示〔　〕内是补的脱文。

……：表示本书引用时省略的部分原文。

□：表示出土文献中不能辨识或无法补出之残缺文字，一字对应一个□。

▨：表示出土文献中因残缺而字数无法确定者。

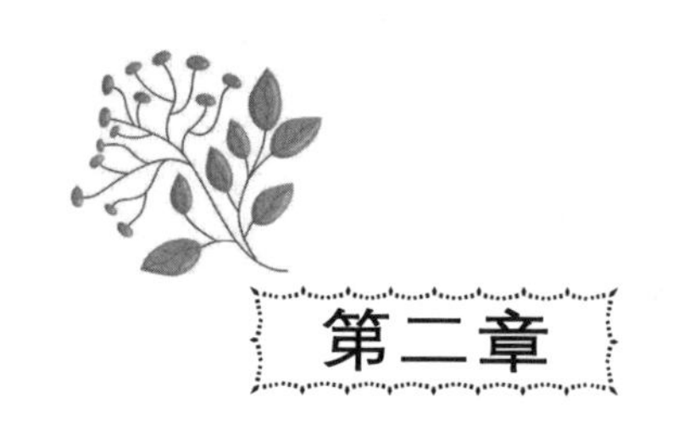

第二章

神灵崇拜：商周养生思想的孕育

在原始社会时期，中国的先民已经开始进行一些养生保健活动，他们会烤火以暖体，熟食以爽口，舞蹈以消肿，巢居以避湿。但这些健身利体的行为都是感性的，不是真正意义上的养生。人们在头脑中产生养生思想，并开始自觉地、系统地进行养生活动，则要晚得多。本章主要通过列举殷商的甲骨文和周代的金文等资料，试图证明养生思想孕育于商周的神灵崇拜。

第一节 原始神灵崇拜概述

神灵是神的总称，而神是“宗教及神话中所指的主宰物质世界的、超自然的、具有人格和意识的存在，为精神体中的最高者。神的观念产生于原始社会后期，是人们不能理解和驾驭自然力量以及社会力量时，这些力量以人格化的方式在人们头脑中的虚幻反映。对神的信仰和崇拜，是一切宗教的核心”。①

中国古代的神灵系统，一般分为三类：天神、地祇（地神）和人鬼。天神和地祇，属于自然神，源于原始社会的自然崇拜。人鬼是指人死后的鬼魂，其中有血缘关系的祖先鬼魂，若能升天成神，则称为祖先神。人鬼和祖先神

① 辞海编辑委员会编纂：《辞海》，上海：上海辞书出版社，1999 年，第 4509 页。

源于灵魂不死观念。神灵系统另有一种四分法，即在天神中分出至上神，如殷商的上帝（也称帝）和周的天。这个至上神能统领其他天神、地祇和祖先神。

一、自然神崇拜的产生

神灵的观念产生于原始社会。[①] 在原始时代，人们对大自然和人类自身发生的很多现象，都无法解释，乃产生敬畏之心，认为大自然的各种物体都是神秘的、有灵性的，便把天地、日月、星云、四方、风雨、雷电、山川和动植物，都当作神灵来对待。[②] 正如《礼记·祭法》所云："山林、川谷、丘陵能出云，为风雨（按：兴起风雨），见（现）怪物，皆曰神。"[③]

我国发现的史前人类的许多岩画，反映了先民的原始宗教信仰。岩画作品中的日、月、星、云形象，反映了人们对天体的膜拜。因为太阳为人类带来光明、温暖和生命，所以天体岩画中太阳的形象最多，说明先民对太阳的崇拜最为普遍。[④] 1979年11月在江苏连云港市发现了原始社会的将军崖岩画[⑤]，岩画分布在长22米、宽15米的黑色岩石上，经专家学者的研究和测算，该岩画约距今4500—4300年，相当于青莲岗文化的晚期[⑥]。岩画分为A（西侧）、B（南侧）、C（东侧）三组，内容包括人面像、太阳、月亮、星云以及禾苗等植物图形，反映原始先民对天地诸神的崇拜意识。画面除表现太阳、月亮、星云诸神形象外，C组的四个人面，位置最高，头上有羽毛状饰物，

---

① 此处指古人产生神灵观念的时代。书面上表示神灵意义的"神"字用例，出现在西周后期。参见晁福林：《先秦民俗史》，上海：上海人民出版社，2001年，第341～342页。

② 参见晁福林：《中国民俗史（先秦卷）》，北京：人民出版社，2008年，第314～315页。

③ 《礼记·祭法》，阮元校刻：《十三经注疏》，北京：中华书局，1980年影印本，第1588页。

④ 参见盖山林：《中国岩画学》，北京：书目文献出版社，1995年，第136～144页。

⑤ 参见连云港市博物馆：《连云港将军崖岩画遗迹调查》，《文物》1981年第7期，第21～24页；李洪甫：《将军崖岩画遗迹的初步探索》，《文物》1981年第7期，第25～27页。

⑥ 对该岩画创作的年代，众说纷纭。李洪甫先生云是新石器时代的遗存，俞伟超先生推定为3000年前殷商之际东夷部落的社祀场所，更有人认为是春秋时代的作品。最终，汤惠生、梅亚文先生使用微腐蚀断代法测算出岩画中的人面像距今约4300—4500年，相当于青莲岗文化的晚期。参见汤惠生、梅亚文：《将军崖史前岩画遗址的断代及相关问题的讨论》，《东南文化》2008年第2期，第11～23页。

中间杂有星云图案，可能象征原始社会的天神(图 1)。A 组的人面头下用一条线与下面的农作物相连，反映人们对稷神的崇拜(图 2)。

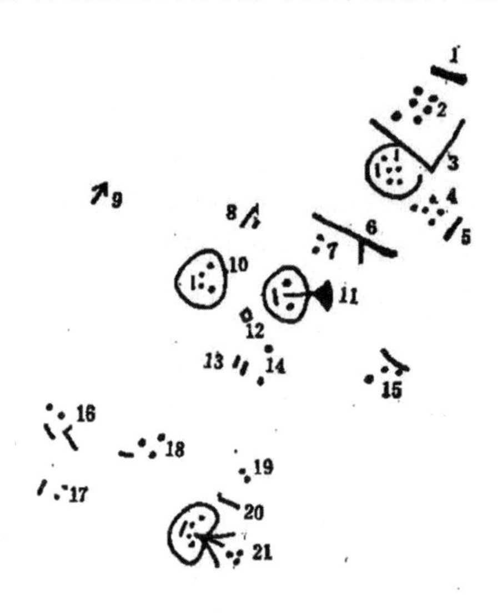

图 1　将军崖岩画 C 组

(采自《文物》1981 年第 7 期，第 23 页)

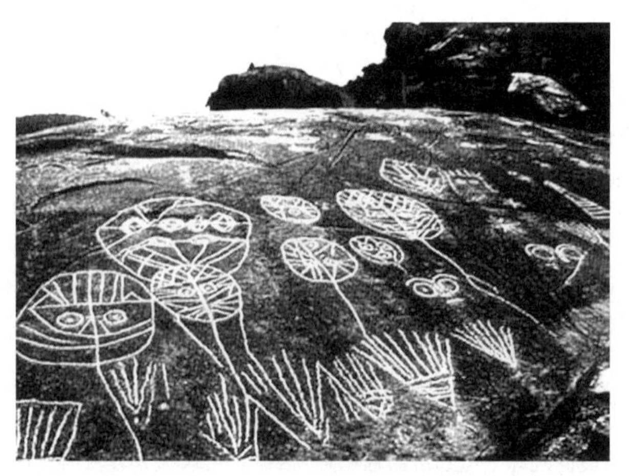

图 2　将军崖岩画 A 组

(采自《文物》1981 年第 7 期，图版五—1)

除岩画外，出土的原始社会器物也反映先民自然神崇拜的信仰。郑州大河村的仰韶文化遗址(约距今 5500 年至 4400 年)，出土的彩陶上有较多的月亮、太阳、日晕、星座、彗星等与天文有关的花纹图案(图 3)。[①] 山东莒县陵阳河大汶口文化遗址出土的陶尊上，刻有太阳在山顶云层之上冉冉升起的图画文字(图 4)，表现了当时人们对于太阳的崇拜。[②] 以上都说明在原始社会，中国的自然神崇拜信仰已经产生了。

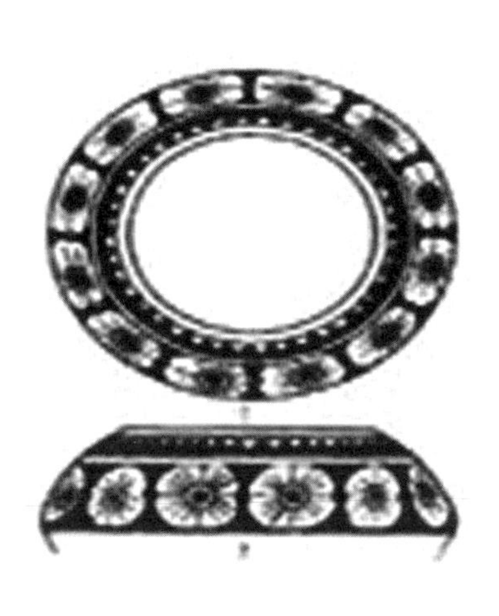

图 3　大河村出土彩陶上的太阳图案

资料来源：采自郑州市文物考古研究所编著：《郑州大河村(上)》，北京：科学出版社，2001 年，第 597 页。

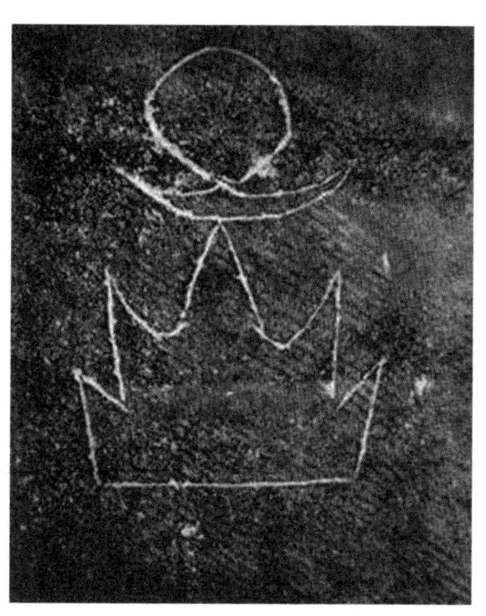

图 4　陵阳河出土陶尊上的图画文字

资料来源：采自山东省文物管理处、济南市博物馆编：《大汶口》，北京：文物出版社，1974 年，第 118 页。

二、祖先神崇拜的产生

对生的渴望和对死的恐惧是人和动物固有的本能，原始人类也是如此。马林诺夫斯基认为："在极其原始的民族之间，对于死亡的态度，也比一般人

① 参见郑州市文物考古研究所编著：《郑州大河村(上)》，北京：科学出版社，2001 年，第 596 页。

② 参见山东省文物管理处、济南市博物馆编：《大汶口》，北京：文物出版社，1974 年，第 118 页。

想象的更不知复杂了若干倍，更与我们自己底（的）态度接近了多少倍……蛮野人极怕死亡，这大概是因为人与动物都有根深蒂固的本能的缘故。"[①] 但是乐生而生不久，畏死而死必至，原始人类经过长期的恐惧、困惑和思考后，逐渐产生了灵魂的观念，"蛮野人不愿意承认死是生命底（的）尽头，不敢相信死是完全消灭。这样，正好采取灵的观念，采取魂灵存在的观念"。[②] 人们相信，人是有灵魂附体的，死亡只是肉体的消失，而灵魂会继续存在。对于灵魂不死观念的产生问题，恩格斯说：

在远古时代，人们还完全不知道自己身体的构造，并且受梦中景象的影响，于是就产生了一种观念：他们的思维和感觉不是他们身体的活动，而是一种独特的、寓于这个身体之中，而在人死亡时就离开身体的灵魂的活动。从这个时候起，人们不得不思考这种灵魂对外部世界的关系。既然灵魂在人死时离开肉体而继续活着，那么就没有任何理由去设想他本身还会死亡；这样就产生了灵魂不死的观念。[③]

中国很早便出现了灵魂不死的观念。在旧石器时代晚期，北京周口店山顶洞人会在尸体周围撒上赤铁矿粉末，这种埋葬习俗和同时期的欧洲葬俗相同，目的是祈求死者的灵魂得到平安。这被认为是中国灵魂观念最早的记录。[④] 到了新石器时代，人们对灵魂和死后世界秩序有了进一步的思考和设想：仰韶文化时期，死者的瓮棺上被有意凿出小孔，被认为是给灵魂自由出入预留的通道，说明当时的人们已经考虑到了灵魂可以离开肉体而存在的问题；半坡遗址的瓮棺大多埋在住房周围，被认为是为了方便灵魂与家人相聚。陕西华县元君庙的45座规整的成排墓葬、史家墓地有序的二次合葬，都反映了人们对死后世界秩序的安排。在新石器时代，同一氏族的墓

① [英]马林诺夫斯基：《巫术科学宗教与神话》，李安宅译，北京：中国民间文艺出版社，1986年，第30、32页。

② [英]马林诺夫斯基：《巫术科学宗教与神话》，李安宅译，北京：中国民间文艺出版社，1986年，第32页。

③ [德]恩格斯：《路德维希·费尔巴哈和德国古典哲学的终结》，《马克思恩格斯选集》第4卷，北京：人民出版社，1972年，第219～220页。

④ 参见任继愈主编：《中国哲学史（一）》，北京：人民出版社，2003年，第10页。

葬方向都是一致的[①]，说明同一氏族的人对于灵魂的归宿都有一致的认识，而且墓葬的方向很可能是通向死后世界的路标。[②]

既然认为灵魂不死，那么人死后离开躯壳的鬼魂一定在冥冥之中存在着，或在天上，或在地下，或滞留人世，他们肯定会观察世人的行为，必要时出手佑助世人，当然也可能使恶作祟。所以人们为了趋吉避凶，自然会发生鬼魂崇拜。而那些与世间人有血缘关系的鬼魂，更会关注子孙的行为，对子孙加以佑助或惩戒。祖先神崇拜正是以鬼魂崇拜为基础而形成的，林惠祥先生在《文化人类学》一书中写道：

> 祖先崇拜是鬼魂崇拜中特别发达的一种，凡人对于子孙的关系都极密切，所以死后其鬼魂还是想在冥冥中视察子孙的行为，或加以保佑，或予以惩罚。其人在生〔前〕虽不是什么伟大的或凶恶的人物，他的子孙也不敢不崇奉他。祖先崇拜(ancestor worship)遂由此而发生。[③]

三、原始神灵崇拜的发展

随着神灵观念的逐步形成，先民需要祭拜的神灵也变得越来越多，天上有日月星云之神、风雨雷电之神，地下有土地之神、山川之神，以及掌握具体职司的杂神，此外各个部落还有自己众多的祖先神。大概到了少皞(古帝名，也称少昊，号为金天氏)的晚期，祭神现象泛滥起来，出现人人祭祀鬼神，家家皆有巫史的现象。于是颛顼帝(高阳氏)“乃命重、黎绝地天通，罔有降格”[④]，让重和黎具体执行这项工作，隔绝人和神的交流，使神不能随便降临人间。此事《尚书・吕刑》记载最早，但过于简略，较为翔实的记载见于《国语・楚语下》：

> 及少皞之衰也，九黎乱德，民神杂糅，不可方物(按：方，别也；物，名

---

① 半坡遗址、仰韶文化遗址的众多墓葬朝西，龙山文化的墓葬朝南，大汶口文化的墓葬基本朝东，齐家文化的墓葬朝西或西北，河姆渡遗址的墓葬朝东或东北，马家浜文化的墓葬绝大多数朝北。

② 并见晁福林：《先秦民俗史》，上海：上海人民出版社，2001年，第230～232页。

③ 林惠祥：《文化人类学》，北京：商务印书馆，1991年，第245页。

④ 《尚书・吕刑》，阮元校刻：《十三经注疏》，北京：中华书局，1980年影印本，第248页。

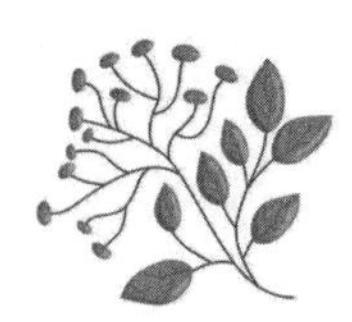

也)。夫人作享,家为巫史,无有要质(按:指盟誓之诚信。要,约也;质,诚也)。民匮于祀,而不知其福。烝享(按:祭祀)无度,民神同位。民渎齐(斋)盟,无有严威。神狎民则,不蠲其为。嘉生不降,无物以享。祸灾荐臻(按:接连到来),莫尽其气。颛顼受之,乃命南正重司天以属神(按:会聚群神),命火正黎司地以属民,使复旧常,无相侵渎,是谓绝地天通。[①]

少皞帝衰落时,九黎族扰乱德政,民和神混杂,不能分辨名实。九黎族人人都能举行祭祀,家家都自为巫史。由于全民拜神,祭品已告匮乏,加之谷物歉收,百姓变得贫困,人民反而没有得到神灵的庇护。更为严重的是,人人都可直接祭神,祈求神佑,因而变得没有敬畏之心,不守盟约,轻慢盟誓,缺乏诚信,最终不利于酋长的统治。所以颛顼继位后,拨乱反正,命重、黎二人改革,禁止普通百姓祭祀神祇,断绝地上的人民和天上的神灵自由沟通的途径,这就是历史上有名的"绝地天通"的宗教改革。

改革后,官方委任的职业巫师垄断了宗教神权,标志着原始宗教已经过渡为国家宗教。到了夏商周三代,国家宗教成了社会唯一的意识形态,诸神崇拜之外,又产生了至上神崇拜,原始的祖先崇拜也发展成完备的宗庙祭祀制度。

第二节　商代的神灵崇拜与疾病保健观念

原始社会之后,接着是夏、商、周三代。夏朝(约前 2070—前 1600 年)从禹创国,至帝桀亡国,历十七君十四世,而国祚移于商。因为有关夏朝的传世史料甚少,出土文献亦缺,不足以征之,所以本节略过夏朝,径从商代谈起。

---

① 《国语·楚语下》,徐元诰:《国语集解》,王树民、沈长云点校,北京:中华书局,2002年,第 514~515 页。

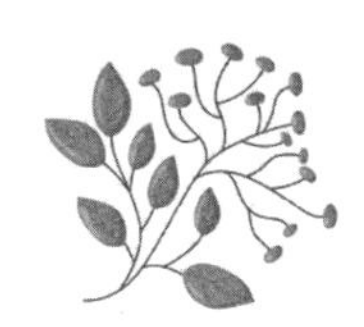

一、商代神灵崇拜的概况

商代(约公元前16—前11世纪)是夏朝之后的王朝,也称殷、殷商。19世纪以后陆续出土的大量甲骨文,使我们能够从中看到殷商的宗教思想和社会生活的诸多内容。根据传世文献记载,殷商重视鬼神,是一个实行鬼治的王朝。《礼记·表记》说:"殷人尊神,率民以事神,先鬼而后礼。"[①]出土的甲骨文,满目皆是殷王室占卜吉凶、祈求鬼神保佑之辞,从而印证了《礼记》的说法。

从现有的甲骨卜辞来看,商人祭拜的神灵包括四类:上帝、天神、地祇(地神)和人鬼。[②]

上帝,也称为帝,是殷商人心目中至高无上的神,居于天上的帝庭,法力无穷,无所不能,主宰自然和人类的一切命运。上帝能役使众神:日月星云、风雨雪雷等诸天神,都是"帝使",供上帝驱使;土地、四方、山川等地神,也称"帝臣",同样隶属上帝管辖。胡厚宣先生归纳上帝的权能为八项:一曰令雨,二曰授年,三曰降暵(旱),四曰缶王(保王),五曰授佑,六曰降若降不若(降祥降不祥),七曰降祸,八曰降戠(降灾)。[③] 陈梦家先生则总结上帝的能力有16项:(1)令雨。(2)令风。(3)令隮(虹也)。(4)降莫(旱)。(5)降祸。(6)降戠(降灾)。(7)降食。(8)降若(祥)。(9)帝若(诺)。(10)受又(授佑)。(11)受年壱年(丰年灾年)。(12)咎(灾祸)。(13)帝与王。(14)帝与邑。(15)官。(16)帝与其他。据此,他归纳上帝所管到的事项有四:年成、战争、作邑、王之行动。[④] 可见上帝是一位具有人格和意志的神,有好恶,能行善,可作恶。因此殷人都十分惧怕他。胡厚宣先生等在《殷商史》中说:

> 由甲骨文字看来,殷代从武丁时就有了至神上帝的宗教信仰。在殷人心目中,这个至神上帝,主宰着大自然的风云雷雨、水涝干旱,决定

① 《礼记·表记》,阮元校刻:《十三经注疏》,北京:中华书局,1980年影印本,第1642页。

② 亦有人将天神地祇合为一类,则为三类神灵也。

③ 参见胡厚宣:《殷代之天神崇拜》,《甲骨学商史论丛初集》,成都:齐鲁大学国学研究所,1944年,第283～290页。

④ 参见陈梦家:《殷墟卜辞综述》,北京:中华书局,1988年,第562～571页。

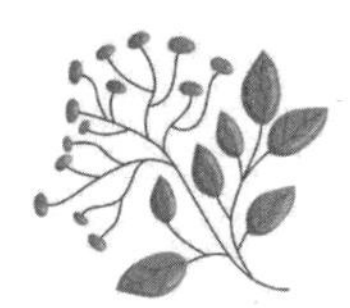

着禾苗的生长、农产的收成。它处在天上，能降入城邑，作为灾害，因而辟建城邑，必先祈求上帝的许可。邻族来侵，殷人以为是帝令所为。出师征伐，必先卜帝是否授佑。帝虽在天上，但能降人间以福祥灾疾，能直接护佑或作孽于殷王。帝甚至可以降下命令，指挥人间的一切。殷王举凡祀典政令，必须揣测上帝的意志而为之。①

商代的天神包括日、月、星、云、风、雨、雪、雷等神，地祇则包括土地之神（社神）、四方神及山川之神。天神地祇都臣属于上帝。天神地祇属于中性神，可善可恶，因为日月星高居于上，遥不可及。而风雨雪雷又变幻莫测，所以殷人对天神的依赖和尊崇程度，远不如地祇，更不用说人鬼（祖先神）了。地祇系统中，"岳"（嵩山）和"河"（黄河）比社神的威望更高，神力也高于其他山川之神。

人鬼即祖先神，是殷人的祖先和历朝名臣的亡灵。殷人认为先王先公死后，其灵魂升天成神，"在帝左右"，随侍于帝侧，作为地上商王与上帝沟通的中介神：商王通过祭祖形式，请祖神转达自己对上帝的贞问和祈求，同时上帝也通过祖神来降祸或赐福世人。殷人崇拜祭祀的人鬼，不仅有先王、先公、先妣、诸兄，还有历朝的功勋旧臣。卜辞中最常提到的名臣是伊尹（亦曰伊），此外还有保衡（黄尹）、伊陟（尹陟）、巫咸（咸戊、咸）、迟任、甘盘等人。②祖先神因为"在帝在右"，是行使具体职权的神灵，因此权能相当大，能作祟或佑护商王和贵族，能影响风雨、天象与年成，也有人事权能，还可以影响与敌战事。直系先王配偶的女性神灵"还是祈求王室诸帚（妇）生育的唯一一类神灵"③，他们的爱心亦能惠及非王贵族。而伊尹等王室旧臣的职能一般限于影响降雨、年成和战事。

在殷人看来，上帝虽然神通广大，但高居在上，事未躬亲，命令有很大盲目性。故此殷人对上帝只是提问，而不献祭品。相反，殷人认为祖先神跟自己关系直接而密切，能体谅人间子孙的苦衷，而且祖先神同样神通广大，法

---

① 胡厚宣、胡振羽：《殷商史》，上海：上海人民出版社，2003年，第516页。

② 参见陈梦家：《殷墟卜辞综述》，北京：中华书局，1988年，第361～366页。

③ 朱凤瀚：《商人诸神之权能与其类型》，吴荣曾主编：《尽心集：张政烺先生八十庆寿论文集》，北京：中国社会科学出版社，1996年，第62页。

力无边，既可以和上帝一样令人间风调雨顺，也可满足人世间的其他祈求，攘除灾难，赐福下民。因此殷人对祖先神的祭拜频繁、隆重而虔诚。祭祖用的牲，有牛、羊、犬、豕、兕、象等，品种丰富，数量很多，有时甚至使用人牲来祭祀先祖。

二、商代的神灵致病观念

殷商时代，中国文明已经相当发达，对于身体、疾病和生命已经有相当多的认识。胡厚宣先生曾于 1943 年作《殷人疾病考》，他根据武丁时的卜辞，归纳出殷人疾病约 16 种。[①] 此后学者踵事增华，屡有补充。陈世辉先生的《殷人疾病补考》增补了臂疾、心疾、疖肿三项。[②] 温少峰、袁庭栋先生在《殷墟卜辞研究：科学技术篇》一书中，列举了 34 种疾病，并证以卜辞，附以详解。[③] 台湾李宗焜先生则罗列 20 余种疾病，讨论诸家异说，补论过往未曾注意之病种。[④] 2004 年，宋镇豪先生细为寻绎，揭知甲骨文中有 53 种疾患。他说：

> 甲骨文中大体有疾首、疾目、疾盲、疾耳、听忧、耳鸣、疾自（鼻）、息惟出疾、疾口、疾舌、[illegible]疾、[illegible]、疾言、疾齿、[illegible]、龋、齿蛊、疾[illegible]、疾[illegible]、疾[illegible]、疾颈、疾腰、心疒、疾胸、疾胁、疾役、疾身、疛、疛腹、腹不安、胀、疾人、疾[illegible]、疾[illegible]、疾肱、疾肘、疾疋、疾[illegible]、疾胫、疾止、足[illegible]、疾[illegible]、疾[illegible]、疾骨、骨凡有疾、肬、胯疾、[illegible]、疾[illegible]、疾其惟蛊、㾓（疟疾）、参、疾年等五十余种疾患。如以现代医学分科，可分属之内科、外科、口腔科、齿科、五

---

① 十六种疾病为：一曰头病（疾首），二曰眼病（疾目），三曰耳病（疾耳），四曰口病（疾口），五曰牙病（疾齿），六曰舌病（疾舌），七曰喉病（疾言），八曰鼻病（疾自），九曰腹病（疾身），十曰足病（疾足），十一曰趾病（疾止），十二曰尿病，十三曰产病（毓不死），十四曰妇人病，十五曰小儿病，十六曰传染病（疾年）。参见胡厚宣：《殷人疾病考》，《甲骨学商史论丛初集》，成都：齐鲁大学国学研究所，1944 年，第 417～446 页。

② 参见陈世辉：《殷人疾病补考》，《中华文史论丛》第 4 辑，上海：上海古籍出版社，1963 年，第 138～195 页。

③ 参见温少峰、袁庭栋：《殷墟卜辞研究：科学技术篇》，成都：四川省社会科学院出版社，1983 年，第 304～328 页。

④ 参见李宗焜：《从甲骨文看商代的疾病与医疗》，《“中央研究院”历史语言研究所集刊》第 72 本第 2 分册，2001 年，第 339～391 页。

官科、呼吸道科、消化道科、眼科、骨科、脑科、神经科、肿瘤科、小儿科、妇科、传染病科等。[①]

五十余种疾病，或据患病部位命名，或据症状命名，反映殷人对于疾病的认识已经取得了很大的进步。

殷人把生病主要归咎于神灵作祟。[②] 从卜辞来看，几乎所有的鬼神都可以对世人降疾，包括上帝、天地众神和祖先。上帝和天地众神作祟的卜辞如：

1. 贞：隹（唯）帝肇王疾。（《合集》[③]14222）

2. 贞：不隹（唯）上下肇王疾。（《合集》14222）

3. 贞：亡（毋）降疾。（《合集》13855）

4. 贞：今日其雨疾。（《殷契佚存》565）

5. 贞：今夕其雨疾。（《合集》12670）

第 1 例是卜问商王之病是否为上帝所降。“贞”是卜问、占卜之义。隹，通“唯”，语气词（下同）。“肇”[④]为作、创始之义。第 2 例是贞问是否为上下神祇致病，上下神祇即天神地祇。第 3～5 例是贞问天神的“降疾”、“雨疾”行为，“降疾”的神灵，没有点明，或是上帝，或是其他一般天神。胡厚宣先生认为“降疾者，疑即上帝天神所降之疾病”，而“雨疾犹言降疾，所以知雨疾者之为上帝者。盖由卜辞观之，降雨之事，惟上帝为能”[⑤]。可见上帝和天神都能致人疾病。

---

① 宋镇豪：《商代的疾患医疗与卫生保健》，《历史研究》2004 年第 2 期，第 14～15 页。

② 台湾许进雄先生认为商人把得病归咎于四种原因：一是鬼神作祟，二是突变的气候，三是饮食的不慎，四是梦魇所致。参见许进雄：《中国古代社会——文字与人类学的透视》，台北：台湾商务印书馆，1988 年，第 383～384 页。后三种病因本书略过不提，因为仅能找到个别卜辞佐证，说明在商人心目中，这三种病因非主要病因。

③ 《合集》，即郭沫若主编的《甲骨文合集》（北京：中华书局，1978—1982 年），下引诸条同此。释文参见胡厚宣主编：《甲骨文合集释文》，北京：中国社会科学出版社，1999 年。

④ 肇，原字作“𢆉”，丁山、李孝定、刘钊等先生均释为“肁”（肇）（参见于省吾主编：《甲骨文字诂林》第 2397 条，北京：中华书局，1996 年），但胡厚宣主编的《甲骨文合集释文》第 14222 条隶定为“戎”。今从前者。

⑤ 胡厚宣：《殷人疾病考》，《甲骨学商史论丛初集》，成都：齐鲁大学国学研究所，1944 年，第 437～438 页。

在殷人看来，天神降疾只占疾病的一小部分，主要病因还是人鬼作祟，因为记载天神降疾的卜辞寥寥无几，而记载人鬼致病的卜辞甚多：

6. 贞：㞢(有)疾齿，不隹(唯)父乙壱。(《合集》13646)

7. 贞：疾齿，不隹(唯)父乙壱。(《合集》13648)

8. 贞：㞢(有)疾止(趾)，隹(唯)父乙壱。(《合集》13695)

9. 疾隹(唯)父甲壱。(《合集》13676)

10. 乙未卜，隹(唯)父庚壱耳。(《合集》21377)

11. 贞：王疾身，隹(唯)妣己壱。(《合集》822)

12. 贞：㞢(有)疾止(趾)，隹(唯)黄尹壱。(《合集》13682)

文中"壱"[①]字表示鬼神作祟降祸。第6～7例中，殷王武丁患牙病，贞问是否为其父小乙作祟。第8例是向先父小乙贞问武丁的足疾，第9～10例是两朝商王分别怀疑为父甲、父庚作祟。第11例是武丁患腹病，贞问是否为先妣作祟。第12例是患足病，贞问是否为旧臣黄尹作祟。可见先王、先妣、旧臣均可致病。以上作祟的祖先神都是一位，而有时候也可能是多位祖先神联合作祟：

13. 贞：隹(唯)多妣肇王疾。(《合集》02521)

14. 贞：王疾隹(唯)大示。(《合集》13697)

15. 疾耳隹(唯)㞢(有)小示。(《铁云藏龟》[②]138.2)

此三例可以看出，王疾可以由多位先妣致病，也可由大小示降病。大示、小示都是祖先神的合称，徐中舒先生说："凡大示、元示、上示均为上甲始庙至示癸六位直系庙主之统称。与此相对应的小示、它示、下示，则是包括旁系先王之集合庙主之统称。"[③]但是很多时候殷人不能分辨为哪方鬼神作祟，所以卜辞中多有未指名的含糊卜问之辞：

16. 贞：疾耳，隹(唯)㞢(有)壱。(《合集》13630)

---

① 此字解释较多：罗振玉释为"它"，裘锡圭释为"害"；姚孝遂说："卜辞为'壱'者多为祖妣神祇，其他则罕见。"参见于省吾主编：《甲骨文字诂林》第1842条。

② 刘鹗：《铁云藏龟》，《续修四库全书》第906册，上海：上海古籍出版社，1995年影印本，第70页。

③ 徐中舒主编：《甲骨文字典》"示"条，成都：四川辞书出版社，1989年，第12页。

17. 贞：疾止(趾)，隹(唯)㞢(有)壱。(《合集》13683)

18. 贞：㞢(有)疾齿，隹(唯)壱。(《合集》13645)

19. 贞：㞢(有)疾自(鼻)，隹(唯)㞢(有)壱。(《合集》11506)

20. 疾身不隹(唯)有壱。(《合集》13666)

21. 壬戌卜，亘(按：巫师名)贞：㞢(有)疾齿，隹(唯)㞢(有)壱。(《合集》13644)

22. 戊子卜，亘贞：㞢(有)疾㞢(有)壱。(《合集》13771)

23. 贞：帚(妇)好(按：妇好为人名)㞢(有)疾，隹(唯)㞢(有)壱。(《合集》13714)

24. 癸卜，贞：子耳鸣，亡(无)壱。(《花东》[1]53)

25. 癸酉卜，子耳鸣，隹(唯)癸子壱。(《花东》275)

26. 丁卜，子耳鸣，亡(无)壱。(《花东》501)

这里的病种涉及耳疾、趾疾、齿疾、身疾、耳鸣等，都在卜问是否有壱，但没有针对何鬼神。

神灵们作祟的对象，除了商王、王妃、王子等贵族外，还有普通的百姓。神灵对普通百姓的作祟，主要表现为降下各种传染病和流行病。前举"降疾"、"雨疾"(第3～5例)的受害范围，不可能仅止于商王一人，肯定还包括芸芸众生。此外还有"疾人"和"疾年"也是针对普通百姓：

27. 贞：疾人隹(唯)父甲壱。(《合集》2123)

28. 贞：疾人隹(唯)父乙壱。(《合集》5480)

29. 贞：㞢(有)疾年其死。(《合集》526)[2]

第27～28例所谓"疾人"，当指遭到流行病毒感染的患者，而此次流行的疾疫被认为是已故先王降灾。第29例"疾年其死"，是指年内疠疫流行而致死者众。这些都是讲百姓群体的患病，对于百姓个体的患病，未见记载，因为卜辞是商王和贵族的占卜记录，但根据彼时主流的神灵主义疾病观可

---

① 中国社会科学院考古研究所：《殷墟花园庄东地甲骨》，昆明：云南人民出版社，2003年。简称《花东》，下引同。

② 转引自宋镇豪：《商代的疾患医疗与卫生保健》，《历史研究》2004年第2期，第14页。胡厚宣《甲骨文合集释文》将此条卜辞中的"年"释作"羌"。

以推论出:百姓个体的疾病肯定也被认为是自己的祖先或其他神灵作祟。

三、商代的祈神治病观念

目前学术界认为商代已经使用药物治病,证据之一是藁城出土的种仁。1973年,在河北藁城台西的商代遗址中出土了30多枚种子,经专家鉴定,发现其中有桃仁、郁李仁和杏仁。因为这三种果仁一直是常用中药,所以专家据以断定这些种子是“用作治病的药物”,学术界也因此推导出商代已经在使用中药的结论。① 但这似乎有些站不住脚。后世是药物,商代时不一定已经用作药物,殷人保管种仁可能是做种子用,或是做其他用途。证据之二是伊尹发明中药汤剂的传说。晋代皇甫谧最早提出此说,其《针灸甲乙经》自序云:“伊尹以亚圣之才,撰用《神农本草》,以为汤液。”②商代名臣伊尹年轻时做过厨师,勤于鼎俎,精于烹饪,并套用烹调的原理和程序来煎煮中药,从而发明了汤液。《吕氏春秋·本味篇》记载了伊尹和汤王以烹调之理探讨治国之道,字里行间透出伊尹深谙医道。③ 根据文献和卜辞,伊尹是商臣无疑,但其发明汤液一事,晋代以前无人提及,所以这也不能完全肯定。证据之三是甲骨文中有几例跟药物相关的卜辞。温少峰和袁庭栋先生曾举过3例这样的卜辞以证之④,这尚待后出的证据或更新的研究成果来印证。至于学术界流行的商代已经有针灸和按摩治病的观点,已被认为“多半靠不住”⑤。即便承认商代已经使用药物治病,但仍然可以断定,商人用药物治病肯定不会是主要的治病手段。商代盛行的神灵致病观决定殷人主要是以求神祭祖的方法来治病,有关殷人占卜、祭祀、巫术以禳除疾病的卜辞甚多,主要表现在如下四个方面。

---

① 参见胡厚宣、胡振羽:《殷商史》,上海:上海人民出版社,2003年,第308～318页。

② 皇甫谧:《针灸甲乙经》,北京:人民卫生出版社,1956年影印本,第2页。

③ 《吕氏春秋》卷十四,《孝行览·本味》,陈奇猷:《吕氏春秋新校释》,上海:上海古籍出版社,2002年,第745～746页。

④ 参见温少峰、袁庭栋:《殷墟卜辞研究:科学技术篇》,成都:四川省社会科学院出版社,1983年,第338～340页。

⑤ 参见李宗焜:《从甲骨文看商代的疾病与医疗》,《“中央研究院”历史语言研究所集刊》第72本第2分册,2001年,第339～391页。文章分析认为甲骨文中所谓的针刺、灸疗、按摩三法,多半靠不住。

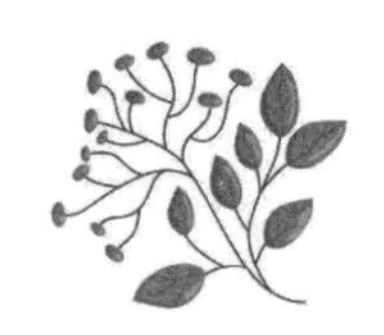

(一)既病告疾

殷人在生病之后,会向祖先报告病情,以求垂怜。卜辞例:

30. 贞:告疾于祖乙。(《合集》13849)

31. 贞:告疾于祖丁。(《合集》13853)

32. □未卜,争(按:巫师名)贞:告王目于祖丁。(《合集》13626)

33. 癸巳卜,(按:巫师名)贞:子渔疾目,福告于父乙。(《合集》13619)

34. 辛未卜,贞:㞢(有)疾告☐。(《合集》13778)

35. ☐辛告疾。(《合集》13848)

36. 己丑卜,争贞:㞢(有)疾齿,父乙隹(唯)㞢(有)闻,在沘。(《合集》13651)

这些例子中都是"告疾"于祖先神。告,读为"祰",《说文》云:"祰,祭也。"告是生病之后,向祖先报告病情的祭祀,目的是盼祖先赐愈。所告的神灵大都是先王。第36例言殷王武丁在沘地患牙病,一位叫争的巫师为王占卜,卜问其王的先父小乙是否有闻其子生病之事。说明殷人希望祖先尽早知道子孙病情,并赐愈其疾病。台湾许进雄先生认为"告是种较消极的办法,只向祖先报告病况,希望祖先给予援助,大概是对较轻病症的做法"①。

(二)询问病情

即患病之后,向祖神询问疾病的预后善恶,能否痊愈。卜辞例:

37. 己亥卜,争贞:毕㞢(有)㾃(疟)勿求(咎),㞢(有)匄?亡匄?十月。(《合集》17452)

38. 贞:疾舌,求于妣庚。(《合集》13635)

第37例是巫师争向鬼神问毕的疟疾是否有咎,是否有后患。"匄"有祸忧之义。第38例是直接央求于神灵,妣庚为武丁之母,小乙之配。此为武丁患舌病而求其先母。除了这种婉转地表达外,还有很多是直接向神灵贞

① 参见许进雄:《中国古代社会——文字与人类学的透视》,台北:台湾商务印书馆,1988年,第385页。

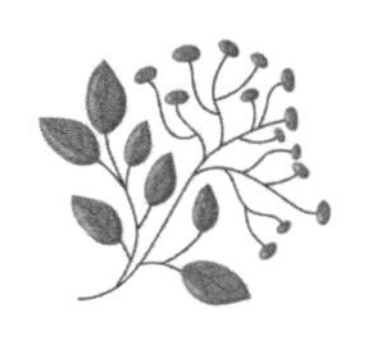

问疾病是否可以治愈：

39. 甲子卜，㱿贞：王疾齿，亡（无）易☐？（《合集》13643）

40. 甲子卜，㱿贞：王疾齿，隹（唯）〔㞢〕（有）易☐？（《合集》10349）

此两例是对贞，卜问殷王武丁患了牙病，能否治愈。“易”有治义。[①] 另如：

41. 壬子卜，贞：雍目㞢（有）彗。（《合集》13422）

42. 王疾首，中日彗。（《合集》13613）

43. 贞：王目龙。（《合集》13623）

44. 贞：㞢（有）有疾目龙。（《合集》13625）

45. 乙未卜，㱿贞：妣庚龙王疾。（《合集》13707）

46. 贞：疾目不𠚍。（《合集》13628）

47. 丁亥卜，☐贞：疾不𠚍。（《合集》13826）

在以上七例中，“彗”、“龙”、“𠚍”均为病愈之义。“彗”旧释为“雪”，宋镇豪先生释作“彗”[②]。杨树达先生释“彗”为扫竹，引申为扫除，再引申为除义。“中日慧”谓日中而病除。“龙”字，读为“宠”。《玉篇》：“龙，能幽明大小，登天潜水也。又宠也，和也。”[③]“疾龙”意谓得神宠佑而赐愈。蔡哲茂等先生则释“龙”字为“肙”，谓字像蚊子幼虫之形，读为“蠲”[④]，有除病之义。最后两例中的“𠚍”字，蔡哲茂先生认为读为“瘳”，从刂求声[⑤]，可从。

（三）重病御祭

御祭是殷人许多祭祀中的一种，殷人一般在重病时举行御祭。御祭目的是请祖先神来禳灾除祸，为了表达诚意，须向神献祭物（羊、豕等），还要配合巫师祈祷，可能还会施行一些巫医之术。卜辞例：

① 一说“易”读为赐，赐愈也。

② 参见宋镇豪：《商代的疾患医疗与卫生保健》，《历史研究》2004年第2期，第4页。

③ 顾野王：《宋本玉篇》卷二三，《龙部》，北京：中国书店，1983年影印本，第440页。

④ 蔡哲茂：《释殷卜辞𠚍字的一种用法》，《古文字研究》第23辑，北京：中华书局、安徽大学出版社，2002年，第10～13页。

⑤ 蔡哲茂：《释殷卜辞𠚍字的一种用法》，《古文字研究》第23辑，北京：中华书局、安徽大学出版社，2002年，第11页。

48. 丁巳卜,争,疾止(趾)钔(御)于父庚。(《合集》775)

49. 贞:钔(御)疾身于父乙。(《合集》13668)

50. 钔(御)疾止(趾)于父乙孽。(《合集》13688)

51. 贞:㞢(有)有疾身,钔(御)于祖丁。(《合集》13713)

52. 庚戌卜,朕耳鸣,㞢(有)钔(御)于祖庚羊百。(《合集》22099)

53. 钔(御)王目于妣己。(《合集》13624)

54. 贞:疾口,钔(御)于妣甲。(《合集》11460)

55. 贞:疾止(趾)于妣庚钔(御)。(《合集》13689)

56. 壬卜,其钔(御)子疾咼(骨)妣庚,𣇒三豕(按:以三头猪作祭物)。(《花东》38)

57. 癸亥卜,弜钔(御)子□疾告妣庚。(《花东》247)

例中诸"钔"读为"御",即御祭。许进雄先生认为"御是种去除疾病的积极办法,乞求鬼神去除灾祸的根源"①。值得注意的一个现象是,殷人告疾多告先王,而御祭的对象既有先王,也有先妣,二者比例相差不多。说明在殷人心目中,先妣同样具有神力,有慈悲心肠,能扶危救急。

(四)求病毋延

对于难以除根治愈的疾病,则向神灵祈求疾病不要延缠,不要变成慢性病。卜辞例:

58. 乙巳卜,贞:石疾首不祉(延)。(《合集》22092)

59. 戊辰卜,出,贞:王疾首亡(毋)祉(延)。(《合集》24956)

60. 甲辰卜,出,贞:王疾首亡(毋)祉(延)。(《合集》24957)

61. 贞:帚(妇)好不祉(延)疾身。(《合集》13711)

62. 癸酉卜,争贞:王腹不安,亡(毋)祉(延)。(《合集》5373)②

63. 庚卜,子心疾亡(毋)祉(延)。(《花东》181)

64. 戊辰卜,大〔又〕疾亡(毋)祉(延)。(《花东》299)

---

① 参见许进雄:《中国古代社会——文字与人类学的透视》,台北:台湾商务印书馆,1988年,第385页。

② "腹"字本从身复声,依宋镇豪先生释文。

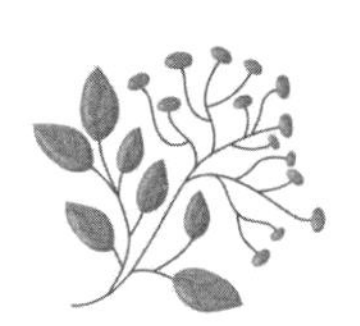

65. 甲卜，子疾首亡(毋)征(延)。(《花东》304)

祈求"毋延"的疾病，有疾首(头痛病)、疾身、腹不安、心疾等，都是比较难缠的、一时不易痊愈的疾病。

殷人治病所求的神，都是祖先神，而不会祈求上帝。以上第30～65例所举卜辞，全部都是卜问和祈请祖先神的，无一例贞问或祈求上帝。笔者也曾努力搜寻卜问上帝的甲骨卜辞，但一无所获。可见殷人认为上帝只能降疾，不管医病。

四、商代的祈神保健观念

殷人认为疾病是由神灵作祟所致，因而生病时自然而然地想到求神治病。既然神灵能如此收放病魔，人们也自然而然地会在未病时祈求神灵保佑自己不病。这种向神祈求免病的观念，标志着中国历史上最早有文字记载的养生保健思想已经开始萌芽。

甲骨文中记录殷人未病时向神灵祈祷不疾的卜辞很多：

66. 己巳卜，争贞：亡(毋)疾。(《合集》13758)

67. 甲戌，贞：亡(毋)疾。(《合集》22265)

68. 贞：〔帚〕(妇)姘亡(毋)疾。(《合集》13719)

69. 丁□卜，□贞：子渔亡(毋)疾。(《合集》13723)

70. 贞：子束亡(毋)疾。(《合集》13726)

71. 贞：不疾。(《合集》13726)

72. 贞：王弗疾目。(《合集》456)

73. 庚戌卜，亘贞：王弗疾冎(骨)。王占曰：勿疾。(《合集》709)

74. 贞：其㞢(有)疾。(《合集》13784)

75. 丁亥卜，〔㱿〕贞：子渔其㞢(有)疾。(《合集》13722)

例中"亡疾"即毋疾、无疾之意，求神毋令人生病也。至于疾目、疾骨等指明具体疾患者，可能是恐旧病复发，故有此贞问也。第74、75例的"有疾"之贞，乃与"无疾"对贞，实际上亦属贞问无疾之辞。

卜辞中也有一些卜问祈求"不死"的语句：

76. 〔帚妹〕子疾不死。(《合集》13717)

77. 辛卜，贞：往𤕌，疾不死。(《花东》3)

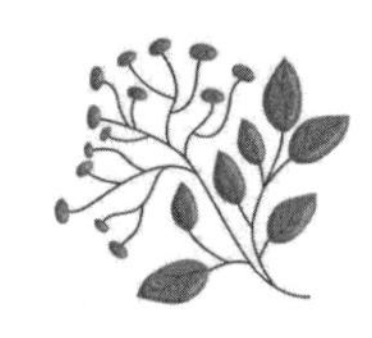

78. 己巳卜，贞子利〔女〕不死。(《花东》275)

79. 贞：不死。(《合集》822)

以上卜辞中的“不死”之辞，是向祖先神卜问疾病是否会令人丧命，并祈求疾病不要令人丧命(这种观念与东周出现的长生不死观念不是一回事)。第76～77例明言“疾不死”，第78～79例虽未明确注明是否生病，但也可以断定是因为生病才会如是卜问。甲骨文中还有一些为病马而卜问祈求“不死”的，如《合集》00574有“马不死”。这种祈求“疾不死”的思想源远流长，出土的战国时期的包山楚简、望山楚简中的卜筮简里亦有“尚不死”(希望不死)、“不死”、“毋死”之辞①。

在求神治病的卜辞中，也可以见到殷人会向神灵咨询一些注意事项，如：

80. 丁亥卜，贞：汝㞢(有)疾，其水。(《合集》22098)

81. 丁亥卜，汝㞢(有)疾，于今二月弗水。(《合集》22098)

二辞中的“水”，可能意谓生病后是否适于饮水或用水洗澡，而宋镇豪先生认为“是进行环境清洗”②。病后是否用水的活动，殷人都要贞问神灵是否同意，可见殷人的养生保健观念完全是由神灵观念派生出来的。

第三节　周代的神灵崇拜与疾病保健观念

公元前11世纪，武王伐纣，攻入殷都，从此建立了绵延八百年的周王朝。周本是西土小国，地狭人少，文化落后，而殷是统领万邦的上国，地域辽阔，人口众多。为了加强对大殷遗民的统治，巩固胜利成果，周代的统治者实施“周因于殷礼”的文化战略，学习殷的先进文化，将殷的宗法制度和宗教信仰也一并接收过来，并加以适度改造。周人不仅在宗教的内容和制度上

---

① 如包山楚墓第249简、望山楚墓一号墓第48～49简。参见湖北省荆沙铁路考古队：《包山楚简》，北京：文物出版社，1991年，第37页；湖北省文物考古研究所、北京大学中文系编：《望山楚简》，北京：中华书局，1995年，第71页。

② 宋镇豪：《商代的疾患医疗与卫生保健》，《历史研究》2004年第2期，第25页。

有所创新，而且将宗教仪式改得更加程序化和规范化，从而形成周代的宗教思想体系。

一、周代神灵崇拜的概况

周代的神灵系统，大致也分为至上神、天神、地祇和人鬼四类。和殷代相比，这四类神灵崇拜的内容和形式都有所变化。

（一）至上神

前朝殷商的至上神是上帝（也称帝），上帝是人间殷王的投影，殷王是下帝。殷人的上帝主宰自然和社会的一切事务，是一位人格神，与殷王没有血缘关系。而周代的至上神则改称为天，但殷商的上帝和帝的称呼在周代仍然使用①，所以周代的至上神叫法很多，有天、皇天、昊天、上帝、帝、昊天上帝、天帝（本书下面述及周代的至上神时，统一称“天帝”）。

周代是逐渐改变至上神的名称的。《逸周书·商誓解》是武王克商后对殷商旧臣的一篇讲话。武王说：我“非敢顾（按：反也）天命”，来到殷地是为了“致上帝之威命明罚”的。我也是出身名门，始祖后稷“惟（为）上帝之言〈享〉”，种成了百谷，功绩超过大禹。而现在商纣王狂惑扰乱天下，残虐百姓，违背“天之命”，因此“上帝弗显（按：弗显，不佑也），乃命朕文考（按：指文王）曰：‘殪（按：杀死）商之多罪纣！’……”②全文“上帝”和“天”混用，二者使用频次相当。而同书的《祭公解》则是西周中期穆王时代的文章，记述祭公谋父临终前训诫穆王和三公之语，只有一处用“上帝”，余皆用天、昊天、皇天。牟钟鉴、张践先生也说：“在周代青铜铭文中，上帝、皇上帝、皇天上帝、皇天王、天等名称最初是混用的，以后‘天’的叫法越来越多，周人便把苍天视为至上神了。”③因为周代至上神天、帝混用，所以又产生出天帝、昊天上

---

① 顾颉刚、刘起釪先生以为：“其实可能因方言不同，殷人用帝字，周人用天字，后来因民族交流融合，才‘帝’、‘天’二字并用的。”参见顾颉刚、刘起釪：《尚书校释译论》，北京：中华书局，2005年，第1004页。

② 《逸周书·商誓解第四十三》，黄怀信：《逸周书校补注译》（修订本），西安：三秦出版社，2006年，第207～214页。

③ 牟钟鉴、张践：《中国宗教通史》，北京：社会科学文献出版社，2000年，第114页。

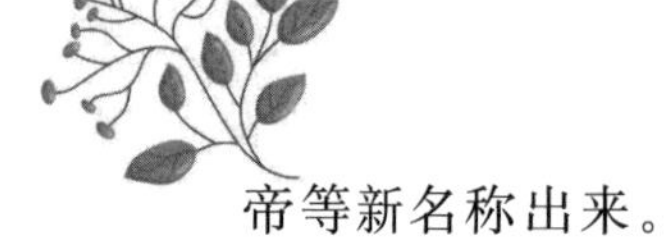

帝等新名称出来。

与“上帝”相比，周人所称的至上神“天”，具有更高的抽象性和更低的人格性。周王称为天子，意即天帝之子，从此周王与天帝有了血缘关系。周人宣称，是“皇天改大殷之命，维文王受之，维武王大克之，咸茂厥功（按：两王都建了丰功）”[①]。天帝如此优待西土小国周，是因为现在天帝改立周王为“天之元子”了（《尚书·召公》）。元子，即嫡长子。周王既为“天子”，便有承担替天行道、主宰万民的责任和义务。周天子自从和天攀上亲后，便视天如祖先神一般。于是一改殷商不祭上帝的传统，将祭天升格为古代宗教中最隆重的礼仪。祭天仪式主要包括每年一次的郊祭（南郊祭天）和不定期的泰山封禅。祭天由天子亲自主持，是朝廷重要的国事活动。

（二）天　神

周代的天神有日月星辰，及司中、司命、风师、雨师诸神。《周礼·春官宗伯》曰：

> 大宗伯之职，掌建邦之天神、人鬼、地示（祇）之礼，以佐王建保邦国。以吉礼事邦国之鬼、神、示（祇），以禋祀祀昊天上帝，以实柴祀日、月、星、辰，以槱燎祀司中、司命、飌（风）师、雨师。[②]

在上述诸神中，昊天上帝乃至上神，其余皆为一般天神。针对天神的禋祀、实柴、槱燎，名称虽异，但祭法并无二致，都是在积柴之上加牲体、玉帛，然后焚烧，升烟于天，以享天神。

日月星辰诸神，属于“天宗”，祭祀的规模比祭天地小一些，周代在王城东郊祭日，西郊祭月，每年一次，分别在春分和秋分之日。上述的司中、司命、风师、雨师都是星神，按郑玄说法，司中、司命分别为文昌第五、第四星，风师为箕星，雨师为毕星。

---

① 《逸周书·祭公解第六十》，黄怀信：《逸周书校补注译》（修订本），西安：三秦出版社，2006年，第340页。

② 《周礼·春官宗伯》，阮元校刻：《十三经注疏》，北京：中华书局，1980年影印本，第757页。

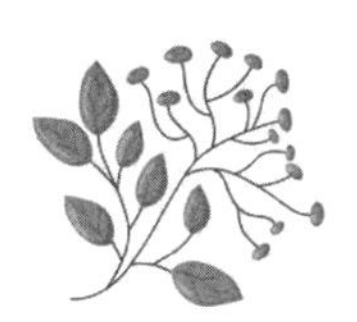

(三)地 祇

周代的地祇有地(与天相对)、社神(象征领土)、谷神(象征农业),以及四方、山川、五祀之神。

周代于夏至日在北郊祭地,以与冬至日南郊祭天相匹配。二者祭祀仪式相当,但祭地规模略小,祭天祭地都要以周的始祖后稷配享。

社祭的对象是社神(土地之神)和谷神(稷神、五谷之神),二者起源于古老的农业崇拜。社神一般指共工氏之子句龙,周代有时也祭大禹;谷神是弃(后稷),乃周人的祖先。[①] 祭社神和谷神同时进行,合称"祭社稷"或"祭社"。祭社每年举行三次,分别在春、秋、冬三季,社稷坛设在宗庙旁边,所谓"左宗庙,右社稷"。天子、诸侯和大夫都有专用社稷坛,名称也有多种。《礼记·祭法》曰:

> 王为群姓立社,曰大社。王自为立社,曰王社。诸侯为百姓立社,曰国社。诸侯自为立社,曰侯社。大夫以下,成群立社,曰置社。[②]

周代的地祇崇拜除了祭地、祭社稷,还要祭四方、山川和五祀。《礼记·曲礼》载:"天子祭天地,祭四方,祭山川,祭五祀,岁遍。诸侯方祀,祭山川,祭五祀,岁遍。大夫祭五祀,岁遍。士祭其先。"[③]其中所谓的"祭五祀",据郑玄解释,即祭五神:户神、灶神、中溜神(天井神)、门神、行神(路神),都是和人们日常生活密切相关之处所,周人认为这些地方都有神灵主宰。

(四)人 鬼

周代的祖先神崇拜与殷代有所不同,主要表现在以下四个方面:

---

① 《左传·昭公二十九年》晋国史官蔡墨答魏献子云:"颛顼氏有子曰犁,为祝融;共工氏有子曰句龙,为后土,此其二祀也。后土为社;稷,田正也,有烈山氏之子曰柱为稷,自夏以上祀之。周弃亦为稷,自商以来祀之。"参见阮元校刻:《十三经注疏》,北京:中华书局,1980年影印本,第2124页。

② 《礼记·祭法》,阮元校刻:《十三经注疏》,北京:中华书局,1980年影印本,第1589页。

③ 《礼记·曲礼下》,阮元校刻:《十三经注疏》,北京:中华书局,1980年影印本,第1268页。

一是祭祖的主体范围扩大。周代开放祭祀权，上自天子，下到士与庶人都可以祭祀祖先。《国语·楚语下》云："天子遍祀群神品物，诸侯祀天地、三辰（按：日月星）及其土之山川，卿大夫祀其礼（按：谓五祀及祖所自出），士、庶人不过其祖。"[①]《礼记·曲礼下》亦云：

> 天子祭天地，祭四方，祭山川，祭五祀，岁遍。诸侯方祀，祭山川，祭五祀，岁遍。大夫祭五祀，岁遍。士祭其先。凡祭：有其废之莫敢举也，有其举之莫敢废也。非其所祭而祭之，名曰淫祀。淫祀无福。[②]

可见天子的祭祀范围最广，而士与庶人只能祭祀祖先，其他山川诸神都不能祭祀。祭祀要按常典祭祀，不能擅自兴废。周人称超出范围的祭祀为"淫祀"、"淫祭"，认为"淫祀无福"，"祸莫大于淫祭"（《逸周书·命训解》）。但战国时期，这种禁忌被打破，各阶层祭祀的神灵逐渐增多，演变为泛神崇拜（后文将述及）。

二是祭祀有等级之分。不同阶层的人，祖先神庙的数量不一。《礼记·祭法》记载，周天子立七庙，即考庙（父庙）、王考庙（祖父庙）、皇考庙（曾祖之庙）、显考庙（高祖之庙）、祖考庙（高祖的父亲之庙），以及两个远祖庙（文王、武王之庙）。等而下之，诸侯立五庙，大夫立三庙，适士（上士）立二庙，官师（中士和下士）只立一个考庙，"庶士（按：庶人在官者）、庶人无庙，死曰鬼"。[③] 周人认为祖先有庙为神，无庙曰鬼。官师以上等级的祖先可以成神，而庶士和庶人之祖只能变鬼。各个阶层除了所祭祖先神的数量差异外，在祭祀用品、器具及其数量上也有等级之分。主持祭祀的人，还必须是宗子（嫡长子）。

三是祭祖有了新仪式。因为神灵无影无声，子孙在祭祀时无法宣泄思念哀伤之情，周人发明了新的仪式，他们用生人来代替死者受祭，这个死者的替身称为"尸"。郑玄曰："尸，主也。孝子之祭，不见亲之形象，心无所系，

---

① 《国语·楚语下》，徐元诰：《国语集解》，王树民、沈长云点校，北京：中华书局，2002年，第518页。

② 《礼记·曲礼下》，阮元校刻：《十三经注疏》，北京：中华书局，1980年影印本，第1268页。

③ 《礼记·祭法》，阮元校刻：《十三经注疏》，北京：中华书局，1980年影印本，第1589页。

立尸而主意焉。”[①]尸一般是死者的孙辈，或为嫡孙，或为同姓之从孙[②]。古代祭祖活动都是围绕尸进行的，由祝（巫师）代主人向尸祝辞祈请，而尸也向祝转达神意，并代受祭品。周人认为祖神也是食人间烟火的，祭祖时要向祖神敬献祭品，有太牢（牛、羊、豕）、少牢（豕、羊）、粢盛、酒醴等食品。

四是祖先神的角色有变化。与殷代祖先神相比，周代祖先神的人性有所增强，而神性则有所减弱，一般不能呼风唤雨，也不能随意作恶。在周人心目中，即使是那些最显赫的祖先，也只是处于半神半人的状态，周族最重要的祖先神是大王、王季、文王、武王、成王等著名先王。[③] 周人认为鬼分善恶，恶鬼也称为厉鬼或厉。西周到春秋时的人一般认为祖先是神或善鬼，不是恶鬼，因为他们尽心佑助子孙，而不会作祟于自己的后代；祖先神公正无私，既能保护一个诸侯国，也能保护一个家族；既能保佑贵族，也能保佑平民；既能保护男人，也能保护女人。[④] 但是降至战国时代，这种观念被打破，很多祖先神非但不能保护子孙，反而与外鬼一样为厉作祟。所以战国人在对待祖先问题上产生了矛盾的心理和行为，即一方面要祭拜祖先，一方面又要把祖先当作恶鬼来驱除。

在周代长达八百年的历史进程中，周人对上述四类神灵的崇拜并非一成不变。西周承殷制，初期鬼神观念甚浓，祭祀虔诚而恭敬。[⑤] 但到了西周晚期，出现疑神轻神怨神的声音，《诗经》的《大雅》和《小雅》多篇中表达了人们对神灵的不满之情。《诗经·大雅·云汉》是记录周宣王时遇大旱，求雨不得，转而怨神的史诗，诗中说“旱既大甚”、“赫赫炎炎”，民不聊生，我们虽然“靡神不举，靡爱斯牲”（无神不祭，不惜祭品），但是昊天上帝和父母先祖却一直熟视无睹，“则不我助”（不出手相助）。进而以威胁的口气说“胡不相畏？先祖于摧”，意思是你们神灵为何毫无畏惧之心呢？地上人如果都死光

① 《仪礼·士虞礼》，郑玄注，阮元校刻：《十三经注疏》，北京：中华书局，1980年影印本，第1168页。

② 参见钱玄：《三礼通论》，南京：南京师范大学出版社，1996年，第621页；晁福林：《先秦民俗史》，上海：上海人民出版社，2001年，第294页。

③ 参见晁福林：《先秦民俗史》，上海：上海人民出版社，2001年，第293页。

④ 参见晁福林：《先秦民俗史》，上海：上海人民出版社，2001年，第294页。

⑤ 参见晁福林：《先秦民俗史》，上海：上海人民出版社，2001年，第293页。

了，你们神灵也就无人祭祀，也同样会饿死，大家只能同归于尽了。[①]

到了春秋时期，礼坏乐崩，前代的祭祀礼仪和规定逐渐被破坏，古代宗教组织瓦解，古代宗教逐渐没落，神的地位逐渐下降，人们的神灵信仰进一步动摇，疑天怨天情绪遍及民间，出现了子产、晏婴、管仲、孙武等具有无神论倾向的思想家，思想文化领域进入了"百家争鸣"的新时代。战国时期，由于思想解放、战乱频仍、社会苦难、求神失灵等多重原因，社会上冒出很多新兴的神祇（如司命等），这些新兴的杂神寄托了人们新的期望。在出土的楚简中，发现战国时楚人祭拜的神祇既多且杂[②]，而这些神名大多不见于西周和春秋的青铜铭文和传世文献中。在云梦睡虎地秦简《日书》中，仅《诘咎》一篇中即记载了四十余种鬼怪。[③]

二、周代的神灵致病观念

西周时期，医学理论开始萌芽。承载中医学理论的重要哲学思想——阴阳学说和五行学说初步形成，人们对身体和疾病的认识越来越深刻，积累的药物知识越来越丰富，医疗活动也日益频繁，王宫中出现了专职的医生。据《周礼·天官冢宰》记载，王室有完整的医药组织和考核制度，有"医师"总领医药行政工作，宫廷医生分为食医（营养医生）、疾医（内科医生）、疡医（外科医生）、兽医四科。东周时期出现了扁鹊（秦越人）、医和、医缓等名震天下的医生，中医学的奠基性著作《黄帝内经》问世，表明东周时期的医学已经取得了不起的成就。

在这个医药初创时期，由于医药资源的稀缺，加上根深蒂固的神灵崇拜观念，周人仍然认为神灵在疾病的发生发展过程中仍发挥重要作用，天帝和天神地祇都可以降疾于人。据《逸周书》记载，周穆王的叔祖祭公生病，穆王

---

① 《诗经·大雅·云汉》，阮元校刻：《十三经注疏》，北京：中华书局，1980 年影印本，第 561～563 页。

② 据何飞燕统计，楚简中常见的重要的新兴神祇有：①太。也称蚀太、太一，是天神，而且不止一个。②后土、宫后土等地祇。后土也称地主、野地主。宫后土也称宫地主。③诸司神。有司命、司祸、司录、司融（司侵）、司折（司慎）、司差、司侘。④其他神。如大水（水神）、二天子（天神）、峗山（山神）等。参见何飞燕：《出土文字资料所见先秦秦汉祖先神崇拜的演变》，博士学位论文，陕西师范大学，2010 年，第 167～171 页。

③ 参见刘钊：《秦简中的鬼怪》，《中国典籍与文化》1997 年第 3 期，第 102～106 页。

去探望，对祭公说："天降疾病，予畏之威。"①认为病乃天帝所降，我周天子也敬畏天帝之威严。这种思想与殷商卜辞中的天神"降疾"并无二致。周代人认为天神、地祇也会联合致病袭人。《左传·昭公元年》记载：

晋侯有疾，郑伯使公孙侨（按：子产）如晋聘（按：到晋国探病），且问疾。叔向问焉，曰："寡君之疾病，卜人曰'实沈、台骀为祟'，史莫之知。敢问此何神也？"子产曰："昔高辛氏（按：帝喾）有二子，伯曰阏伯，季曰实沈，居于旷林，不相能（按：不和睦）也，日寻干戈，以相征讨。后帝不臧（按：尧不以为善），迁阏伯于商丘，主辰（按：心宿）。商人是因，故辰为商星。迁实沈于大夏，主参。唐人是因……由是观之，则实沈，参神也。昔金天氏（按：少昊）有裔子（按：后裔）曰昧，为玄冥师，生允格、台骀。台骀能业其官（按：能继其世业），宣（按：疏通）汾、洮，障（按：筑堤）大泽，以处大（太）原。帝用嘉之，封诸汾川。……由是观之，则台骀，汾神也。"②

晋侯有疾，巫师占卜后说是实沈、台骀二神作祟。晋人不知此二神是什么来头，于是叔向请教于博学多才的子产。子产说，实沈是天神，乃参星之神；台骀是河神，乃汾河之神。可见这是天神和地祇联合作祟于人。当然天神或地祇肯定能单独作祟，《左传·哀公六年》记载楚王有疾，巫师占卜后说是"河为祟"③，就是黄河之神单独作祟。

与殷商的祖先神既作祟，又包治百病的双重角色不同，西周到春秋的祖先神一般不会降疾于子孙，而是处处保护自己的后代。在周代金文中，祈求先祖护佑子孙的铭文甚多。子孙甚至在战争前，也会去祈求祖先神保护自己免于死伤。《左传·哀公二年》记载了卫太子蒯聩在铁之战打响前，向先祖祈祷求佑的祷词（亦见于《国语·晋语九》）：

曾孙蒯聩敢昭告皇祖文王、烈祖康叔，文祖襄公：郑胜乱从，晋午在

---

① 《逸周书·祭公解第六十》，黄怀信：《逸周书校补注译》（修订本），西安：三秦出版社，2006年，第337页。

② 《左传·昭公元年》，阮元校刻：《十三经注疏》，北京：中华书局，1980年影印本，第2023～2024页。

③ 《左传·哀公六年》，阮元校刻：《十三经注疏》，北京：中华书局，1980年影印本，第2162页。

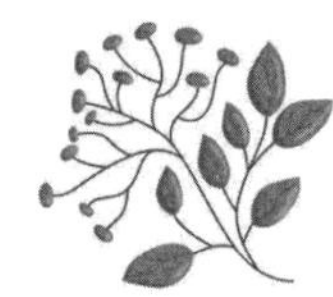

难，不能治乱，使（赵）鞅讨之。蒯聩不敢自佚，备持矛焉。敢告无绝筋，无折骨，无面伤，以集大事，无作三祖羞。大命不敢请，佩玉不敢爱。①

祈祷后果然有效，一向胆小如鼠的卫太子，在战场上突然变得勇猛起来，“九上九下，击人尽殪”，救出主帅赵鞅，助晋击败郑国，取得了战争的胜利。

西周到春秋的鬼神也会作祟，但作祟的对象多是自己的仇人。《左传·成公十年》记载，晋平公杀了赵同、赵括后不久，梦见一个大厉（恶鬼），原来此鬼乃赵氏祖先，是来为子孙报仇的，声称：“杀余孙，不义，余得请于帝矣！”②杀了我的后代，太不仗义，我已经向上帝汇报过了，上帝已经同意我复仇。说明鬼神要作祟于人间诸侯，必须先得到上帝首肯授权，方取得合法性。

战国时代，神的保佑功能逐渐削弱，连最亲密可靠的祖先也不一定会保护子孙。出土的云梦睡虎地秦简《日书甲种·病》即反映此思想：

甲乙有疾，父母为祟，得之于肉，从东方来，裹以桼（漆）器。（六八正贰）

丙丁有疾，王父（按：祖父）为祟，得之赤肉、雄鸡、酉（酒）。（七〇正贰）

戊己有疾，巫堪行，王母（按：祖母）为祟，得之于黄色索鱼、堇酉（酒）。（七二正贰）③

《日书》是选择时日吉凶的数术书，文中注明甲乙日、丙丁日、戊己日分别会有父母、祖父、祖母来作祟致病。而这些鬼魂作祟的手段也很隐蔽，是把病种撒在肉、公鸡、酒、鱼等食品中，令儿孙食之染病。描述得如此明确具体，令人不寒而栗。日书是古代流行读物，人们看到这样的日书后，心里想到的可能只是如何防备这些恶祖，对父祖的思念之情、尊敬之感荡然无存。

---

① 《左传·哀公二年》，阮元校刻：《十三经注疏》，北京：中华书局，1980 年影印本，第 2157 页。

② 《左传·成公十年》，阮元校刻：《十三经注疏》，北京：中华书局，1980 年影印本，第 1906 页。

③ 睡虎地秦墓竹简整理小组：《睡虎地秦墓竹简》之《日书甲种》释文，北京：文物出版社，1990 年，第 193 页。

这也间接说明战国末期祖先神在人们心目中的地位已经一落千丈了。父祖都来作祟，外鬼更是嚣张。睡虎地秦简《日书甲种》和《日书乙种》有许多“外鬼为祟”、“外鬼死伤为祟”、“外鬼殇死为眚”等外鬼致病的记载。

三、周代的祷病活动

西周承殷制，祷病（向神祈祷以除病）之风气仍很盛行。周代的天地、祖先诸神对人间疾病的控制能力还是相当大的，周人生病时首先想到的是祈祷以禳除疾病。据载，周武王（姬发）克商后二年，罹患重病。当时天下仍未安定，武王身系天下安危，众大臣忧心如焚，于是武王弟周公姬旦乃亲自祈祷于神灵，筑太王（曾祖）、王季（祖父）、文王（父亲）三个祭坛。周公对着祭坛北面而立，“植璧秉圭，乃告太王、王季、文王”。周公向三王祝道：

> 惟尔元孙某，遘厉虐疾。若尔三王，是有丕子之责于天，以旦代某之身。予仁若考（巧），能多材多艺，能事鬼神。乃元孙不若旦多材多艺，不能事鬼神。乃命于帝庭，敷佑四方。用能定尔子孙于下地，四方之民，罔不祗畏。呜呼！无坠天之降宝命，我先王亦永有依归。今我即命于元龟，尔之许我，我其以璧与圭，归俟尔命；尔不许我，我乃屏璧与圭。①

周公说，你们的长孙姬发遭遇了恶疾，你们三位先王此时在帝庭有助祭之职责，可以让我去代武王病。我柔顺巧能，多才多艺，会侍奉鬼神，姬发在这方面不如我。他受了天命，已普救四方，因此能在人间安定你们的子孙，天下百姓也都敬畏他。唉！不丧失天帝所降之宝贵使命，我们先王也会永远有所归依。接着周公跟神讲条件，如果神答应，自己将带着璧圭等礼物前去报到，如果不同意就算了。接着卜问三龟，皆现吉兆，第二天武王便痊愈。

这是祷病于祖先神的例子，周公另有一次是祝于河神。据《史记》记载，年幼的周成王患病，当时摄政的周公姬旦曾为之祷于黄河之神：

> 初，成王少时病，周公乃自揃（剪）其蚤（爪）沉之河，以祝于神曰：

---

① 《尚书·金縢》，阮元校刻：《十三经注疏》，北京：中华书局，1980年影印本，第196页。

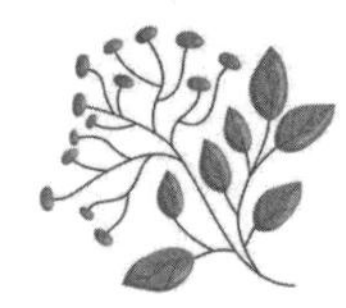

“王少未有识，奸神命者乃旦也。”亦藏其策于府。成王病有瘳。[1]

在周公看来，成王的病因是“奸神命”(冒犯神命)。但因为成王年幼没有主张，尚未亲政，实际冒犯神命的应是周公自己。所以周公剪下自己的指甲，投入黄河以祷，愿意以身代病。在以上两例中，周公都愿以身代病，说明在西周人的心目中，神灵可以将疾病移于他人，让其他人代患者受病。即使到了春秋时代，仍然存留这种思想。《左传·哀公六年》记载：

是岁也，有云如众赤鸟，夹日以飞三日。楚子使问诸周大(太)史，周大史曰：“其当王身乎！若禜之，可移于令尹、司马。”王曰：“除腹心之疾，而寘(置)诸股肱，何益？不穀(按：王侯自称)不有大过，天其夭诸？有罪受罚，又焉移之？”遂弗禜。[2]

天现异象，周太史认为是天神将降祸于楚王的征兆，建议举行禜祭(禳灾之祭)，以移祸于令尹、司马。但楚王不忍心，没有禜祭，结果当年楚王即病死，验证了周太史之言。

到了西周中晚期，祷病之风亦未稍减。周夷王是一位贤明君主，深得诸侯拥戴，有一次“王愆于厥身，诸侯莫不并走其望，以祈王身”。[3] 夷王生了恶疾，诸侯主动地遍祀本国的名山大川(即望祭)，来为夷王祷病。

春秋时期，君王生病亦会祀于神祇。《左传·昭公七年》记晋平公有疾而祀神之事：

郑子产聘(按：出访)于晋，晋侯有疾，韩宣子逆(迎)客，私焉，曰：“寡君寝疾，于今三月矣，并走群望，有加而无瘳。今梦黄熊入于寝门，其何厉鬼也？”对曰：“以君之明，子为大政(按：您行善政)，其何厉之有？昔尧殛鲧于羽山，其神化为黄熊，以入于羽渊，实为夏郊，三代祀之。晋为盟主，其或者未之祀也乎！”韩子祀夏郊。晋侯有间(按：病愈)，赐子

---

① 《史记》卷三三，《鲁周公世家》，北京：中华书局，1959 年，第 1520 页。

② 《左传·哀公六年》，阮元校刻：《十三经注疏》，北京：中华书局，1980 年影印本，第 2161 页。

③ 《左传·昭公二十六年》王子朝语，阮元校刻：《十三经注疏》，北京：中华书局，1980 年影印本，第 2114 页。

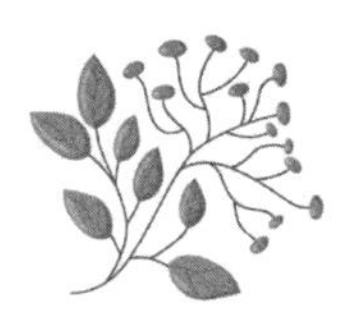

产莒之二方鼎。[①]

此事亦见于《国语·晋语八》。晋平公生病三月，已经遍祀了本国之名山大川，但病反而加重，未有好转。韩宣子怀疑病可能是厉鬼作祟，而子产根据晋侯所梦之黄熊，认为病因是祭错了神，应该祭祀夏代祖神鲧。韩宣子照办，疾病果真逐渐痊愈。晋侯病急乱投医，无神不祀，但从没想到要去祭祀夏人之祖先神，幸而得愈，重谢子产。

战国人亦祷病于神。秦骃玉版是20世纪末发现的战国时期的文物，现存于上海博物馆。玉版内容主要记载了秦曾孙骃（一说即秦惠文王）在孟冬十月生病后一直未愈，乃祷病于华大山之神（华山神），请求山神赐病康复的事情。原文先后有李零、李学勤、连劭名等多位学者研究，现转录李学勤先生所释之文如下：

又（有）秦曾孙小子骃曰：孟冬十月，氒（厥）气𤺺（戕）周（凋），余身曹（遭）病，为我戚忧。患患（呻呻）反㾜（侧），无间无瘳。众人弗智（知），余亦弗智（知），而靡又（有）鼎（定）休。吾穷而无奈之可（何），永（咏）戁（叹）忧盩（愁）。

周世既叏（没），典法蘚（散）亡。惴惴小子，欲事天地，四亟（极）三光，山川神示（祇），五祀先祖，而不得氒（厥）方。羲（牺）豭既美，玉帛既精，余毓子氒（厥）惑，西东若惷（蠢）。

东方又（有）土姓，为刑法民，其名曰陉（经）。洁（絜）可以为法，□可以为正（政）。吾敢告之，余无辠（罪）也，使明神智（知）吾情。若明神不□其行，而无辠（罪）□友（宥），□□堅堅，桑（烝）民之事明神，孰敢不精？

小子骃敢以芥（玠）圭、吉壁、吉丑（纽），以告于峄（华）大山。大山又（有）赐□，已吾复（腹）心以下，至于足髀之病，能自复如故。请□祠用牛羲（牺）贰，其齿七，□□□及羊豢，路车四马，三人壹家，壹璧先之；□□用贰羲（牺）羊豢，壹璧先之。而复峄（华）大山之阴阳，以□□咎，□咎□□，其□□里，枼（世）万子孙，以此为尚（常）。句（苟）令小子骃

① 《左传·昭公七年》，阮元校刻：《十三经注疏》，北京：中华书局，1980年影印本，第2049页。

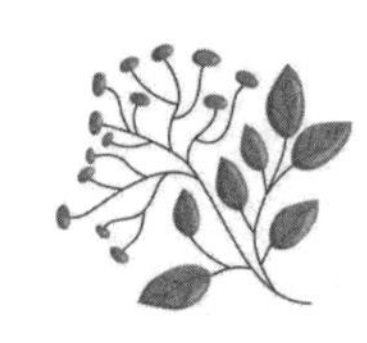

之病日复故，告大令、大将军，人壹□□，王室相如。[1]

玉版内容分四段，第一段述自己的病史情况，主要是诉苦。第二段说自己祭神无方，原因是周代祷病的典法废亡，导致自己对于如何祭祀四极（四方之神）、三光（日月星）、山川神祇、五祀之神、祖先神都一无所知。不知其仪节，虽有上好的牺牲和玉帛，但派不上用场，主要是撇清责任。第三段是求神释罪，因为祷病是要悔过谢罪于神的，但秦骃说得很隐晦，而且还为自己辩解，李学勤先生认为其所隐讳的即秦惠文王车裂商鞅之事。第四段是和山神讲条件，如果肯"已吾腹心以下，至于足髀之病"，即用牺牲、玉璧、车马乃至生人为祠，并复除华山南北一定范围内居民的赋役。这是现存最全最长的先秦祷病祝词。

此外，新蔡葛陵楚墓中出土的竹简中也含有祷病辞。该墓是战国时楚国上卿平夜君成的墓葬。[2] 因原简全部为断简，未能缀合完整，但仍可以看出大致内容：平夜君成患了痎疟病，向济水之神祷病，请神为之"解讹怿忧"。平夜君成同时还向神灵介绍自己显赫的身世，以此向神灵表明自己能协恭上下，不失前人光烈。[3] 这种邀功以求免罪之辞，与秦骃饰非以悔过之辞的目的一样，都是为了盼神赐愈。包山楚简也有类似的祷病辞。

以上诸例皆反映贵族的祷病活动，而周家台秦简则可视为战国普通民众的祷病活动。1993 年，湖北考古工作者在荆州市沙市区关沮乡发掘了周家台三十号秦墓，"墓主生前的官秩应当是略低于县令史的低级官吏，可能为佐史一类的南郡官署属吏"[4]。竹简的写成年代为战国末年到秦末，因此可以反映战国末期的祷病活动。墓中有祷龋病的竹简：

> 已龋方：见东陈垣，禹步三步，曰："皋！敢告东陈垣君子，某病龋齿。笱（苟）令某龋已，请献骊牛子母。"前见地瓦，操；见垣有瓦，乃禹

---

① 李学勤：《秦玉牍索隐》，《故宫博物院院刊》2000 年第 2 期，第 41～45 页。

② 参见河南省文物考古研究所：《新蔡葛陵楚墓》，郑州：大象出版社，2003 年，第 180～185 页。

③ 参见罗新慧：《禳灾与祈福：周代祷辞与信仰观念研究》，《历史研究》2008 年第 5 期，第 12 页。

④ 湖北省荆州市周梁玉桥遗址博物馆编：《关沮秦汉墓简牍》，北京：中华书局，2001 年，第 158 页。

步，已。即取垣瓦狸（埋）东陈垣止（址）下。置垣瓦下，置牛上，乃以所操瓦盖之，坚狸（埋）之。所谓"牛"者，头虫也。

已龋方：以叔（菽）七，税（脱）去黑者。操两瓦，之东西垣日出所烛，先埋一瓦垣止（址）下，复环禹步三步，祝曰："嘑（呼）！垣止（址），笱（苟）令某龋已，予若叔（菽）子而徼之龋已。"即以所操瓦而盖□。

已龋方：见车，禹步三步，曰："辅车车辅，某病齿龋，笱（苟）能令某齿已，令若毋见风雨。"即取车韦，毋令人见之，及毋与人言。操归，匿屋中，令毋见，见复发。[1]

请祷的神明，第一例是东陈垣君子，第二例是垣址。陈垣，即旧墙，垣址为墙根，可见都是墙神。龋齿而求于墙神，可能是因牙齿排列，其形如墙之故。[2] 墙神如果答应愈病，则以骊牛（头虫）和菽子（豆子）酬神。第三例，请祷对象为辅车，辅和车本指车两旁之夹板和车舆，而人之面颊护齿犹辅之护车，所以古人亦称面颊和下颌骨为辅车。这里祈车神以愈龋齿，而以避免车子吹风淋雨为酬神条件。可见民间祷病之神祇多是不出名的小神、杂神，而非贵族的高级神灵（贵族多为祖神或大山、大川等地望之神）。众多小神、杂神植根于民众，为民众所熟悉，人神沟通没有障碍，但也因之而缺乏敬惧之情、谦恭之心。[3]

尽管人们的祷病活动轰轰烈烈，但从春秋时代开始，神灵致病观念和相应的祷病活动已受到有识之士的质疑。《左传·昭公元年》记载，晋侯有病，巫师认为是两位神灵作祟，但郑国子产（公孙侨）则持相反意见，他说：

抑此二者，不及君身。山川之神，则水旱疠疫之灾，于是乎禜之（按：祭祀禳除灾祸）；日月星辰之神，则雪霜风雨之不时，于是乎禜之。若君身，则亦出入、饮食、哀乐之事也，山川、星辰之神又何为焉？侨闻之，君子有四时：朝以听政，昼以访问，夕以修令，夜以安身。于是乎节宣其气，勿使有所壅闭湫底（按：积滞不畅），以露（按：瘦弱）其体。兹心

① 湖北省荆州市周梁玉桥遗址博物馆编：《关沮秦汉墓简牍》，北京：中华书局，2001年，第129～130页。

② 参见王贵元：《周家台秦墓简牍释读补正》，《考古》2009年第2期，第71页。

③ 参见罗新慧：《禳灾与祈福：周代祷辞与信仰观念研究》，《历史研究》2008年第5期，第9页。

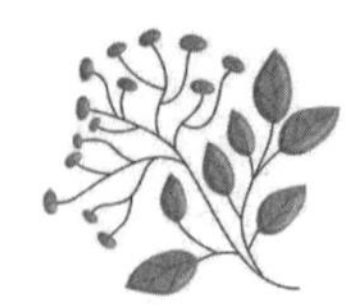

不爽,而昏乱百度。今无乃壹之(按:恐怕是把精力集中于一处),则生疾矣。①

子产说晋侯之病是劳逸、饮食和哀乐等日常原因导致的,与神灵毫无干系。认为人需要在每日四个时段做不同事情来调节宣畅血气,疾病便不会发生,如果只专心于一样事情,血气壅滞,就会生病。以孔子为代表的先秦儒家,也采取"敬鬼神而远之"(《论语·雍也》)的态度。《论语·述而》还记载孔子拒绝祷病的故事:

子疾病,子路请祷。子曰:"有诸?"子路对曰:"有之。《诔》曰:'祷尔于上下神祇。'"子曰:"丘之祷久矣。"②

孔子生病了,学生子路请求为之祷病,但孔子对此持怀疑态度,子路便引用《诔》书来证之。可见当时民间的祷病之风还是很盛行的,但孔子认为自己的言行合于神明,不需向上下神祇(天神地祇)谢罪,病是由其他原因引起的。

四、周代的祈寿祝嘏

好生恶死是人的本性,周人已经表现出对长寿的强烈渴望。《尚书·洪范》:"五福:一曰寿,二曰富,三曰康宁,四曰攸好德,五曰考终命。"③将长寿置于五福之首,重要性高于富、康宁(健康安宁)、攸好德(修饰美德)和考终命(善终)。始于武王,迄于战国,周代一直盛行向祖先神祈寿之风。现存的周代青铜器铭文(金文)记载大量周人祈寿的祝嘏辞(祈寿之吉语),而《诗经》等文献中亦有周人祈寿活动的记载。

(一)祈寿祝嘏辞的相关问题

祝嘏辞,本为祝辞与嘏辞的合称。《礼记·礼运》:"修其祝嘏,以降上神

① 《左传·昭公元年》,阮元校刻:《十三经注疏》,北京:中华书局,1980年影印本,第2024页。

② 《论语·述而》,阮元校刻:《十三经注疏》,北京:中华书局,1980年影印本,第2484页。

③ 《尚书·洪范》,阮元校刻:《十三经注疏》,北京:中华书局,1980年影印本,第193页。

与其先祖。"郑玄注:"祝,祝为主人飨神辞也;嘏,祝为尸致福于主人之辞也。"[①]祭祀时,祝(司礼仪的巫师)替主人向尸(神灵的替身,由子孙扮演)祈福之辞为祝辞,尸回应而命祝致福于主人之辞便是嘏辞。祝、嘏二词,一求一赐,析言有别,但福佑之内容并无二致。所以古代多"祝嘏"连言,今有学者或省曰"嘏辞"[②],亦不限于祭祀场合。传统祝嘏辞的内容多是祈求个人的福禄寿宁和家族子孙的兴旺发达,而祈寿是祝嘏辞的最重要内容。

在传世文献中,祈寿祝嘏辞较少,仅有的一些史料主要集中于周代青铜器铭文中。青铜器是周代祭祀、军事、享宴、相见等礼仪活动中的重要道具,有"铭贵贱,别等列"的作用,是贵族身份和地位的象征。现存的青铜器铭文主要收录在《殷周金文集成》等书中[③],铭文的内容涉及多方面,或记族名,或记用途,或记功赏,或记盟约,或记祝嘏。而记有祝嘏辞的青铜器占有相当大的比例,下举三器:

胡叔鼎(西周中晚期):唯□正月初吉乙丑(按:初一乙丑日),胡叔、信姬作宝鼎,其用享于文祖考(按:用于祭列位先祖)。胡叔眔(按:及也)信姬其赐寿耇,多宗永令(命)。胡叔、信姬其万年子子孙永宝。(《集成》2767)

梁其鼎(西周夷王或厉王时):唯五月初吉壬申,梁其作尊鼎,用享孝于皇祖考(按:用于祭列位先祖),用祈多福,眉寿无疆。畯(俊)臣天〔子〕,其百子千孙,其万年无疆,其子子孙孙永宝用。(《集成》2768)

---

① 《礼记·礼运》,阮元校刻:《十三经注疏》,北京:中华书局,1980年影印本,第1416页。

② 徐中舒先生曰:"祝辞嘏辞均可通称之曰祝嘏,此省曰嘏辞。"参见徐中舒:《金文嘏辞释例》,《"中央研究院"历史语言研究所集刊》第6本第1分册,1936年,第2页。后收入《徐中舒历史论文选辑》,北京:中华书局,1998年。

③ 本书所引金文主要出自三部书:中国社会科学院考古研究所编:《殷周金文集成》,北京:中华书局,1984年(以下简称《集成》);刘雨、卢岩编:《近出殷周金文集录》,北京:中华书局,2002年(以下简称《近出》);刘雨、严志斌编著:《近出殷周金文集录二编》,北京:中华书局,2010年(以下简称《近出二》)。《集成》是收载古今中外金文资料较为齐备的大型工具书,共收载1988年以前的青铜器11983件,《近出》、《近出二》是《集成》的补遗本,《集成》的释文可参中国社会科学院考古研究所编:《殷周金文集成释文》,香港:香港中文大学中国文化研究所,2001年。

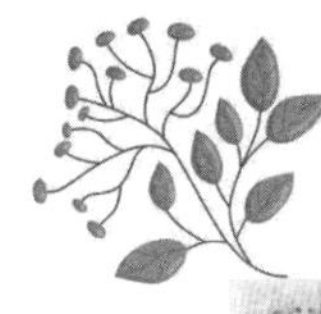

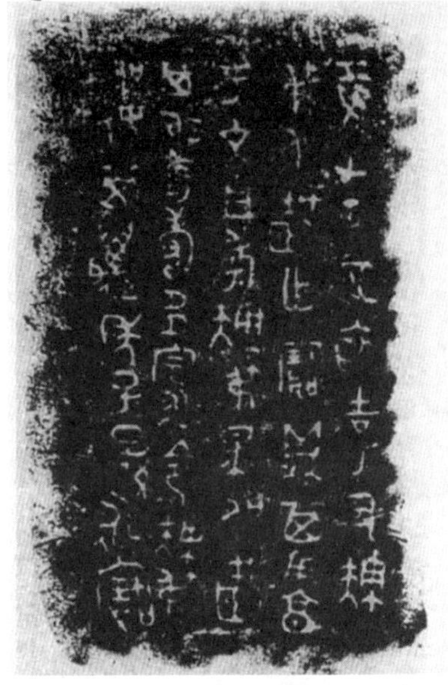

图 5　胡叔鼎铭文

资料来源：采自《殷周金文集成释文》第 2 卷，第 350 页。

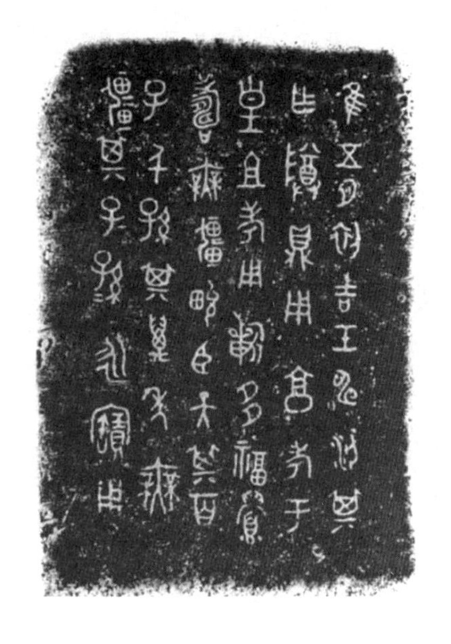

图 6　梁其鼎铭文

资料来源：采自《殷周金文集成释文》第 2 卷，第 350 页。

图 7　史伯硕父鼎铭文

资料来源：采自《殷周金文集成释文》第 2 卷，第 355 页。

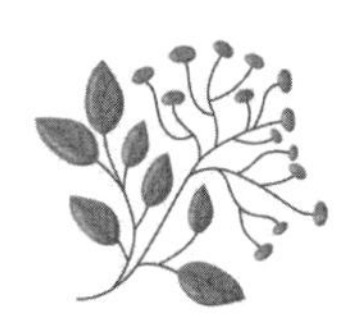

史伯硕父鼎（西周晚期）：唯六年八月，初吉己巳，史伯硕父追孝于朕皇考（按：父亲）厘仲、王（皇）母泉母，尊鼎用祈匄（按：祈求）百录（禄）、眉寿、绾绰、永令（命）。万年无疆，子子孙孙，永宝用享。（《集成》2777）

三鼎都是西周的祭器，铭文列叙做器时间、器主、祈求对象（神灵）、祈求内容（祝嘏辞）、结尾套语（永宝、永宝用、永保用享等），这是典型的祝嘏铭文格式。上三例祝嘏辞，或祈寿，如寿耇、眉寿无疆、万年无疆、眉寿、绾绰（寿命绵长）、永命等词；或祈福，如多福；或求禄，如百禄（很多官禄）、俊臣天子（永作天子贤臣）；或为宗族祈福，如多宗永命（宗族兴旺长久）、百子千孙（多子多孙）。

表1 《殷周金文集成》祈寿嘏辞统计表

祈寿术语	出现频次	祈寿术语	出现频次	祈寿术语	出现频次
万年	492	绰绾/绾绰	10	男女无期	3
眉寿	199	寿	10	绾悠无疆	3
万年无疆	150	三寿	9	眉寿毋已	2
眉寿无疆	78	霝（灵）命难老	9	眉考无疆	2
万年眉寿/眉寿万年	92	大寿万年	8	多寿	2
永令（命）	73	考寿万年	8	祈无疆	2
霝冬（令终）	63	万寿	7	年无疆	2
黄耇	25	寿考/考寿	5	寿老无期	2
眉寿无期	19	万年寿考/寿考万年	5	千岁无疆	2
万年无期	18	寿无疆	5	至于万亿年	2
永保其身	12	永命无疆	4		
霝冬霝后（灵终灵后）	11	弥生/弥厥生	4		

在金文祝嘏辞中，祈寿多与祈福一并陈述，而以祈寿内容为主体。首例动词“赐”的主语当为神灵，是为狭义的嘏辞，同类的还有锡（赐）、降、妥（《诗

经》作“绥”,降也)、俾、使。后两例动词“祈”、“祈匄”,皆为祈求之义,主语为器主,是为狭义的祝辞,同类词另如匄(《诗经》作“介”)、割、气、𣪕等。

《集成》共收载11983件商周的青铜器,而祈寿祝嘏辞都在周器上。现将书中出现两次以上的祈寿祝嘏辞做一统计,整理如表1。①

在上述祈寿祝嘏辞中,“万年”出现最为频繁,“眉寿”次之,“万年无疆”再次之。而许多祈寿词语是由“眉寿”、“万年”、“无疆”、“无期”、“寿考”等错综组合而成的新词语。所有词语在语义上可分为三类:

1. 祈眉寿类

眉寿、寿、寿考、考寿、黄耇、寿耇、三寿、多寿、若召公寿等词皆是。这一类词的特征是希望人过得长久一些,但没有指明具体的寿限,也没有指望不死。诸词中“眉寿”最为常见,眉寿即长寿。关于眉寿中“眉”的含义,众说纷纭,沈培先生综合诸家,以为“眉”当读为“弥”,是“长、久、多”之义。② “考”、“耇”皆为老义,人高年则白发变黄,故曰黄耇。“三寿”一词,义略隐晦,该词金文中凡数见,西周中期的纪仲觯(《集成》6511。按:觯,饮酒器)有“纪仲作倗生饮壶,匄三寿”,春秋早期的晋姜鼎(《集成》2826)有“畯保(按:长保。畯,大、长之义)其孙子,三寿是利”之语。古将长寿之人分为上寿、中寿、下寿三个等级,然而铭文中“三寿”均泛指长寿之意,而非实指何等级之寿。三寿或作“参寿”(参,同“叁”),西周厉王时的胡钟(《集成》260)有“参寿唯利”和春秋吴国的者减钟(《集成》193)有“若参寿”之语。西周不乏长寿之人,周公之兄召公即寿百余岁,是周代著名人瑞,为后人景仰,所以者减钟上有“若召公寿”之祝。

---

① 张业初先生编有《殷周金文集成引得》(中华书局,2001年),书中有释文和用字索引,笔者在该书的字头索引基础上进行统计。

② 旧说认为“眉”指年老时秀出的寿眉,自毛《传》、郑《笺》、孔《疏》以降,直到清代学者多持此观点。《诗经·豳风·七月》:“为此春酒,以介眉寿。”毛《传》:“眉寿,豪眉也。”孔《疏》:“人年老者必有豪眉秀出者。”自清代王引之以“眉,老也”为解,此后诸说纷纭,徐中舒、裘锡圭二先生认同王氏观点;李孝定先生认为“读为徽,训为美”,夏渌先生认为眉通“瀰”,眉寿即“满寿”、“全寿”、“终寿”;鲁实先、张晓莺先生认为眉通“镾”,表示长、大、多之义。参见沈培:《释甲骨文、金文与传世典籍中跟“眉寿”的“眉”相关的字词》,复旦大学出土文献与古文字研究中心编:《出土文献与传世典籍的诠释——纪念谭朴森先生逝世两周年国际学术研讨会论文集》,上海:上海古籍出版社,2010年,第19~46页。

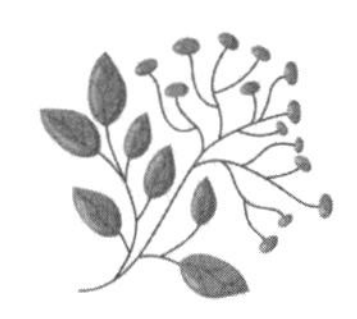

2. 祈万年类

万年、万寿、万年眉寿、眉寿万年、寿考万年、万年寿考等词皆是。这一类术语表现出不满足于平常的寿数，产生了大胆的要求，祈求寿命的目标是"万年"等漫长而具体的数字。"万年"是这一类中出现最频繁的词，其单独出现492次，在金文祈寿祝嘏辞中占三分之一强。"万年"还与"眉寿"等搭配组成新词，以"万年眉寿"和"眉寿万年"较为常见，如春秋早期的铸子叔黑颐鬲(《集成》735。按：鬲，无足炊器)曰"铸子叔黑颐肇作宝鬲，其万年眉寿，永宝用"，以及春秋晚期公子土折壶(《集成》9707)的"用祈眉寿万年"。

3. 祈无疆类

这一类词语，更进一层，祈盼寿命能绵绵无尽期，能永留世间。这些词又可分为三组：①万年无疆、眉寿无疆、永命无疆、寿无疆、年无疆等"无疆"组；②眉寿无期、万年无期、寿老无期等"无期"组；③眉寿毋已、弥生(久长之义)、弥厥生、绾绰、永保其身、永命、难老、毋死等其他组。"无疆"和"无期"都是寿命没有限期之义，"眉寿毋已"，即寿命无休止。"绾绰"形容寿命绵长，金文或作"绰绾"。"弥生"、"弥厥生"皆生命久长之义，弥，久也；厥，其也。[①] "永保其身"则兼具生命长久和平安之义。表示平安一义的，还有"霝冬"一词，霝冬读作"令终"，即善终之义，如西周晚期的小克鼎(《集成》2796)"用匄康乐、纯佑、眉寿、永令(命)、霝冬(令终)"，善终乃退而求其次的要求。

以上三类祈寿词语，语义逐渐递进，截然有别，但是我们发现这三类词在一器中多有混用者，如：

> 叔传孙父簋(西周晚期。按：簋，祭祀时盛黍稷之器)：叔传孙父作孟姜尊簋，绾绰、眉寿、永令(命)、弥厥生，万年无疆，子子孙孙，永宝用享。(《集成》4108)

> 蔡姞簋(西周晚期)：用祈匄眉寿、绰绾、永令(命)，弥厥生，霝(令)

---

① 此义为普遍认可的观点，如马承源先生、刘志基先生均持此说，参见马承源主编：《商周青铜器铭文选》第4卷，北京：文物出版社，1990年，第534页；刘志基、臧克和、王文耀主编：《金文今译类检(殷商西周卷)》，南宁：广西教育出版社，2003年，第116页。但徐中舒先生认为"弥"当释为终，"凡此同书同器之弥，若释为长久，则均不可通……如释弥为久，则久其生，久而生，亦不辞也。"参见徐中舒：《金文嘏辞释例》，《"中央研究院"历史语言研究所集刊》第6本第1分册，1936年，第22页。

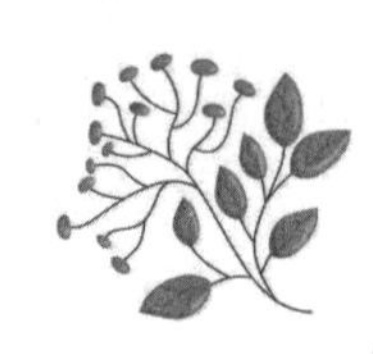

冬(终)。其万年无疆,子子孙孙永宝用享。(《集成》4198)

那么这些词语在产生时间上是否有规律可寻呢?徐中舒先生曾在《金文嘏辞释例》一文中做过归纳,他说:"金文眉寿、万年、无疆、无期,每错综成文:曰'万年无疆',曰'眉寿万年',曰'万年眉寿',曰'眉寿万年无疆',曰'万年眉寿无疆',曰'眉寿无期',曰'万年无期'。凡此诸辞,在金文中,极常见。就其年代之可考者言,最早不过共王之世,约公元前10世纪顷。"又说,金文言无期者,皆偏成周以东之春秋时器。"金文凡言永命者,多西周器;言霝命者,多春秋时器。言嘉命者仅一见,乃春秋晚期器……凡金文言霝冬者,多为西周之物,而言霝命或难老者,则多在春秋之世……保身说所见诸器,大约皆春秋时物"。[①]

徐文发表于1936年,因为当时所见铜器的局限和后来相关铜器断代结论的不断修正,其中一些说法需要予以调整。笔者现据自己的统计结果,就祈寿祝嘏辞的断代问题试述如下:

金文中的祈寿祝嘏辞,最早见于西周早期,如周康王时期的沈子也(它)簋盖(《集成》4330)即有"其用绥公唯寿"的记载,西周早期的耳尊亦见"侯万年寿考、黄耇,耳日受休"的祝嘏辞(《铭文选》138[②])。祈寿祝嘏辞在西周早期很少,到了西周中期以后,开始大量出现,直至春秋晚期仍很习见。战国时期,随着铁器时代的到来,青铜器逐渐为铁器代替。青铜器数量的减少,加之周人神灵崇拜观念的改变,导致战国的祈寿祝嘏辞锐减,战国中晚期已难觅祈寿的铭文。战国有代表性的祝嘏铜器如战国早期的齐侯盘(《铭文选》859)、齐侯敦(《铭文选》860)、乙鼎(《集成》2607),语句格式与春秋时期大同小异。在祝嘏辞中,"眉寿"、"万年"、"万年无疆"、"寿耇"、"黄耇"、"永命"等词,西周即已出现,到春秋时期的铭文中仍非常多,似无断代的规律可寻。唯含有"无期"的术语,只是出现在东周。徐中舒先生说只出现在春秋,其实战国亦可见到,如战国的铜器齐侯盘、齐侯敦中都有"用祈眉寿无疆,也

① 参见徐中舒:《金文嘏辞释例》,《"中央研究院"历史语言研究所集刊》第6本第1分册,1936年,第16、18、21、24、26页。

② 马承源主编:《商周青铜器铭文选》第138器,北京:文物出版社,1988年。以下简称《铭文选》。

也熙熙，男女无期”之语。有“无期”一词的青铜器的出土地域主要是齐地，但河南的许子将师镈（《集成》153。按：镈，古乐器，似钟）和楚地的上都府簠（《集成》4613。按：簠，祭祀时用以盛黍稷稻粱的容器。）亦有出土，可见分布地域也相当广。而载有“难老”一词的有十器，多出现于春秋齐国器，如叔尸钟（《集成》272—278）、叔尸镈（《集成》285）、齐大宰归父盘（《集成》10151），但西周晚期的殳季良父壶（《集成》9713）亦可见到，可知“难老”一词亦非限于春秋或齐地。值得注意的是，“毋死”（一器）仅见于齐国的𬭚镈（《集成》271），“永保其身”（十二器）亦悉为春秋齐国器，如齐灵公时的叔尸钟和叔尸镈、公子土折壶、庆叔匜（《集成》10280。按：匜，瓢形盛水器）。这或可作为齐地盛行神仙不死思想的一个旁证。

（二）祈寿祝嘏的仪式和场合

殷商人对寿命的认识似乎还比较模糊[①]，但到了周代，人们开始重视寿命，并兴起了向祖先神祈寿的活动。周人向祖先神的祈寿活动最初是在祭祀祝嘏仪式中举行的。《诗经·周颂·雍》是目前见到周代最早的祈寿记录。该诗“为武王祭文王而彻（撤）俎之诗”[②]，即祭毕文王，撤去祭品时唱的乐歌，诗曰：

假哉皇考！绥予孝子。宣哲维人，文武维后。
燕及皇天，克昌厥后。绥我眉寿，介以繁祉。
既右烈考，亦右文母。[③]

诗大意是：伟大的先父啊！您奠定天下，安抚了我这孝子。您为人臣时达理明智，为人君时有文德武功。您能使天下人民安定，能使其后嗣昌盛。您赐我长寿，保佑我多福。请父母大人多多享用祭品。武王先是歌颂文王

---

① 甲骨卜辞中反映了殷商人的疾病观，但对于寿命问题，殷商人没有卜问。

② 朱熹：《诗序辨说》，《续修四库全书》第56册，第285页。周振甫先生不同意朱熹说法，认为这是成王祭文王和武王之诗，他说“按《笺》，以此为成王祭文王之诗，与方玉润意合……以太祖为文王，而兼祭武王，则于诗无不合。”参见周振甫：《诗经译注》，北京：中华书局，2002年，第512页。

③ 《诗经·周颂·雍》，阮元校刻：《十三经注疏》，北京：中华书局，1980年影印本，第596页。

功德，然后话锋一转，开始向文王祈求福寿，希望先父能“绥我眉寿，介以繁祉”。武王克殷后二年便病逝，没能实现长寿的愿望，其子成王即君位。成王新执政，便率诸侯拜谒武王庙，祭祀时同样唱起求福寿的诗歌：

率见昭考，以孝以享。

以介眉寿，永言保之，思皇多祜。

烈文辟公，绥以多福，俾缉熙于纯嘏。[①]

诗大意是：我率领诸侯来祭武王，以孝思来祭享。祈求您赐我长寿，永保周的天下，我能获大福。也希望您能赐福于有德的诸侯，使他们同样拥有多福，前途光明。

至于周王祈寿祝嘏的仪式，未见有人总结，但《诗经·小雅·楚茨》描述的祭祀祖先的过程颇详，从中可以一窥周代的祈寿祝嘏仪式。笔者据此总结出祈寿祝嘏的五个环节：

1. 准备祭品

主人准备牺牲粢盛等祭品，用黍和稷，“以为酒食”，洗净牛羊，“或剥或亨（烹）”，祭品在宗庙前殿摆放整齐。

2. 神享酒食

祭祀仪式开始，迎尸上神位，献上酒食肉羹，请尸享用（等同神享）。主持祭礼的祝则在尸的身旁劝食，同时助祭的宾客在旁陪食，“为宾为客，献酬交错。礼仪卒度，笑语卒获”（按：宾客杯盏交错，礼节合于法度，言笑合于规矩）。

3. 致祝嘏辞

待尸吃饱喝足后，祝向尸致祝辞，内容为“孝孙有庆，报以介福，万寿无疆”（按：孝孙周王有吉庆，请神灵以大福作为酬报，赐以万寿无疆），或为“报以介福，万寿攸酢（按：以万寿作为酬报）”等求福寿之语。尸然后命令祝传达神赐福之语“徂赉孝孙（按：快去赐福给孝孙周王）。苾芬孝祀，神嗜饮食，卜尔百福（按：祭祀的酒菜色香味美，神灵吃得很开心，赐周王百福作为酬谢）……永锡（赐）尔极，时（是）万时（是）亿”（按：永远赐周王福寿无极，上万

① 《诗经·周颂·载见》，阮元校刻：《十三经注疏》，北京：中华书局，1980年影印本，第596～597页。

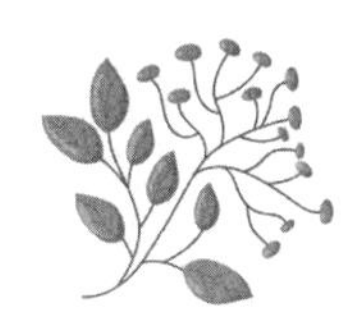

上亿）。

4. 送尸撤俎

致辞完毕，孝孙归堂下西面位，祝叫一声“神具醉止”（按：神都醉了），尸即起身，然后大家“鼓钟送尸，神保聿归”（按：祖先神灵归去），这时厨师和主妇迅速撤去祭品。在送尸撤祭品时钟鼓齐鸣，据朱熹所说，撤俎时会唱起祈寿求福之歌。

5. 家族私宴

神灵回去后，家族的“诸父兄弟”留下来参加私宴。宴会设在宗庙的后殿，乐队伴奏，人们尽情享用酒食，“既醉既饱”，然后一齐向主人叩头，并同声致祝嘏辞：“神嗜饮食，使君寿考。孔惠孔时，维其尽之（按：祭祀很顺很好，只有周王才能做到）。子子孙孙，勿替引之”（按：子子孙孙都要保持祭礼，不能废止）。①

可见在整个祝嘏仪式中，有三次祝嘏，第一次是祝与尸的祝嘏（这是最正式的），第二次是送尸撤俎时乐队所唱的祝嘏辞，第三次是家族私宴结束时族人的祝嘏。祝嘏所求的“景福”、“介福”（皆大福义），乃将祈寿与祈福捆绑在一起，而祈寿为其主体内容。自从武王将祈寿祝嘏引入宗庙祭祀，成王继承此一传统并形成规则后，诸侯亦纷纷仿效起来，《诗经·商颂·烈祖》便是宋君祭祀先祖之乐歌，不但要先祖“绥我眉寿，黄耇无疆……降福无疆”，还要让国家“丰年穰穰”。②

祭祀仪式中祈寿祝嘏的普及，强化了祖先神掌管生命的信仰。因为祭祀仪式不能随时举行，所以周人把祈寿祝嘏辞铭在祭祀的青铜器上，来向神灵表达自己虔诚的祈寿之心。刻有祝嘏辞的青铜祭器，主要有鼎、簋、盘、盉、钟、镈等，祭祀时，鼎盛熟牲，簋盛稷黍，盘以盛水，盉以盛酒，钟镈奏乐。这些都是专用祭器，不做生活用途。祭器上的祝嘏辞在祭祀时一般不会被全文采用，因为文体格式与祭祀仪式所用文本不合，如铭文上的“唯正月初

① 《诗经·小雅·楚茨》，阮元校刻：《十三经注疏》，北京：中华书局，1980 年影印本，第 467～470 页。

② 《诗经·商颂·烈祖》，阮元校刻：《十三经注疏》，北京：中华书局，1980 年影印本，第 621 页。

吉”等做器时间及“永宝用之”等套语，都是铜器上才有的，在祭礼时不可能照本宣科地阅读。有的祝嘏铭文除了祈求福寿的内容外，前面还有冗长的记事颂德的内容，更不宜在祭祀场合诵唱。从《诗经·小雅·楚茨》中周王祝嘏记录可以看出，祝和尸口中的祝嘏辞都很有针对性，都是简短而直接地说出祈福赐寿的内容。

除了在祭器上，周人还在生活用的青铜器上铭以祈寿之辞。这些生活用器，有乐器（钟、镈等），有蒸煮食物之器（鼎、鬲等），有装盛食品之器（簋、盨、簠、敦等），有酒器（觯、壶、缶等），有水器（盘、匜等）。如：

王孙诰编钟（春秋后期）：唯正月初吉丁亥，王孙诰择其吉金，自作龢钟……用宴以喜，以乐楚王、诸侯、嘉宾及父兄、诸士。皇皇熙熙，万年无期，永保鼓之。（《近出》60）

蔡公子壶（西周晚期）：唯正月初吉庚午，蔡公子□作尊壶。其眉寿无疆。（《集成》9701）

楚叔之孙倗鼎（春秋后期）：楚叔之孙倗择其吉金，自作浴鬲。眉寿无期，永保用之。（《近出》341）

毳盉（西周中期）：毳作王母媿氏沬盉。媿氏其眉寿万年用。（《集成》9442）

上五例铭文都没有标注神灵之名，也未有标注“用享”、“用孝”等字样，说明这只是单纯的生活用器。王孙诰编钟的用途明言是“用宴以喜，以乐楚王、诸侯、嘉宾及父兄、诸士”，而蔡公子壶是盛酒用的，楚叔之孙倗鼎、毳盘是洗漱用的，都不用于祭祀。

周王或诸侯在正规的祭祀仪式中，总是为自己祈寿，一般不会为他人祈寿。如《诗经·周颂·载见》记周成王率领诸侯祭武王庙，他向武王祈求的是“以介眉寿”，而为诸侯祈求的是“绥以多福”。《诗经·商颂·烈祖》中宋君祭祀先祖，也是祈求先祖“绥我眉寿”，与他人无关。金文中的祝嘏辞绝大多数是器主祈求个人的长寿福禄，铭文不胜枚举。但如果器主是两人，则作为一个整体而祈寿，如胡叔鼎是胡叔和妻子信姬共同拥有共同祈寿。女子亦可为器主，可以只为自己一人祈寿，如西周晚期虢姜簋盖（《集成》4182），所祈的是虢姜自己“万年眉寿，受福无疆”。亦有女器主祈寿时附带其丈夫一起祈寿，如西周晚期叔妊簋（《集成》4137），铭文曰“叔妊作宝尊簋，眔（按：

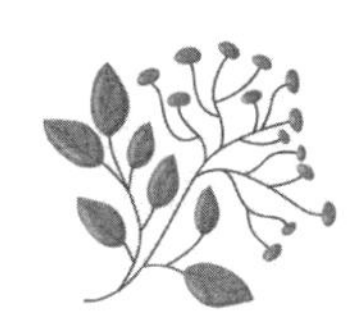

及也）仲氏万年”，仲氏乃其丈夫。

周人会做铜器赠人，铜器上也铭以祈寿祝嘏辞，此时的祝嘏辞乃器主为受赠对象祈寿（或理解为从受赠者角度祈寿）。媵器是做器者做好送给出嫁女作为嫁妆的青铜器，媵器上祝嘏辞当然是为出嫁的女子祈寿，如：

鲁侯鼎（西周晚期）：鲁侯作姬翏媵鼎，其万年眉寿，永宝用。（《近出》324）

鄦仲姬丹盘（春秋后期）：蔡侯作媵鄦仲姬丹盥盘。用祈眉寿，万年无疆，子子孙孙永保用之。（《近出》1008）

以上两件媵器，是鲁侯和蔡侯分别赠送给姬翏和鄦仲姬丹的，明为受馈者祈眉寿。媵器通常赠给一名女子，但有时也见到一件媵器上书写几名受赠女子的，如：

原氏仲簠（春秋前期）：原氏仲作沦母、驯母、家母媵簠。用祈眉寿，万年无疆，永用之。（《近出》530）

受赠者是沦母、驯母、家母三个女孩，古代贵族女子在字后加“母”或“女”表示性别（相当于男子字后用的“父”或“甫”）。而此例中三女共一器，说明三女皆是随嫁的媵妾。除了媵器外，也有赠送别人食器的，或赠与母亲，如毳盘是送给王母（母亲）媿氏的。或赠与妻子，如伯鄀父鼎（《集成》2597）是送给妻子周姬；或赠与他人，如纪仲觯是送给倗生（一说为其外甥），吴王姬鼎是吴王姬赠送给南宫史叔的食器。亦可赠人以祭器，如蔡姞簋是一位嫁到蔡国的姞姓女子为其兄尹叔所做的礼簋，其兄用作祭器，用以祭祀他们的“皇考德尹、惠姬”（《集成》4198）。

因为祝嘏辞的吉利性，周人逐渐从为自己祈寿的行为中衍生出为对方祈寿的祝寿礼节，周人在多种场合运用祝嘏辞来祝别人长寿。

诸侯百官在受到册封时会向天子祝寿。西周晚期的师艅簋盖上的铭文记载，师艅受到周天子赏赐后，激动不已，叩头稽首，口呼“天子其万年眉寿黄耇”（《集成》4277）。同属西周晚期的逨盘（《近出二》939），记录了逨因托荫祖先对周室的功勋而接受周王封赏的过程，逨当场表示感谢，对天子说“天子其万年无疆，耆黄耇”之祝辞。

臣属会向统治者颂德祝寿。如《诗经·鲁颂·閟宫》是奚斯颂鲁僖公之诗，赞其能兴祖业、复疆土、建新庙，诗中祝鲁君“俾尔炽而昌（按：使您昌盛兴旺),俾尔寿而臧(按:使您长寿安好)。保彼东方,鲁邦是常(按:保佑我国永存东方)。不亏不崩,不震不腾。三寿作朋,如冈如陵(按:犹今寿比南山)……俾尔昌而炽,俾尔寿而富。黄发台(鲐)背(按:头发变黄和背生鲐纹,皆是寿征),寿胥与试(按:寿高而无人可相比)。俾尔昌而大,俾尔耆而艾(按:五十曰艾,六十曰耆,此指长寿)。万有千岁,眉寿无有害"[①]。

饮宴时客人会向主人祝寿。如《诗·小雅·南山有台》:"乐只君子(按:"只"为语气词),万寿无期!……乐只君子,万寿无疆!……乐只君子,遐不(按:何不)眉寿?……乐只君子,遐不黄耇?"[②]旧说这些祝寿词是献给周天子的,但朱熹认为"此亦燕飨通用之乐歌。……此亦道达主人尊贵之意,美其德而祝其寿也"[③]。

在婚礼上,客人会向新郎新娘祝寿。《诗·小雅·鸳鸯》:"鸳鸯于飞,毕之罗之。君子万年,福禄宜之……君子万年,宜。其遐福。……君子万年,福禄艾(按:助也)之。……君子万年,福禄绥(按:安也)之。"[④]程俊英、蒋见元先生认为"这是祝贺贵族新婚的诗"[⑤],其"君子万年"乃指万年寿考,非今所祝夫妻白头偕老之义。

周人在饮酒时,也相互祝寿。如《诗经·豳风·七月》"称彼兕觥,万寿无疆"[⑥],意即高高举起那牛角杯,祝愿大家长命百岁。周代此种饮酒祝寿之风,一直延续到后世。《史记·叔孙通传》:"至礼毕,复置法酒。诸侍坐殿上皆伏抑首,以尊卑次起上寿。"[⑦]《后汉书·明帝纪》:"夏五月戊子,公卿百官以帝威德怀远,祥物显应,乃并集朝堂,奉觞上寿。"李贤注:"寿者,人之所

---

① 《诗经·鲁颂·閟宫》,阮元校刻:《十三经注疏》,北京:中华书局,1980年影印本,第615、617页。

② 《诗经·小雅·南山有台》,阮元校刻:《十三经注疏》,北京:中华书局,1980年影印本,第419页。

③ 朱熹:《诗集传》,北京:中华书局,1958年,第111页。

④ 《诗经·小雅·鸳鸯》,阮元校刻:《十三经注疏》,北京:中华书局,1980年影印本,第480~481页。

⑤ 程俊英、蒋见元:《诗经注析》,北京:中华书局,1991年,第683页。

⑥ 《诗经·豳风·七月》,阮元校刻:《十三经注疏》,北京:中华书局,1980年影印本,第392页。

⑦ 《汉书》卷四十三,《郦陆朱刘叔孙传》,北京:中华书局,1962年,第2128页。

欲，故卑下奉觞进酒，皆言上寿。”[1]可见两汉一直保留有敬酒祝寿的传统。

（三）祈寿祝嘏的神灵对象

周人认为自己的生命主要操之于祖先之手，祖先能护佑子孙，只要人间子孙能按时祭祀敬孝，祈介长寿康宁，祖先会做出积极回应而降赐福寿的。为了表示对祖先的尊崇，周人在祖、考、母、妣前多加“皇”（高尚伟大的）、“文”（有德行的）、“烈”（贞烈荣耀的）、“剌”（通“烈”）、穆（庄严的）等字以修饰，组成“烈考”、“皇考”、“文祖”、“文母”、“皇妣”、“皇文烈祖考”等词。周人祈求的祖先，主要是祖（祖父）和考（父亲）。祈寿铭文或单独祭于祖父，如大克鼎；或单独祭于父亲，如曾仲大父蠢篡；或父祖合祭，如讟（蒋）兑簋。三器铭文如下：

> 大克鼎（西周晚期）：用作朕文祖师华父宝䵼彝，克其万年无疆，子子孙永宝用。（《集成》2836）
>
> 曾仲大父蠢簋（西周晚期）：自作宝簋，其用追孝于其皇考，用赐眉寿、黄耇、霝冬（令终）。（《集成》4203）
>
> 䵼兑簋（西周晚期）：䵼兑作朕文祖□公、皇考季氏尊簋，用祈眉寿、万年无疆、多宝。（《集成》4168）

周人也经常祭祀祖父以上的祖先，金文中凡称“祖考”而未指名道姓者，多为所有祖先。如胡叔鼎的“文祖考”、梁其鼎的“皇祖考”，均包括列位先祖。有时亦称祖先为“前文人”、“文人”、“文神”等，铭文如：

> 逨盘（西周晚期）：用追享于前文人，前文人严在上，翼在□〈下〉……降逨鲁多福、眉寿、绰绾，授余康乐纯佑、通禄、永令（命）、霝冬（令终）。（《近出二》939）
>
> 此鼎（西周晚期）：用享孝于文申（神），用匄眉寿。（《集成》2821）

祖、考的配偶也是常被祈求的神灵，有时祭父时顺便祭母，《诗经·周颂·雍》载武王祭烈考，亦及文母。铜器亦然，如前举的史伯硕父鼎是皇考（父亲）、皇母（母亲）同祀，叔尸镈则是皇祖（祖父）、皇妣（祖母）、皇母、皇考合祭：

---

[1] 《后汉书》卷二，《显宗孝明帝纪》，北京：中华书局，1965年，第121、122页。

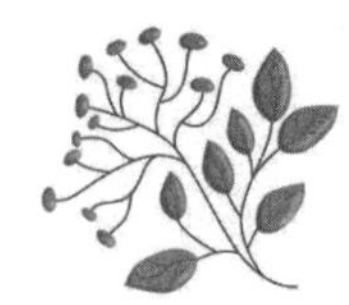

叔尸镈(春秋晚期齐灵公时,亦名叔夷镈):宝镈用享于其皇祖、皇妣、皇母、皇考,用祈眉寿、霝(灵)命难老,丕显皇祖。(《集成》285)

在叔尸镈铭文中,皇母的排位甚至先于皇考,可见皇母的护佑功能不容小觑。有些铭文甚至只祈福于皇母一人,如西周中期的䧹簋(《集成》4322)记载器主䧹在一次战斗中大获全胜,杀敌100人,活捉200人,缴敌械135件,夺回被俘战友114人,而自己却毫发无损。这是因为自己母亲日庚的灵魂在福佑自己,所以自己为报答母恩,"作文母日庚宝尊簋"。此礼簋用于"夙夜尊享孝于厥文母",复求母亲"俾乃子䧹万年"。

有时在祭父时也顺便祭兄长,如史墙盘(《集成》10175)载,史墙请福于"剌(烈)祖文考弋(翼)",意即请福于贞烈荣耀的祖先和德行高尚的父兄。弋,读为翼,考翼即父兄。[①]

有些铭文只注明神灵之名,但未言明与神灵的亲属关系:

师奎父鼎(西周中期):用追孝于剌仲,用作尊鼎,用匄眉寿、黄耇、吉康。(《集成》2813)

伯百父簋(西周中期):伯百父作周姜宝簋,用夙夕享,用祈迈(万)寿。(《集成》3920)

前鼎的神灵为"剌仲",后簋的神灵为"周姜"。这两人没注明是祖是考,说明不可能是祖考,而是器主值得祭拜祈寿的其他重要人物。这些鬼神仍应划在祖先神之列,因为这两位神祇前用了"享"、"孝"两字。"享"、"孝"是专用于祭祀祖先神(人鬼)之词,铭文中如"用享于祖考"、"追孝于皇考"、"用享孝于文祖考"等格式不胜枚举。《周礼·春官·大宗伯》:"大宗伯之职,掌建邦之天神、人鬼、地示(祇)之礼,以佐王建保邦国。"郑玄注:"立天神、地祇、人鬼之礼者,谓祀之、祭之、享之。"[②]明言对于人鬼(祖先神)用"享"字。笔者认为上两例中被享孝的鬼神,可能是器主祖考的兄弟,因为无子嗣而由器主代为祭祀。这种情况周代不乏其例,如包山楚简的墓主卲㐌,除祭祀楚

---

① 参见刘志基、臧克和、王文耀主编:《金文今译类检(殷商西周卷)》,南宁:广西教育出版社,2003年,第689页。

② 《周礼·春官·大宗伯》,阮元校刻:《十三经注疏》,北京:中华书局,1980年影印本,第757页。

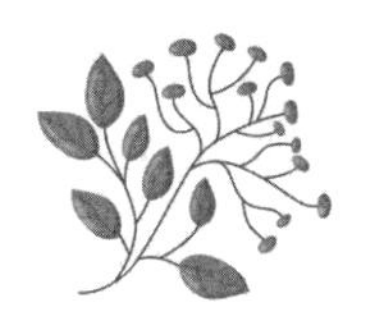

人远祖、先公和直系祖先外，还祭祀父辈和兄弟之无后者。[①]

对于一些赠人的祈寿铜器，如前举的鲁侯鼎、鄦仲姬丹盘、原氏仲簠，只是祈寿，而既未明言祖考，亦未标注神名，这到底是何方的神呢？学界对此一直有不同意见。徐中舒先生说："凡此为生人做器而因以祈福，其祈求之对方，已非其祖先，乃为广泛之天神。"[②]台湾杜正胜先生反驳说："既然祷请，必有对象……我们认为祈寿铭文不论祭器、养器或媵器，祷请的对象是祖先，不是天神。"[③]刘源先生折中地认为"金文祝嘏辞中祈福对象主要是祖先"[④]，但未予举证阐述。

笔者同意刘源先生的观点，即这些赠器铭文的祈寿对象主要是祖先神。因为周人很少向祖先神以外的其他神祇祈寿，这从祭器和生活用器兼用的铜器情况可以看出端倪。因为周代青铜器很贵重，加之古代生活资料的匮乏，祭器和生活用器混用的情况还是很多的，善夫克盨和子犯编钟即是：

> 善夫克盨（西周晚期）：用作旅盨，唯用献于师尹、朋友、婚媾。克其用朝夕享于皇祖考。皇祖考其**龘龘數數**，降克多福、眉寿、永令（命）、畯（俊）臣天子。（《集成》4465）

> 子犯编钟（春秋时期晋国）：用宴用宁，用享用孝，用祈眉寿，万年无疆。子子孙孙，永宝用乐。（《近出》10—25）

善夫克盨是膳夫（厨师）克的旅盨，既可以在宴享时装盛食物，"用献于师尹、朋友、婚媾"，也可在祭祖时"朝夕享于皇祖考"。子犯编钟作为乐器，也是双重用途，既可以"用宴用宁"，也可以"用享用孝"。很明显，这类双重用途的青铜器，其祈寿的对象是祖先神。我们可以推理，当周人有条件置办单一用途的食器或乐器时，其上祝嘏辞中所祈求的对象肯定也是祖先神。

徐中舒、刘源等先生曾谓天帝或天神亦能主宰世间寿命，但未做具体说明。那么究竟天帝是如何掌管世人寿命的呢？笔者经过梳理相关资料，初

---

① 参见陈伟：《包山楚简初探》，武汉：武汉大学出版社，1996年，第173页。

② 徐中舒：《金文嘏辞释例》，《"中央研究院"历史语言研究所集刊》第6本第1分册，1936年，第4页。

③ 杜正胜：《从眉寿到长生——中国古代生命观念的转变》，《"中央研究院"历史语言研究所集刊》第66本第2分册，1995年，第389、391页。

④ 刘源：《商周祭祖礼研究》，北京：商务印书馆，2004年，第291～299页。

步得出一个结论：周代的天帝是人间寿命的总管，但其不直接参与具体工作，而总是授权其他神祇代理。

殷商和周代的天帝都是掌管寿命的。《尚书·商书·高宗肜日》云："惟天监下民，典厥义。降年有永有不永，非天夭民，民中绝命。"[①]言天监视下民，赞美其合宜行事。天赐予人的年寿有长有短，非天使人夭折，而是有些人自绝性命。这句话是商代大臣祖己对商王祖庚讲的诫勉性的话，认为是天赐人寿。这虽然是发生在殷商的事件，却是由周人改写定稿才留存下来的[②]，因为句中"天"、"德"等概念，均为殷人所无。所以可以认为文章内容同时代表了周人的寿命观，即天帝掌管寿命。

周人认为祖先死后成神，魂升天堂，并在天帝身边工作。周厉王时器胡钟(宗周钟)谓"先王其严在上"(《集成》260)，西周晚期的梁其钟(《集成》188)亦谓"皇祖考其严在上"。"严"即祖先灵魂，"上"即天帝所在之处[③]，金文或称帝所，或称帝庭。可见无论是周天子，还是其他贵族，死后其"严"都是升到帝所的。帝所是天帝的领地，所以祖先神必是依附于天帝了。西周中晚期的𣪕狄钟(《集成》49)谓"先王其严在帝左右"，即先王的神灵是天帝左右的臣使。天帝授权祖先神掌管各自子孙的福禄寿命，西周晚期的五祀胡钟(《集成》4317)谓"受皇天大鲁命，文人陟降"，受了天帝的大鲁命(鲁亦大义)，而实际是由文人(祖先神)来陟降(升降于天地间)传达。因为祖先神要监督子孙言行，接受子孙祭祀，对子孙进行赏善罚恶，所以祖先神会经常来往于天庭和人间，西周晚期的胡簋(《集成》4317)谓"胡作𩞁彝宝簋，用康惠朕皇文烈祖考，其各(格)前文人，其濒(频)在帝廷陟降"。这些祖先神因

---

① 《尚书·商书·高宗肜日》，阮元校刻：《十三经注疏》，北京：中华书局，1980年影印本，第176页。

② 顾颉刚、刘起釪先生在论及《高宗肜日》的创作时间问题时说："就本篇文辞内容看，它确实是殷代的……但是这篇文辞中的用语，有好些是殷代原来所没有的，而是周人才用的(如天、德等字)。这一篇文辞之写成定稿，时间当已进入了周代，执笔修饰写定的人当是已接受周人语言影响的宋国史臣。"参见顾颉刚、刘起釪：《尚书校释译论》，北京：中华书局，2005年，第1032、1033页。

③ 郭沫若说："帝之所在曰帝所，亦曰上，亦曰天。人受生于天曰命，死后其灵不灭曰严，亦谓之鬼，能降子孙以福佑。父之严曰考，其配曰母；父以上曰祖，其配曰妣。"参见郭沫若：《周彝中之传统思想考》，《金文丛考》，北京：人民出版社，1954年，第14～16页。

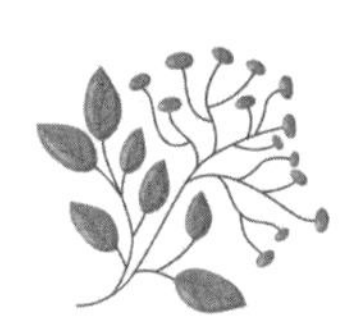

工作需要，频繁地在天庭和人间升降。

虽然天帝总管寿命，但祖先神负责具体工作，所以周人总是向关系亲密的祖先神祈寿，很少直接向天帝祈寿，即使偶尔祈于天帝，仍然是在祈求祖先时附带提到天帝。有两例铭文以证之：

曾伯漆簠（春秋早期）：余择其吉金黄铝，余用自作旅簠，以征以行，用盛稻粱，用孝用享于我皇祖、文考。天赐之福，曾伯漆叚（遐）不黄耇万年，眉寿无疆，子子孙孙永宝用之享。（《集成》4631）

徐王义楚觯（春秋晚期）：徐王义楚择吉金，自作祭鍴（按：觯），用享于皇天及我文考，永保台（按：我也）身，子孙宝。（《集成》6513）

曾伯漆簠前云“用孝用享于我皇祖考、文考”，继言“天赐之福”，即指天帝赐福寿。可见这是天帝赐福寿后再由祖考执行。徐王义楚觯云“用享于皇天及我文考”，则是天帝与祖先同时祭祀祈求。传世文献也能找到此例证，在《诗经・鲁颂・閟宫》一诗中，作者在向祖先神后稷和周公祈寿后，复言“天锡（赐）公纯嘏（按：大福），眉寿保鲁”[①]。

既然祖先神掌管寿命的权能是上帝授予的，那么上帝就可能随时分权于其他神祇。《墨子・明鬼下》记载天帝派句芒为秦穆公赐寿之故事：

昔者郑〈秦〉穆公当昼日中处乎庙，有神入门而左，鸟身，素服三绝〈玄纯〉，面状正方。郑〈秦〉穆公见之，乃恐惧，奔。神曰：“无惧！帝享女（汝）明德，使予锡女（汝）寿十年有九，使若（按：你）国家蕃昌，子孙茂，毋失。”郑〈秦〉穆公再拜稽首曰：“敢问神名？”曰：“予为句芒。”[②]

因为天帝认为秦穆公（原文误为郑穆公）有德，遂派句芒神为秦穆公赐十九年寿命。传统认为句芒为地祇，是五祀之木神。句芒奉天帝之命出差，当为临时性任务，非专职管理人间寿命。

专职管理人间寿命之神是司命。周代的司命有二：一属天神，一属地祇。司命天神是文昌星座的第四星，《周礼・春官・大宗伯》：“以槱燎祀司

---

① 《诗经・鲁颂・閟宫》，阮元校刻：《十三经注疏》，北京：中华书局，1980年影印本，第617页。

② 《墨子・明鬼下》，孙诒让：《墨子闲诂》，孙启治点校，北京：中华书局，2001年，第227～228页。

中、司命、风师、雨师。”郑玄注：“司命，文昌宫星……司中、司命，文昌第五、第四星。”[①]周代对司命天神的祭祀是很隆重的，司命、司中、风师、雨师这四位天神的祭祀是纳入周天子祀典的，祭祀四神用槱燎祭法，即在积柴之上加牲体、玉帛，然后焚烧，升烟于天，以享天神。

司命地祇，《礼记·祭法》云：“王为群姓立七祀，曰司命，曰中溜，曰国门，曰国行，曰泰厉，曰户，曰灶。王自为立七祀。诸侯为国立五祀，曰司命，曰中溜，曰国门，曰国行，曰公厉。诸侯自为立五祀。”郑玄注谓七祀、五祀之神都是小神，“居人之间，主司察小过”，而司命为宫中小神，主“督察三命”[②]。

司命又有大司命、少司命之说，孙诒让认为大司命为天神，而少司命乃《礼记·祭法》所云居人间的地祇。[③]《楚辞·九歌》中有《大司命》和《少司命》篇，为战国时楚人祭祀大小司命神的乐歌。[④]

司命信仰可能遍及各诸侯国，春秋时齐国的洹子孟姜壶(《集成》9729)云：“齐侯拜嘉命……于大司命用璧、两壶、八鼎”，齐侯亲自祭拜大司命，祭品亦丰。楚国人更勤于祭拜司命，包山楚简、望山楚简、秦家嘴M99号墓楚简、天星观一号墓楚简，都有楚人祭祷司命的记录。楚简中祭祷的神祇众多，除了祖先神和司命外，还有太一天神、后土社神、山川神祇，而排序则首太一，次后土，再次为司命，司命既次于后土。显然这里的司命是地祇，而非天神。陈伟先生认为楚简中的司命，亦以宫后土、宫地主之名出现，可为佐证。[⑤] 据楚简记载，楚人都是在生病后占卜祭祷，以询问或寄望于司命，而不直接向司命祈求眉寿。

---

① 《周礼·春官·大宗伯》，阮元校刻：《十三经注疏》，北京：中华书局，1980年影印本，第757页。

② 《礼记·祭法》，阮元校刻：《十三经注疏》，北京：中华书局，1980年影印本，第1590页。

③ 孙诒让：《周礼正义》，王文锦、陈玉霞点校，北京：中华书局，1987年，第1306页。

④ 关于两司命的说法，分歧较多。朱熹认为，三台之上台曰司命，文昌宫第四亦曰司命，故有两司命也。参见朱熹：《楚辞集注》，上海：上海古籍出版社，1979年，第39页。王夫之认为，《楚辞》之大小司命皆为天神，“大司命统司人之生死，而少司命则司人子嗣之有无。”参见王夫之：《楚辞通释》，上海：上海人民出版社，1975年，第36页。

⑤ 陈伟：《包山楚简初探》，武汉：武汉大学出版社，1996年，第165～167页。

周人认为人世的寿命由天帝总管，但天帝总是将具体职权授予诸神，而祖先神被授权负责各自子孙的寿命。周人认为祖先神与自己关系密切，会庇护子孙，所以周人总向祖先神祈求眉寿万年，而不越级直接向天帝祈寿。司命虽也分管人间生命，但周人很少向司命祈寿。因为资料所限，我们所知的周人祈寿活动主要集中在贵族阶层，但这种风气肯定也会扩散到民间，为庶人所仿效。周代的祈寿之风，始于周武王开国之初，盛行于西周及春秋。战国时祈寿之风逐渐衰替，战国中后期基本见不到周人祈寿的资料。长期的祈寿活动，拉近了人神之间的距离，强化了人们对长生久视的渴望，战国时期，人们在祈寿的基础上逐渐产生了肉体可以长生不死的神仙思想，而神仙思想正是战国、秦汉养生活动的引擎。这正是下一章将要讨论的内容。

本章小结

本章通过对商代甲骨文和周代金文等资料的分析，力图证明中国的传统养生思想孕育于商周的神灵崇拜。

神灵是神的总称。中国的神灵崇拜，源远流长，原始社会已产生了神灵的观念，人们从自然崇拜中发展出天神地祇等自然神崇拜，从灵魂不死观念中发展出祖先神崇拜。原始社会后期，实行了“绝地天通”的宗教改革，此后官方委任的职业巫师垄断了宗教神权，原始宗教演变为国家宗教。

殷商是个尊神重鬼的王朝，对神灵的祭拜频繁、隆重而虔诚。殷商的神灵包括上帝、天神、地祇和人鬼，殷商人认为这些神祇主宰自然和人类的命运，可以对世间的人民作威作福。他们认为疾病是由神灵降祸造成的，上帝、天地神祇既可对商王降疾，也可对普通民众普降流行病和传染病，而人鬼一般作祟于自己的后代子孙。这些能作祟的人鬼众多，包括先王、先公、先妣和去世的功臣等。殷人患病后，要向祖先告疾，汇报病情，期待祖先出手相救。也会向祖先询问疾病的预后善恶，能否痊愈，病情严重的还要举行隆重的御祭，以盼祖先禳除病根。对于难以治愈的疾病，殷商人还会向神请求不要稽延成慢性病。殷商人也会祈请神灵护佑自己不生病，或旧病不复发，或病不致死，体现他们通过宗教来寄托自己对健康的追求，说明殷商时代养生保健思想已经开始萌芽。

周灭商后，实行“周因于殷礼”的文化战略，继承并改造了殷商的宗法制度和宗教信仰，融入了宗法伦理内容，从而形成周代的宗教思想体系。周代的神灵系统较前代略有变化，至上神由上帝逐渐变为更抽象的天，周王为天之子。天神地祇的数量也略有变化。因受政府开放庶人祭祖权的影响，人鬼（祖先神）祭拜发展最快。西周初期，人们鬼神观念甚浓，祭祀虔诚而恭敬；西周晚期，出现疑神轻神怨神的声音。春秋时期，礼坏乐崩，神的地位逐渐下降，人们的神灵信仰进一步动摇。及至战国时期，由于思想解放、战乱频仍、社会苦难、求神失灵等多重原因，社会上冒出很多新兴的神祇（如司命等），这些新兴的杂神寄托了人们新的期望，人们的宗教观念转向了泛神崇拜。

周代处于医药初创时期，由于医药资源的稀缺，加之根深蒂固的神灵崇拜观念，所以周人认为神灵在疾病的发生发展过程中仍发挥重要作用，至上神昊天上帝和天神地祇都可以降疾于人。与殷商的祖先神既作祟，又包治百病的双重角色不同，西周春秋的祖先神一般不会降疾于子孙，而是处处保护自己的后代，并作祟于自己的仇人。战国时代，神的保佑功能逐渐削弱。周代天地、祖先诸神对人间疾病的控制能力还是相当大的，周人生病了首先想到的还是祈祷以禳除疾病。从西周之初直到战国末期，周人祷病之风不绝，人们向祖先神、河神、山神等神灵祈祷，请求神灵消除病魔，或移病于他人。

周人认为祖先不但能控制自己的疾病，还能决定自己的寿命长短。周代盛行向祖先神祈寿之风。周人在祭祀仪式中举行祈寿祝嘏活动，这从武王时代便已开始，成王继之，并风行诸侯国。周人还将祈寿的祝嘏辞铭刻于青铜器上，到祭祀时装以祭品，以享孝于祖先。有些祭器是专门用于祭祀的，而有的还兼做生活用器。周人在生活用器上也会铭以祈寿嘏辞。在祭祀仪式和铜器铭文中，周人主要为自己祈寿，但赠人的媵器和食器也会为他人祈寿（祝寿），周人也会在册封、饮宴、新婚时为对方祝寿。周人祈寿的对象主要是祖先神，祖先神由天帝授权管理子孙寿命。

在祈寿嘏辞中，“万年”出现频率最高，“眉寿”次之，“万年无疆”再次之，而大部分祈寿嘏辞多是由“眉寿”、“万年”、“无疆”、“无期”、“寿考”等错综组合而成的新词。这些嘏辞在语义上可分为三类:祈眉寿类、祈万年类、祈无疆类。祈寿嘏辞在西周早期很少,到了西周中期以后,开始大量出现,直至春秋晚期仍很习见,战国时期祈寿嘏辞锐减。有些祈寿嘏辞有一定的年代和地域规律。

周人的祷病和祈寿活动,反映了周代的疾病观和生命观。这种神灵主义的疾病观和生命观发展到战国时,衍生出另一种生命观——神仙思想。而神仙思想是伴随着各种养生方术的研发而发展的,所以作为神仙思想孵化器的商周神灵崇拜,无疑是养生思想的滥觞。

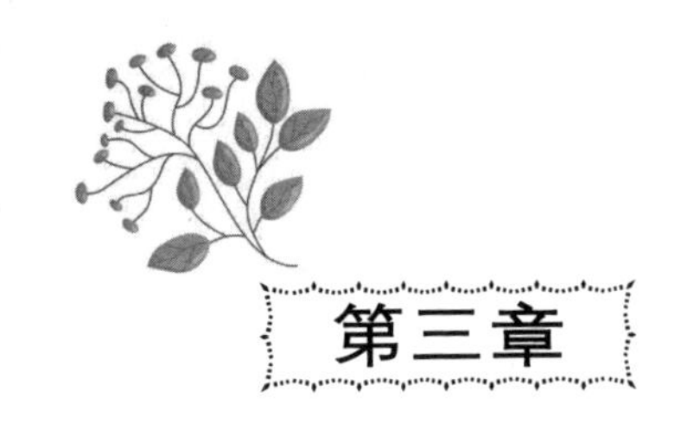

第三章

神仙思想：战国秦汉养生活动的引擎

经过几千年的神灵崇拜和几百年的不懈祈寿之后，春秋战国时期，社会上逐渐产生了肉身不死观念，并在渴望长生和避世逍遥的动机下，发展成神仙思想。为了长生不死而进行的求仙修炼活动成为中国养生活动的引擎，推动了战国、秦汉养生活动的开展，一些神仙方术演变成了中国古代社会重要的养生术。本章主要探讨神仙思想的起源、产生原因和形成过程，理清战国、秦汉时期神仙思想的发展历程，分析神仙思想与相关阶层的关系。

第一节　神仙思想的起源与形成

一、神仙概述

神仙即仙人，简称仙，是指那些超脱尘世而长生不死者。他们原本都是世间的人，经过修炼得道后，变身为仙。人成仙后，神通广大，有了神的很多能力，故仙人又称为神仙。

晋代葛洪《神仙传》所描述的仙人，是汉晋时代典型的神仙形象：

> 仙人者，或竦身入云，无翅而飞；或驾龙乘云，上造太阶（按：太阶为古星名，即三台）；或化为鸟兽，浮游青云；或潜行江海，翱翔名山；或食元气，或茹芝草；或出入人间，则不可识；或隐其身草野之间。面生异

骨,体有奇毛,恋好深僻,不交流俗。然有此等,虽有不亡之寿,皆去人情,离荣乐。[①]

葛洪定义的神仙有几个典型特征:外形上,形如常人,但有特殊相貌,如"面生异骨,体有奇毛";饮食上,异于常人,"或食元气,或茹芝草";出行上,水陆空皆可去,自由往返于此世与彼世之间;寿命上,能长生不死,有"不亡之寿";精神上,无世俗烦恼,逍遥自在。葛洪所描述的是全能神仙,而很多神仙实际上达不到这种境界,比如地仙就不能飞翔[②]。日本洼德忠先生在《道教史》中曾说神仙"最大的特点是不死和升天",认为"神仙起码具备这两个特点"[③]。其后任继愈先生总结出神仙的最大特点:"其一形如常人而能长生不死,其二逍遥自在,神通广大。"[④]任氏总结的两个特点确系所有神仙必备的共同特点。

神仙与神灵不同。神仙学说认为人经过修炼(或服食仙药仙丹,或导引辟谷食气),便有可能长生不死,变身为仙。仙性是凡人经过主动虔诚地修炼而达到的境界,进入门槛不高。而神性是生而有之,非人力可及的,在世界各大宗教里,普通人都不能随便成神,尽管有些部落首领或祖先死后被后人尊奉为神,但这是一个被动的、自然的过程,神本身在生前绝无成神的动机。"仙"字古亦写作"仚"、"僊",从其字形亦可以看出仙人的本质。东汉刘熙《释名·释长幼》曰:"老而不死曰仙。仙,迁也,迁入山也。故其制字人傍作山也。"[⑤]东汉许慎的《说文解字》曰:"仚,人在山上,从人从山。""僊,长生仙去。从人从䙴,䙴亦声。"[⑥]"仙"、"仚",均从人从山,从人表示仙乃人变,从

---

① 葛洪:《神仙传》卷一,《彭祖传》,《影印文渊阁四库全书》第1059册,台北:台湾商务印书馆,1983年影印本,第260页。

② 据文献记载,有些地仙是认为天上没有人间快活,不想飞升,主动放弃进一步修炼的,如《神仙传》记载的白石生便是。晋葛洪《抱朴子内篇·对俗》引彭祖之言:"天上多尊官大神,新仙者位卑,所奉事者非一,但更劳苦,故不足役役于登天,而止人间八百余年也"。参见王明:《抱朴子内篇校释》(增订本),第52页。

③ [日]洼德忠:《道教史》,萧坤华译,上海:上海译文出版社,1987年,第55页。

④ 任继愈主编:《中国道教史》,上海:上海人民出版社,1990年,第10~11页。

⑤ 刘熙:《释名·释长幼》,王先谦:《释名疏证补》卷三,上海:上海古籍出版社,1984年影印本,第150页。

⑥ 并见许慎:《说文解字·人部》,第167页。

山表示仙多山居。“僊”字从人从䙴，䙴乃升高义(参见段玉裁注)，字面义为凡人修炼得道后高飞而去。人变成神仙，方法有多种，可以肉体不死，直接获得仙的超能力，如白日飞升。也可以是死后留下肉身，灵魂成仙，这就是所谓的尸解成仙。

神仙和神灵的居所亦不一样。神灵都居于彼世(或称彼岸世界、第二世界、灵魂世界)，这个彼世多在天上(天堂、天国)，也会住在高山之上，普通人活着的时候都不能直接接触神，只有在死后灵魂升天时，才能见到神的尊容。神仙虽也可居于彼世，但这个彼世离人较近，如西方的昆仑山和渤海上的蓬莱山。人在活着的时候有可能遇到神仙，所以秦始皇、汉武帝才会派使者下海上山去寻找神仙。神仙可以往来人间(此世、现世)，有的甚至常住人间。神仙外表上看上去与常人无异，也有七情六欲，也会游山玩水，谈情说爱，饮酒下棋。葛洪《抱朴子内篇・对俗》说：“仙人或升天，或住地，要于俱长生(按：主要共同点都是长生不死)，去留各从其所好耳。”①

在东汉以前的文献中，神仙还有神人、真人、至人、圣人、贤人、大人等多个不同名称。称“神人”者，如《山海经》、《庄子・逍遥游》、《史记・封禅书》、《楚辞・九怀》、《汉书・郊祀志》、《太平经》；称“真人”者，如《庄子・大宗师》、《楚辞・远游》、《素问・上古天真论》、《太平经》；称“至人”者，如《庄子・齐物论》、《太平经》、《素问・上古天真论》；称“圣人”者，如《山海经・海外南经》、《庄子・刻意》、《庄子・天道》、《素问・上古天真论》、《太平经》；称“贤人”者，如《素问・上古天真论》、《太平经》。古人认为有些神仙外形高大，所以也称神仙为“大人”，《庄子》所载大人即是神仙，《史记》、《汉书》记载方士寻得所谓“大人迹”，汉司马相如甚至作《大人赋》以描述神仙世界。以上这些名称，在古人的心目中虽都属神仙，但修炼的境界和仙性略异。

古人曾对神仙做过分类。葛洪引《仙经》之说，分神仙为三等，曰天仙，曰地仙，曰尸解仙。他在《抱朴子内篇・论仙》中说：“按《仙经》云，上士举形

---

① 葛洪：《抱朴子内篇・对俗》，王明：《抱朴子内篇校释》(增订本)，北京：中华书局，1986年，第52页。

升虚,谓之天仙;中士游于名山,谓之地仙;下士先死后蜕,谓之尸解仙。”[①]天仙也被呼为飞仙,能无翅而飞,遨游太空,居于天宫,这是神仙中的上等仙。地仙虽肉体已成仙,但能力差一些,不能飞翔,一般游憩于常人难访的洞天福地、名山深谷,不与世人杂居,属于中等仙。所谓尸解仙,就是不能带着肉体一起成仙,必须通过“死”这一环节,死后留下形骸而仙去,如汉代的淮南王刘安、李少君、于吉等人,都被认为是尸解仙。尸解成仙后留下的尸体,很多是刀、剑、杖等物变的假尸,这样做的原因,或因仙品不高,或因修炼未达标,或为了给子孙一个交待。尸解仙数量较多。

唐司马承祯在葛洪的基础上,进一步分仙为五等:人仙、天仙、地仙、水仙和神仙。其所著《天隐子·神解》云:“在人谓之人仙,在天曰天仙,在地曰地仙,在水曰水仙,能通变之曰神仙。”[②]人仙谓在人世间修炼、尚未成仙的寿星。在战国、秦汉之时,很多寿星都被当成神仙。《论衡·道虚》说:“世无得道之效,而有有寿之人。世见长寿之人,学道为仙,逾百不死,共谓之仙矣。何以明之?如武帝之时,有李少君以祠灶、辟谷、却老方见上,上尊重之。……今世所谓得道之人,李少君之类也。”[③]当时人认为这些人最终会得道成仙。

《素问》则从另一角度,将神仙分为真人、至人、圣人和贤人四类:

> 黄帝曰:余闻上古有真人者,提挈天地,把握阴阳,呼吸精气,独立守神,肌肉若一。故能寿敝天地,无有终时,此其道生。中古之时,有至人者,淳德全道,和于阴阳,调于四时,去世离俗,积精全神,游行天地之间,视听八远之外。此盖益其寿命而强者也,亦归于真人。其次有圣人者,处天地之和,从八风之理,适嗜欲。于世俗之间,无恚嗔之心,行不欲离于世,被服章(按:三字衍),举不欲观于俗,外不劳形于事,内无思想之患,以恬愉为务,以自得为功。形体不敝,精神不散,亦可以百数。其次有贤人者,法则天地,象似日月,辩(辨)列星辰,逆从阴阳,分别四

---

① 葛洪:《抱朴子内篇·论仙》,王明:《抱朴子内篇校释》(增订本),北京:中华书局,1986年,第20页。

② 司马承祯:《天隐子·神解》,丛书集成初编本,上海:商务印书馆,1937年,第9~10页。

③ 王充:《论衡·道虚》,黄晖:《论衡校释》,北京:中华书局,1990年,第329~330页。

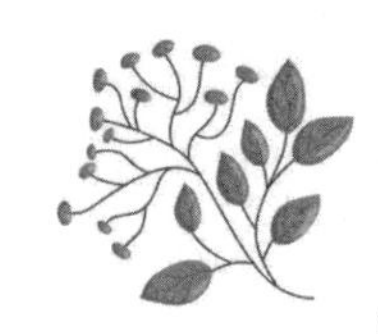

时，将从上古，合同于道，亦可使益寿而有极时。①

在《素问》的四类神仙中，真人和至人，都处在彼世。但真人能“寿敝天地，无有终时”，而至人则差一些，只能过得很长，但总会有极限。圣人和贤人都身处此世，前者寿可过百，后者可延寿，但有极限。

其后，道教早期经典著作《太平经》也有类似分类法，其分神仙为六类，“一为神人，二为真人，三为仙人，四为道人，五为圣人，六为贤人，此皆助天治也。神人主天，真人主地，仙人主风雨，道人主教化吉凶，圣人主治百姓，贤人辅助圣人，理万民录也，给助六合之不足也”。② 显然，神人、真人、仙人、道人都在彼世，而神人是最高境界，《太平经》中描述的神人都是高高在上，而真人则低眉垂首地向神人请教。圣人、贤人处于此世，是为人仙。

早期涉及神仙的书，有《老子》、《山海经》、《庄子》、《楚辞》、《素问》等，这些书中都有神仙的描述。而最早系统地记载神仙的书籍当推《列仙传》。旧题西汉刘向所撰的《列仙传》，是我国第一部神仙人物传记著作，共叙述了70位神仙的姓名、身世和事迹。这些神仙来自人间不同的阶层，拥有迥异的身份，有帝王贵胄（黄帝、王子乔等），有大夫官员（吕尚、老子、关令尹、宁封子、彭祖、范蠡、马丹等），有贩夫走卒（安期生、瑕丘仲、朱仲、女丸等），有道士乞丐（稷丘君、黄阮丘、昌容、阴生等）。③ 其后，类似的著作有晋代葛洪所撰的《神仙传》，该书记载了84位神仙的故事，与《列仙传》相比，《神仙传》增加了很多两汉的神仙，如淮南王刘安、李少君、张道陵等。这些神仙原本都是历史上著名的人物，经过修炼而得道成仙。

二、神仙思想的起源

有关神仙观念产生的思想渊源，学界一般认为是源于古代的灵魂不死观念。闻一多先生首提此说，他在《神仙考》中云：“所谓神仙者，实即灵魂不死观念逐渐具体化而产生出来的想象的或半想象的人物。”④后来学者多宗

---

① 《黄帝内经·素问》卷一，《上古天真论》，第8～9页。

② 王明编：《太平经合校》卷七一，《致善除邪令人受道戒文第一百八》，第289页。

③ 参见刘向：《列仙传》，《道藏》第5册，第64～76页。

④ 闻一多：《神仙考》，《闻一多全集》第3册，武汉：湖北人民出版社，1993年，第136页。原载于《闻一多全集·神话与诗》，上海：开明书店，1949年。

闻氏之说。但笔者认为学界这种表述过于笼统，神仙思想实际上直接源于神灵崇拜。上一章已经谈到，远古的灵魂不死观念是鬼神崇拜的思想渊源，而神仙思想正是在鬼神崇拜的基础上产生和发展起来的。春秋以前，人们只有神灵的信仰，没有神仙的信仰。到战国时，人们在渴望长生不死、自由逍遥的动机下，在神灵人格化的基础上，逐渐产生了神仙信仰。因此，从严谨的角度来看神仙思想的渊源，应该如是表述：古代的灵魂不死观念是神仙思想产生的祖源，而神灵崇拜是神仙思想产生的近源。

洼德忠先生认为神仙思想是源于中国各地的山岳信仰，这可以看作是笔者上述"神灵崇拜是神仙思想产生的近源"观点的细化。洼氏说，从《史记》、《楚辞》、《山海经》和《淮南子》等著作中记载的神仙来看，"这些或许均可作为说明神仙与山岳信仰有密切关系的证据"，而且根据"《神仙传》和《列仙传》记载，神仙与山有密切联系"。[1]

英国著名学者李约瑟先生曾从"伦理极化"角度解释为什么中国会出现神仙思想，他说：

> 希腊的传统（欧洲所有其他传统都源于此）和中国的传统巨大和根本的区别，在于希腊或西方的传统仅有赝金和药金的概念，而长寿或长生不老的概念，或青春或永生的概念则只源于中国。我认为其缘由可追溯到中国独特的长生不老的思想上，那时中国没有"伦理极化"观念。"伦理极化"这一术语是指人死后，其灵魂要受到审判，高尚者将升入另一世界的乐园，并永居其间。而那些生前作孽者将被贬入地狱，并永远留在其中遭受惩罚。但在公元前4世纪邹衍时期的中国社会中尚没有这种"伦理极化"的观念。那时普遍认为所有的人死后都要降至黄泉之下，并永远居住其中。"黄泉"非常类似于希伯来语的"阴间"和希腊语的"地狱"……由于中国没有这种"伦理极化"的观念，所以显然存在着一条通往长生不老药剂的道路。你们应当理解，假如存在有"伦理极化"的思想，即人们将按其生前的善恶而受审判，那就很难想象药物或化学品能使生前作恶者免入地狱，或生前行善者免入天堂。如有没有

① 参见[日]洼德忠：《道教史》，萧坤华译，上海：上海译文出版社，1987年，第53、54页。

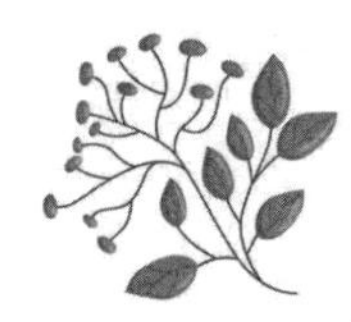

这种道德极化观念，那么就可能相信化学药品和其他物质以及“内丹”中的各种练功法可能使人免入黄泉。①

李约瑟先生认为战国时期由于缺乏“伦理极化”观念，从而为神仙观念的产生创造了适宜的条件。李氏所说的“伦理极化”，是指鬼神世界（主要是天帝）对死者灵魂的赏罚。从夏商开始，中国古代一直盛行“天人感应”之说，天帝会根据世间人的行善作恶情况，尤其是统治者的施政表现降下祥瑞或灾异：如果政治腐败黑暗，生灵涂炭，天帝会降下各种灾异，如地震、山崩、水旱、日食等；如果政治清明，天下太平，天帝也会降下祥瑞以示表彰，如凤凰、甘露、彩云等。《墨子·天志下》：“‘天子有善，天能赏之；天子有过，天能罚之’。天子赏罚不当，听狱不中，天下疾病祸福，霜露不时。”②《中庸》亦云：“国家将兴，必有祯祥；国家将亡，必有妖孽。”③但“天人感应”只是天帝对世间生人的奖惩，而不是对死后鬼魂的惩罚，与李氏所说的“伦理极化”观念不同。有关天帝对鬼神惩罚的史料有待于进一步的挖掘。

神仙思想果如李约瑟先生所说的“只源于中国”吗？有关神仙思想的发祥地问题，一直众说纷纭，现略举学术界主要的说法：

（一）西方羌人说

神仙起源于古代西方羌族之说，乃闻一多先生首发其端。他在《神仙考》中认为齐乃姜姓，本为西方的羌族④，内迁东方后，也把本族的火葬习俗带到齐地。而羌人的火葬是为了灵魂不死，齐人东迁后，将此观点发展成肉体和灵魂同生。他接着说：

> 战国初年，燕、齐一带突然出现了神仙传说。所谓神仙者，实即因灵魂不死观念逐渐具体化而产生出来的想象的或半想象的人物。这现象也很怪，灵魂不死论本产生在西方，难道这回神仙传说之出现于燕、

① ［英］李约瑟：《中国古代金丹术的医药化学特征及其方术的西传》，《中华文史论丛》1979年第3辑，上海：上海古籍出版社，1979年，第101～102页。

② 《墨子·天志下》，孙诒让：《墨子闲诂》卷七，孙启治点校，第210页。

③ 《礼记·中庸》，阮元校刻：《十三经注疏》，北京：中华书局，1980年影印本，第1632页。

④ 闻一多先生认为，“姜羌一字”，“姜”字从女羊声，“羌”字从人羊声。

齐，也是从西方来的吗？对了，这回是西方思想第二度访问中国。神仙的老家是在西方，他的习惯都是西方的。

闻一多断定神仙说源于西域，认为神仙说从北路，经三晋和燕，然后汇于齐。传播神仙之学的方士，在六国和秦时"先头部队刚到齐，大队人马则在燕，到汉武时全体都到达齐了，所以当时的方士几乎全是齐人"①。

闻一多先生的论文影响很大，激起人们探讨神仙学说发祥地的兴趣。后逐渐衍生出"昆仑说"，即认为神仙起源于西方的昆仑山，后传到东方燕齐。顾颉刚先生说，中国古代神话系统有两个，一是昆仑，一是蓬莱。昆仑神话发源于西部高原地区，流传到东方后，跟苍莽窈冥的大海结合起来，在燕、吴、齐、越沿海地区形成蓬莱神话。两大神话系统各自发展，到战国中后期被结合起来，形成一个统一的新神话。② 杨宽先生也说：

> 战国方士寻求成仙的地方有东西两处，一是东方海中神山，这是燕齐海上方士所寻求的；一是西方黄河之源的昆仑山，这是中原巫师所寻求的。③

（二）东方燕齐说

这是古代学者的主流观点。战国中后期，燕齐滨海地区最先出现了一批从事修炼的人，主要是宋毋忌、正伯侨、充尚、羡门高这一批方士，他们从事尸解成仙的方术研究。因为燕齐临海，所以海中三神山（以蓬莱为代表）的传说也非常盛行。这种传说认为海上有神仙，住在神山上，山上有不死的仙药。燕齐君王也相信这些说法，还组织人员到海上寻觅神仙。鉴于以上因素，所以从《史记》、《汉书》以后的文献，大都认为神仙说源于燕齐一带。陈寅恪先生也支持此说，他认为：

> 自战国驺衍传大九州岛之说，至秦始皇、汉武帝时方士迂怪之论，据太史公书所载（《始皇本纪》、《封禅书》、《孟子荀卿列传》等），皆出于

---

① 参见闻一多：《神仙考》，《闻一多全集》第3册，武汉：湖北人民出版社，1993年，第133～137页。

② 参见顾颉刚：《〈庄子〉和〈楚辞〉中昆仑和蓬莱两个神话系统的融合》，《中华文史论丛》1979年第2辑，上海：上海古籍出版社，1979年，第31～58页。

③ 杨宽：《战国史》（增订版），上海：上海人民出版社，1998年，第533～534页。

燕、齐之域。盖滨海之地应早有海上交通，受外来之影响。以其不易证明，姑置不论。但神仙学说之起源及其道术之传授，必与此滨海地域有连，则无可疑者。①

此派学者大都认为是燕齐的海市蜃楼激发了三神山的遐想，许地山先生也赞同此看法，他说：

神仙思想底（的）起源本出于燕齐方士。这两国为当时近海底（的）开明国，海边底（的）景象，如蜃楼云气等，给他们一种仙山底（的）暗示。②

（三）南方荆楚说

《山海经》、《庄子》和《楚辞》是荆楚文化的作品，书中体现了荆楚的神仙思想。楚地在汉以前确实是养生重镇，目前已出土的战国、秦汉简帛中，有很多楚地养生资料，如马王堆汉墓有关神仙家的著作、张家山汉墓《引书》，以及出土的汉以前升仙图等。鉴于此，很多学者提出荆楚是神仙思想的发源地。但持此说者大都是折中观点，即认为神仙思想有两个来源地，如任继愈先生说："神仙传说可追溯到战国时期，一出自荆楚文化，一出自燕齐文化。"③

（四）多源说

日本洼德忠先生持此观点，认为神仙说源于全国各地，非一处。他说：

神仙说及其思想不仅山东半岛有，离山东很远的各地也有，它与各地山岳信仰有密切联系。因此神仙说绝非仅仅起源于山东半岛北部沿海地区。由此可见，由于司马迁将偶尔听说的山东一带的故事写进了《史记》，后人也就确信仿佛神仙说仅仅起源于山东地区。所以提出神仙说起源于山东地区的说法实属误解。其实这是公元前 4 世纪末或公

---

① 陈寅恪：《天师道与滨海地域之关系》，《陈寅恪史学论文选集》，上海：上海古籍出版社，1992 年，第 150 页。

② 许地山：《道家思想与道教》，《道教史》附录，上海：上海古籍出版社，1999 年，第 164 页。

③ 任继愈主编：《中国道教史》，上海：上海人民出版社，1990 年，第 11 页。

元前3世纪初，华北各地鼓吹山岳信仰的方士联系该地区山的传说在各地提出的说法。但是自秦始皇以后，人们普遍相信山东地区起源说。过去人们常把神仙说的形成和三神山的存在，同联系山东北部沿海地带（按：原文如此），特别是登州、莱州附近经常出现的海市蜃楼现象加以认识，甚至今天还有人这么认为。可是海市蜃楼并不常见，即使出现也不仅是山景，在与海或海市蜃楼毫不相干的陕西、长江流域也出现了与神仙说类似的说法，因此把海市蜃楼同神仙说或三神山联系起来的说法实难赞同。①

以上是主要观点，此外还有李炳海先生的"东夷起源说"，认为神仙思想源于古代东夷族，是东夷文化的产物，蓬莱神话中的仙人都是东夷的苗裔②；韩国人的"朝鲜起源说"，韩国一些学者认为传说中的三神山在朝鲜半岛，朝鲜祖先居于"白头山"（长白山），具有先进的文化，从而产生了神仙思想③。

笔者反对韩国学者的说法。其实，神仙学说和道教一样，都是在中国土生土长的。洼德忠先生在《道教史》中说，神仙思想只产生在中国，在其他国家是没有的④。现在学界基本形成共识：黄河之源的昆仑山是神仙的最早发源地，昆仑山神仙思想主要是荆楚文化塑造的，然后东传到燕齐，形成燕齐的蓬莱神仙思想。

三、神仙思想产生的原因

神仙思想发源于中国大地，那么是什么原因促进中国古人产生神仙思想的呢？洼德忠先生曾提及此：

神仙说的观点就是在地球上无限延长自己的生命。似乎可以认为

① ［日］洼德忠：《道教史》，萧坤华译，上海：上海译文出版社，1987年，第54页。

② 参见李炳海：《蓬莱、昆仑神话同源于东夷考》，《东岳论丛》1991年第1期，第47～51页。

③ 参见［韩］金晟焕：《先秦神仙家渊源考》，中国民族大学韩国文化研究所、韩国暻园大学亚细亚文化研究所编：《亚细亚文化研究》第1辑，北京：民族出版社，1996年，第411～412页。

④ 参见［日］洼德忠：《道教史》，萧坤华译，上海：上海译文出版社，1987年，第56页。

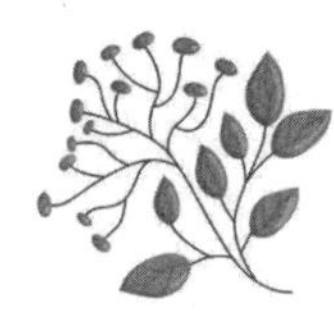

现实的人使具有天生肉体的生命无限延长，并永享快乐的欲望导致了神仙说这一特异思想。[①]

洼氏将神仙思想产生的原因归结为“生命无限延长”和“永享快乐的欲望”这两条。笔者同意前一条的观点，但对后一条则持怀疑态度，因为有些神仙出身于乞丐门卒，他们在人间时低贱贫苦，说明神仙得道前并未享受过多少快乐；很多人抛家舍业，独居深山艰苦修炼，说明修炼时无多少快乐；成仙后，食金饮玉，面容清癯，失却人情，说明成仙后亦不一定快乐。

笔者认为神仙思想产生的原因（也可以说是产生神仙思想的动机），概有两端：长生不死和逍遥物外。成仙的主要动机是为了实现长生不死，无论贵贱贫富，长生久视一直是大家共同的愿望。而人成仙后，拥有了很多神通，便不再受他人羁绊，不再受压迫和剥削，获得了精神上的全面自由，这是神仙思想产生的另一动机。下面分述这两点：

（一）长生不死

有生必有死，这是亘古不变的规律。贪生怕死是人的本能，正如《荀子》所说：“人之所欲，生甚矣；人之所恶，死甚矣。”[②]人死之后，生前拥有的名誉、地位、财富、责任、亲情、快乐，都将化为乌有。生人的悲恸哀悼，死者临终前的病痛，死后尸体的腐臭变质，所有这些因素，都会使人对死亡产生恐惧感。祈盼长寿，延缓死期的到来，是古人必然会产生的生命观。而养尊处优的天子、诸侯、公卿大夫，对长寿的企求更是迫切。在殷商的卜辞中没有发现古人祈寿的记录，但在西周春秋的金文中，向祖先神祈寿的记录已如雨后春笋般涌现。人们竞相向祖先祈祷，请祖先赐给他们眉寿黄耇、万年无疆。

周人虽口口声声祈求“万年无疆”，但他们心知肚明，这只是一种愿望而已，因为祖先神即便允诺赐寿，也不可能如此漫长。因为祖先神没有那个能力，祖先神自己都没有那么长的寿命。到了春秋中晚期，随着人的主体意识

---

① ［日］洼德忠：《道教史》，萧坤华译，上海：上海译文出版社，1987年，第55～56页。

② 《荀子·正名》，王先谦：《荀子集解》，沈啸寰、王星贤点校，北京：中华书局，1988年，第428页。

的觉醒，人性的色彩逐渐彰显，神灵的地位下降并逐渐人格化，人们的生命观念有所改变，社会上开始讨论人是否可以不死的问题。齐景公与晏婴的一段对话，透露了一些信息：

饮酒乐。公曰："古而无死，其乐若何？"晏子对曰："古而无死，则古之乐也，君何得焉？昔爽鸠氏始居此地，季萴因之，有逢伯陵因之，蒲姑氏因之，而后大（太）公因之。古若无死，爽鸠氏之乐，非君所愿也。"[①]

鲁昭公二十年（前522年）的某天，齐景公宴饮，晏子陪着，酒喝得很开心，景公将话题转到生死观问题上。齐景公说："从古以来如果没有死亡，它的欢乐会怎样啊？"晏子回答说："从古以来如果没有死，我们现在的欢乐就是古人的欢乐了，君王您能得到什么呢？您现在的领土，从前最早是爽鸠氏开始居住的，接着依次是季萴、有逢伯陵、蒲姑氏因袭这块土地，最后才是太公（齐国始祖姜太公）沿袭下来。从古以来如果没有死亡，那今天将会是爽鸠氏的欢乐，并不是君王您所希望的啊！"对于这段话，晋代杜预注曰："齐侯甘于所乐，志于不死，晏子称古以节其情愿。"[②]意谓晏子对于齐侯追求不死成仙的想法了然于胸，晏子不希望君王沉溺于此，故引用典故来劝阻齐侯。根据杜预的解释，齐景公时已经有不死求仙之说了。但推敲起来，可能不那么简单，当时君臣二人可能只是"摅怀旧之蓄念，发思古之幽情"而已，并不能证明当时已有不死求仙之事，所谓"孤证不立"，《左传》中并无旁证来证明春秋时有不死求仙之说。[③]

春秋时不死求仙之事没有发生，但人们已经开始关注和谈论"不死"话题了。在春秋的金文中，出现很多祈求"眉寿无期"、"万年无期"、"男女无期"、"寿老无期"的祈寿嘏辞，"无期"跟"不死"的含义已经接近了许多。笔

---

① 《左传·昭公二十年》，阮元校刻：《十三经注疏》，北京：中华书局，1980年影印本，第2094页。

② 《左传·昭公二十年》杜预注，阮元校刻：《十三经注疏》，北京：中华书局，1980年影印本，第2094页。

③ 原文"古而无死"与后文"古若无死"同义，"而"当释为"如果"，杨伯峻说："而犹如也，假设连词。"参见杨伯峻：《春秋左传注》（第2版），北京：中华书局，1990年，第1420页。但是近来有学者却将"古而无死"理解成古人没有死亡，遂将齐侯与晏子的这段对话定性为历史上最早的不死观史料，未免失于牵强。

者经过逐一排查《殷周金文集成》，发现“无期”一词在西周的金文中从未出现过，在春秋时期的铜器中才开始出现。齐国铜器𪓰镈（春秋中晚期）上的铭文，记载器主直接向祖先祈求“毋死”：

> 𪓰作子仲姜宝镈，用祈侯氏永命万年，𪓰保其身……用祈寿老毋死，保吾兄弟。用求考命弥生，肃肃仪政，保吾子姓（按：子孙）。（《集成》271）

以上这些资料足以证明，春秋时期确实已经在讨论“不死”的话题了。

春秋时期，肉身不死观念只是流行在部分地区的部分人当中，社会的主流意识还是很难接受肉身不死观念的，在记载春秋时期历史的《左传》和《国语》中找不到关于不死和神仙的记载，便是明证。郑国的子产说：“人谁不死？凶人不终，命也。”[①]鲁国的叔孙昭子对季平子说：“人谁不死？子以逐君成名，子孙不忘，不亦伤乎？”[②]晋国的董安于为权臣迫害而自杀，死前说：“我死而晋国宁，赵氏定，将焉用生？人谁不死？吾死莫（暮）矣。”[③]三例时间分别发生在鲁昭公二年（前540年）、二十五年和定公十四年（前496年），都属春秋晚期，都提到同一句话“人谁不死”，意即人没有不死的。孔子也知道社会上有肉身不死这种说法，但他对这些奇谈异说避而不谈，《论语·述而》谓“子不语怪、力、乱、神”。有一次，子路鲁莽地向孔子请教有关“死”的问题，孔子很生气，回了一句“未知生，焉知死”？[④]

《山海经》的面世，标志着不死观念的真正形成。该书是一部上古时代的百科全书，记述了大量的古代地理、神话传说、历史、动物、植物、矿物、医药、巫术、宗教、民俗、民族等方面的内容。书的来源、作者、成书时代及地域等背景情况，众说纷纭。西汉以来的正统说法，认为《山海经》是大禹和伯益

---

① 《左传·昭公二年》，阮元校刻：《十三经注疏》，北京：中华书局，1980年影印本，第2030页。

② 《左传·昭公二十五年》，阮元校刻：《十三经注疏》，北京：中华书局，1980年影印本，第2110页。

③ 《左传·定公十四年》，阮元校刻：《十三经注疏》，北京：中华书局，1980年影印本，第2151页。

④ 《论语·先进》，阮元校刻：《十三经注疏》，北京：中华书局，1980年影印本，第2499页。

所记,代表人物有汉刘秀(歆)、晋郭璞、明杨慎、清毕沅等。清郝懿行则认为“今考《海外南经》之篇,而有说文王葬所,《海外西经》之篇,而有说夏后启事”,皆为后人所羼入,而“《五藏山经》五篇,主于纪道里、说山川,真为禹书无疑矣”。① 民国以来,学者提出更多新颖的观点。民国何观洲通过考证,提出下面几个结论:(1)《五藏山经》中的《海外经》以下诸篇为秦汉以后之伪经。(2)《五藏山经》为纯古文,创作时代应在西纪前二百年前后。(3)《五藏山经》以方法及内容之证实,似出自驺衍之手,或驺派学者所作。(4)《五藏山经》或即驺氏已佚书之一部分。② 蒙文通则认为,是书乃春秋战国时代流传于巴蜀地区代表巴蜀文化的古籍,其中各部分成书年代不一,《大荒经》最早,《五藏山经》最晚。③ 目前学术界趋向于采用袁珂先生的折中观点,认为“大约成书于从春秋末年到汉代初年这一时期中,作者非一人,作地是以楚为中心,西及巴,东及齐”。④ 在《山海经》中记述了大量有关肉体不死的资料:

不死民在其东,其为人黑色,寿,不死。(《山海经·海外南经》)

开明北有视肉、珠树、文玉树、玗琪树、不死树。(《山海经·海内西经》)

开明东有巫彭、巫抵、巫阳、巫履、巫凡、巫相,夹窫窳之尸,皆操不死之药以距之(按:以救窫窳)。窫窳者,蛇身人面,贰负臣所杀也。

---

① (郝懿行:《山海经笺疏·叙》,《续修四库全书》第1264册,第278页。

② 何观洲:《〈山海经〉在科学上之批判及作者之时代考》,苑利主编:《二十世纪中国民俗学经典·神话卷》,北京:社会科学文献出版社,2002年,第49页。原载《燕京学报》第7期,1930年。

③ 蒙文通:《略论〈山海经〉的写作时代及其产生地域》,中华书局上海编辑所编辑:《中华文史论丛》第1辑,北京:中华书局,1962年,第43～70页。其他观点还有许多,参见袁珂:《〈山海经〉写作的时地及篇目考》,朱东润主编:《中华文史论丛》第7辑(复刊号),上海:上海古籍出版社,1978年,第147～172页;袁珂:《略论〈山海经〉的神话》,朱东润主编:《中华文史论丛》1979年第2辑(总第10辑),第59～74页;袁行霈:《〈山海经〉初探》,朱东润主编:《中华文史论丛》1979年第3辑(总第11辑),第7～36页;袁珂:《〈山海经〉“盖古之巫书也”试探》,中国山海经学术讨论会编:《山海经新探》,成都:四川省社会科学院出版社,1986年,第231～240页;肖兵:《〈山海经〉:四方民俗文化的交汇——兼论〈山海经〉由东方早期方士整理而成》,《山海经新探》第125～137页。

④ 袁珂:《山海经全译·前言》,贵阳:贵州人民出版社,1991年,第1页。

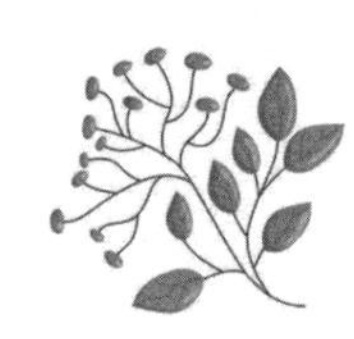

(《山海经·海内西经》)

有不死之国,阿姓,甘木是食。(《山海经·大荒南经》)

大荒之中,有山名曰大荒之山,日月所入。有人焉三面,是颛顼之子。三面一臂,三面之人不死。是谓大荒之野。(《山海经·大荒西经》)

流沙之东,黑水之间,有山名不死之山。(《山海经·海内经》)

从交胫国东边的黑皮肤"不死民",到昆仑山上的"不死树"和"不死之药",再到全民姓阿的"不死国"、三脸一臂的不死怪人、"不死山"(郭璞云即员丘),都是当时人从来没有见过的远国异人。除了这些,《山海经》中还记载有长寿的轩辕国,"其不寿者八百岁"[①](最短寿命的也有八百岁)。有益寿的植物,如大騩山的蒗草,开青花,结白果,"服之不夭,可以为腹病"[②]。食此草不但可以长寿,还能治疗肠胃病。有益寿的动物,如犬封国出产的吉量马,白身红鬣,目若黄金,"乘之寿千岁"[③];白民国有一种动物叫乘黄,"其状如狐,其背上有角,乘之寿二千岁"[④]。

《山海经》诸多"不死"和长寿的神话,反映了当时人们对生命永恒的向往和追求。该书能流传至今,说明当时的受众肯定也是很广的。书中记载的"不死民"以及众多长寿神异之人,正是人们随后苦苦追寻的神仙原型之

---

① 《山海经·海外西经》,袁珂:《山海经校注》(增补修订版),成都:巴蜀书社,1993年,第266页。

② 《山海经·中山经·中次七经》,袁珂:《山海经校注》(增补修订版),成都:巴蜀书社,1993年,第180页。

③ 《山海经·海内北经》,袁珂:《山海经校注》(增补修订版),成都:巴蜀书社,1993年,第362页。

④ 《山海经·海外西经》,袁珂:《山海经校注》(增补修订版),成都:巴蜀书社,1993年,第270页。

一。《山海经》标志着不死观的真正确立。[1] 虽然《山海经》的成书时间有争论，但我们仍可以大致确定不死观形成的时间，即大约在春秋末期到战国中期，不会晚于庄子时代，因为《庄子》书中已经开始描述典型的神仙形象了。

（二）逍遥物外

逍遥物外，避开现世，是人们产生神仙思想的另一个动机。

春秋战国是中国历史上的大变革时期。随着诸侯国的不断兼并，战争变得越来越频繁。加之马车战逐渐转变为步骑兵战，征兵制的普遍推行，导致战争的规模也越来越大；锋利的铁兵器的使用，导致战争的惨烈性增加，战场上的死亡残损越来越严重。战争让失败的贵族国破家亡，丧失了特权、财富和土地，"高岸为谷"，这些旧贵族成天生活在苦闷之中。战争引起社会动荡，民不聊生，百姓死亡丧乱，流离失所，要么战死沙场，要么在战争的苦难当中苟全性命。除了战争，政治的阴险黑暗，当政者的贪婪腐败，沉重的税赋劳役，巨大的贫富差距，使人们痛苦不堪，不断诅咒这个社会。"何草不玄，何人不矜（鳏）。哀我征夫（按：指从役者、出征者），独为匪民"（《诗经·小雅·何草不黄》），"我生之初，尚无为（按：还无军役之事）。我生之后，逢此百罹（按：苦难）。尚寐无吪（按：希望睡睡去不再说话。尚，希望。吪，动嘴）"！（《诗经·王风·兔爰》）人们悲叹自己生不逢时，不如长睡闭口，一了百了。人们后悔来到这个混浊的世界，"知我如此，不如无生"！（《诗经·小雅·苕之华》）仰望苍天大呼"悠悠苍天，曷其有极"？苍天啊！何时才是尽头呢？人们的厌世之情跃然纸上。

避开这个社会，遗世独立，是当时很多人的想法。但是既能肉身长存，又能逍遥自在，唯有像神灵那样才可以实现。可见追求逍遥物外，逃脱世俗

---

[1] 对于不死观的最初发源地，学界有不同看法。闻一多先生认为肉体和灵魂同生的观念是齐人在西域的羌族灵魂不死观上发展起来的（参见闻一多：《神仙考》，《闻一多全集》第3册，武汉：湖北人民出版社，1993年，第132～137页）；徐中舒先生认为长生久视说是东周初期由北部的狄人输入中国的（参见徐中舒：《金文嘏辞释例》，《徐中舒历史论文选辑》，北京：中华书局，1998年，第532页）；日本的津田左右吉和余英时先生则认为，不朽观念是世俗的长寿愿望强化的结果，从长寿到不朽是一个自然的过程，不必从外来影响的角度加以解释（参见余英时：《东汉生死观》，何俊编，侯旭东等译，上海：上海古籍出版社，2005年，第23页）。

之累，也是人们企盼成仙的目标。顾颉刚先生在《秦汉的方士与儒生》一文中说：

> 这种思想（按：指神仙思想）是怎样来的？我猜想，有两种原因，其一是时代的压迫。战国是一个社会组织根本变动的时代，大家感到苦闷，但大家想不出解决的办法。苦闷到极度，只想“哪得躲开了这恶浊的世界呢”？可是一个人吃饭穿衣总是免不了的，这现实的世界紧紧跟在你的后头，有何躲开的可能。这问题实际上既不能解决，那么还是用玄想去解决罢，于是“吸风饮露，游乎四海之外”的超人就出来了。《楚辞·远游》云：“悲时俗之迫厄兮，愿轻举而远游。质菲薄而无因兮，焉托乘而上浮。免众患而不惧兮，世莫知其所如。”正写出了这种心理。其二是思想的解放。本来天上的阶级即是人间的阶级，而还比人间多出了一个特尊的上帝，他有最神圣的地位，小小的人间除了信仰和顺从之外，再有什么敢想。但到战国时，旧制度和旧信仰都解体了，“天地不仁”、“其鬼不神”的口号喊出来了，在上帝之先的“道”也寻出来了，于是天上的阶级跟了人间的阶级而一齐倒坏。个人既在政治上取得权力，脱离了贵族的羁绊，自然会想在生命上取得自由，脱离了上帝的羁绊。做了仙人，服了不死之药，从此无拘无束，与天地相终始，上帝再管得着吗？不但上帝管不着我，我还可以做上帝的朋友，所以《庄子》上常说“与造物者（上帝）游”、“与造物者为人”。这真是一个极端平等的思想！有了这两种原因做基础，再加以方士的点染、旧有巫祝的拉拢，精深的和浅薄的，哲学的和宗教的，种种不同的思想糅杂在一起，神仙说就具有了一种出世宗教的规模了。[①]

顾颉刚先生将神仙产生的原因归为两条，一是时代的压迫，一是思想的解放。这是一种崭新的观点。顾说从自由着眼，有论有据，分析得也很透彻，但忽略了最重要的长生不死因素，恐既非古人所想，亦非学界之共识。

---

① 顾颉刚：《秦汉的方士与儒生》，上海：上海古籍出版社，2005年，第9页。

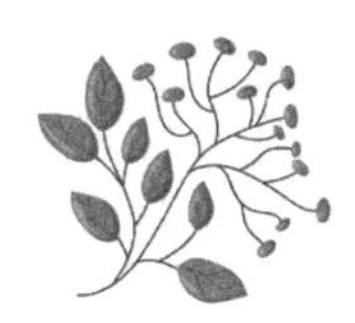

四、神仙思想的形成

(一)神的人格化和天梯的塑造

神仙思想是从神灵崇拜中发展出来的，神仙的形成是人神规模不断发展壮大和自然神逐渐人格化的结果。

人神，即人死后所成之神，商周的祖先神就是人神。在商代，只有殷王的先公先妣及功勋卓著的名臣才能成神。到了西周，由于放开祭祀权，士以上阶层皆能立庙祭祖，这样从天子到诸侯，从公卿大夫到士，家家都有神灵(周人认为祖先有庙为神，无庙曰鬼)，人神的规模空前扩大。春秋战国时期，随着人本主义思潮的兴起，人神的队伍不断扩大，非祖先的外人也被纷纷尊奉为人神，如伏羲、女娲、黄帝、炎帝(神农)、颛顼(高阳氏)、帝喾(高辛氏)、蚩尤、共工等，都于此时被塑造为伟大的神。这些后出的人神，虽然之前可能被某个氏族当作祖先神来祭拜，但此时已经变成多民族、多地区共同祭祀的神灵了。这标志着人神的出身门槛已经被打破。《山海经》等周代文献中记有很多人神的故事，与祖先神相比，后出人神的神力更强，服务范围更广，成就更辉煌，故事更精彩。

人神的出现，促进了自然神的进一步人格化。因为这些新人神纷纷担任起自然神的职务，人神与以天神地祇为代表的自然神开始逐步融合，如社神变成共工氏之子句龙，谷神为周始祖后稷，火神为帝喾时火官祝融。《左传·昭公元年》子产说，商星之神叫阏伯，参星之神是实沈。二人是亲兄弟，都是高辛氏之子，并说汾河之神是金天氏之子台骀。《庄子》中提到很多山川神的名称，称河神为冯夷，泰山神为肩吾，昆仑山神为堪坏。《庄子·达生篇》载齐国士人皇子告敖向齐桓公介绍无处不在的神灵：

> 沈有履，灶有髻。户内之烦壤，雷霆处之；东北方之下者，倍阿鲑蠪跃之；西北方之下者，则泆阳处之。水有罔象，丘有峷，山有夔，野有彷徨，泽有委蛇。①

① 《庄子·达生》，郭庆藩：《庄子集释》，王孝鱼点校，北京：中华书局，1961年，第652页。

沟泥中的神叫履，灶神叫髻，户内神叫雷霆，东北方墙下之神叫倍阿鲑蠪，西北方墙下神叫泆阳，水神叫罔象，丘陵神叫峷，山神叫夔，田野神叫彷徨，大泽神叫委蛇。这些神与人一样，都有了名字。

这个时期，神的人格化还表现为神与人的距离不再遥不可及。周代以前，很多神都住在天上，如天帝居于帝庭，日月星等诸天神亦居于天上。甲骨卜辞中常提到祖先神“其严在上”、“在帝左右”、“宾于帝”之语，可见他们亦居于天上。住在天上的天神和祖先神一般很少走动，只有在降灾赐福，行使神务，或到祭祀现场领取祭品时，才会降临人间。到了周代，很多天神开始纷纷降临大山常住。《国语・周语上》说：“昔夏之兴也，融降于崇山。”韦昭注云：“融，祝融也。崇，崇高山也。”[①]祝融本为火神，因为庶务繁忙，天帝索性命其搬来崇山（即嵩山）定居，《尚书・吕刑》载有此事的来龙去脉，说黎（即祝融）是下来执行“绝地天通”重大使命的。[②] 神居住的山都是一些高耸崔嵬的大山，西方的昆仑山是最出名的神山，是帝的“下都”。帝率众神下界多落脚此山，山上有“增（层）城九重”，上更有悬圃。《山海经》中记载山川甚多，几乎每山都有神灵驻守。

天神都已下界，地祇更要常住领地。根据卜辞，殷商时很多地祇（地神）原本是居于天上的，这从卜辞中可以看出，因为殷人祭祀社神（土地之神）、岳神、河神使用的是祭天神的燎祭。如：

1. 贞尞（燎）于土（社）。（《合集》14397）

2. 贞尞（燎）于土（社）三小宰（牢），卯（按：杀也）二牛，沉十牛。（《合集》779）

3. 贞尞（燎）于岳。（《合集》14411）

4. 癸酉卜，贞尞（燎）于岳三小宰（牢），卯三宰（牢）。（《合集》14436）

5. 戊午卜，亘贞尞（燎）于河。（《合集》14573）

---

① 《国语・周语上》，徐元诰：《国语集解》，王树民、沈长云点校，北京：中华书局，2002年，第29页。

② 参见《尚书・吕刑》，阮元校刻：《十三经注疏》，北京：中华书局，1980年影印本，第248页。

6. 甲辰卜，内燎（燎）于河一羊一豭（按：公猪），卯一牛。（《合集》14561）

7. 贞燎（燎）于河□宰（牢），沉小宰（牢），卯二牛。（《合集》14558）

所谓燎祭，就是将牛羊猪等牺牲或玉帛置于柴上，燔柴使烟升天，以享天神。卜辞中帝、风神、祖先神等都有使用燎祭，而对社、岳、河这些地祇使用燎祭也很常见，第2、4、6、7例都是用小牢（羊和猪）来燎祭（第7例“牢”前一字不清，当为“小”字）。燎祭法的使用，说明商代人认为地祇是可以住在天上的。

因为地祇的领地是在地上某个区域，所以地祇会比天神、祖先神更常下界。上举诸例卜辞中同时使用的沉祭法即可证之。沉祭是将牛羊沉于水中，埋于地下，以祭山川之神的方法。殷商祭地祇时还是燎祭、沉祭并用，到了周代则普遍采用沉埋祭法，燎祭法被抛弃。《周礼・春官・大宗伯》：“以狸（埋）沉祭山林川泽。”[①]说明周时的地祇已经不再上天，而是专职于地面工作，这样与人的距离拉近了。

周人认为神灵如此自由地上天下地，是因为有“天梯”的存在。东汉王逸《九思・伤时》：“缘天梯兮北上，登太一兮玉台。”[②]描述的就是这种可以拾级而上，直到天庭的天梯。天梯一般在高山之巅，《山海经》中记载昆仑山、登葆山、灵山、肇山都有天梯。天梯不只是神灵上下的通道，更是世间人登天最便捷的绿色通道。《山海经》记载：

巫咸国，在女丑北，右手操青蛇，左手操赤蛇。在登葆山，群巫所从上下也。（《山海经・海外西经》）[③]

大荒之中……有灵山，巫咸、巫即、巫朌、巫彭、巫姑、巫真、巫礼、巫抵、巫谢、巫罗十巫，从此升降，百药爰在。（《山海经・大荒西经》）

华山青水之东，有山名曰肇山。有人名曰柏高，柏高上下于此，至

---

① 《周礼・春官宗伯》，阮元校刻：《十三经注疏》，北京：中华书局，1980年影印本，第758页。

② 王逸：《九思・伤时》，洪兴祖：《楚辞补注》，白化文等点校，北京：中华书局，1983年，第324页。

③ 《山海经・海外西经》，袁珂：《山海经校注》（增补修订版），成都：巴蜀书社，1993年，第263页。

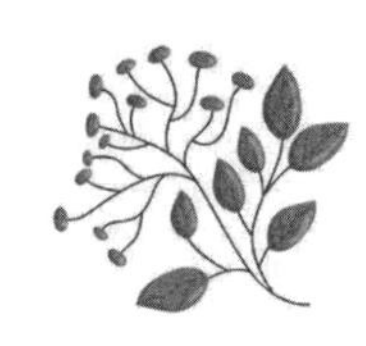

于天。(《山海经·海内经》)

在《山海经》提到的四座可作为天梯的神山中，昆仑山无疑是最重要的。《淮南子·地形训》也说：

> 昆仑之丘，或上倍(按：通"培"，登也)之，是谓凉风之山，登之而不死。或上倍之，是谓悬圃，登之乃灵，能使风雨。或上倍之，乃维上天，登之乃神，是谓太帝(按：天帝)之居。[①]

昆仑山上面是凉风山，再上是悬圃，再上就直达帝庭了，非常方便，所以昆仑山变成了上帝的"下都"，是神灵下界的集中之地，"海内昆仑之虚(按：虚，大丘也)，在西北，帝之下都。昆仑之虚，方八百里，高万仞。上有木禾，长五寻，大五围。面有九井，以玉为槛。面有九门，门有开明兽守之，百神之所在"。(《山海经·海内西经》)昆仑山还盛产不死药，开明兽之北有"不死树"，食之长寿。昆仑北的玉山，西王母住在那里，也掌有不死之药。西王母本为人神，后逐渐成为知名度最高的神仙。昆仑山的天然资源如此之优，人间总有人会来此寻仙求药。但神灵都藏身"在八隅之岩，赤水之际，非仁羿莫能上冈之岩"(《山海经·海内西经》)，所以世间有本事走到这条道的人寥寥无几，只有那些能沟通天人的巫师和有缘成仙者才可能成功。首批求仙采药者，当是巫师，因为在开明兽之东"有巫彭、巫抵、巫阳、巫履、巫凡、巫相……皆操不死之药"(《山海经·海内西经》)。后羿也曾不远万里，爬上山来，"请不死之药于西王母"[②]。昆仑山占尽天时地利人和，是春秋、战国时期万人景仰的神山。

天梯有两类，一类是大山，另一类是大树。传说中的"建木"便是能作为天梯的大树。《淮南子·地形训》说："建木在都广，众帝所自上下，日中无景(影)，呼而无响。盖天地之中也。"[③]建木在都广山，这是天地的正中央位置，众帝从那里上下。《山海经·海内经》："有木，青叶紫茎，玄华黄实，名曰建木。百仞无枝，有九欘(按：枝回曲也)，下有九枸(按：根盘错也)，其实如

---

① 《淮南子·地形训》，何宁：《淮南子集释》，北京：中华书局，1998年，第328页。

② 《淮南子·览冥训》，何宁：《淮南子集释》，北京：中华书局，1998年，第501页。

③ 《淮南子·地形训》，何宁：《淮南子集释》，北京：中华书局，1998年，第328～329页。

麻，其叶如芒。大（太）皞爰过，黄帝所为。”[1]谓太皞（即伏羲）曾经从建木上下天庭，树是黄帝所造。

（二）神仙形象的塑造

神的人格化和天梯的发现，使人找到了成仙的途径。而神的形象化，则使神变得亲切而可模仿，为神仙形象的最终成形奠定了基础。

殷商和西周时期，人们敬畏神灵，只知道神灵威严地监视着世人，一般不去想象或描绘神灵的模样。到了春秋战国，人们开给描述神灵的相貌举止了。《山海经》描述的神灵形象非常丰富：

或为人兽合体。这类最多，如昆仑山上“有神，人面虎身，有文有尾，皆白”（《山海经·大荒西经》）[2]。东海之神禺虢，乃黄帝之子，“人面鸟身，珥（按：耳挂）两黄蛇，践（按：脚踏）两黄蛇”（《山海经·大荒东经》）。钟山的烛龙“人面蛇身而赤，直目正乘（按：眼缝正直）。其瞑乃晦，其视乃明，不食不寝不息，风雨是谒”（按：以风雨为食。谒，读为“噎”）（《山海经·大荒北经》）。

或为畸形人。如“有神人二八，连臂，为帝司夜于此野。在羽民东，其为人小颊赤肩”（《山海经·海外南经》）。二八神就是畸形的连体人，十六个人的手臂骈连在一起了。二八神的职责是给天帝在荒野中守夜，也算发挥特长吧。

或为合体兽。是由两种或两种以上的动物形象组合而成，如“凡䧿（鹊）山之首，自招摇之山，以至箕尾之山，凡十山，二千九百五十里。其神状皆鸟身而龙首”（《山海经·南山经》）。槐江山“有天神焉，其状如牛，而八足二首，马尾。其音如勃皇，见则其邑有兵”（《山海经·西山经》）。

或为人形而饰以特殊配饰。如“雨师妾在其北。其为人黑，两手各操一蛇，左耳有青蛇，右耳有赤蛇”（《山海经·海外东经》）。雨师妾神长得类似人类，但皮肤黝黑。其最显著的特征是左右手里各握着一条蛇，而且左右耳

---

[1] 《山海经·海内经》，袁珂：《山海经校注》（增补修订版），成都：巴蜀书社，1993年，第509页。

[2] 《山海经·大荒西经》，袁珂：《山海经校注》（增补修订版），成都：巴蜀书社，1993年，第466页。

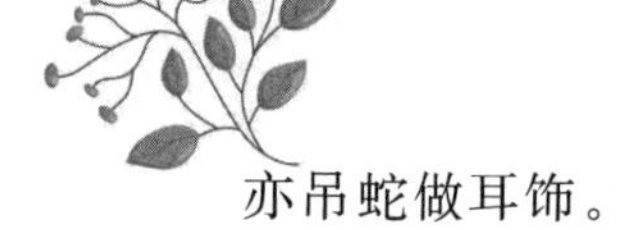

亦吊蛇做耳饰。

人为万物之灵长，而兽又拥有很多人所不及的能力，所以作为神秘的神灵形象，古人自然而然地会融合人兽之长来塑造。《山海经》中所举的一些人形神灵，以及一些著名的人神，在当时人眼里已经是神仙。《山海经·西山经》："西王母，其状如人，豹尾虎齿而善啸，蓬发戴胜（按：头戴玉饰），是司天之厉及五残（按：主管上天的灾厉和五刑残杀之气）。"（图 8）因西王母握有不死之药，很快被塑造成最为知名的神仙之一。出土汉墓中经常有西王母的形象（图 9），汉代的西王母已经摇身变成神仙界的女王。

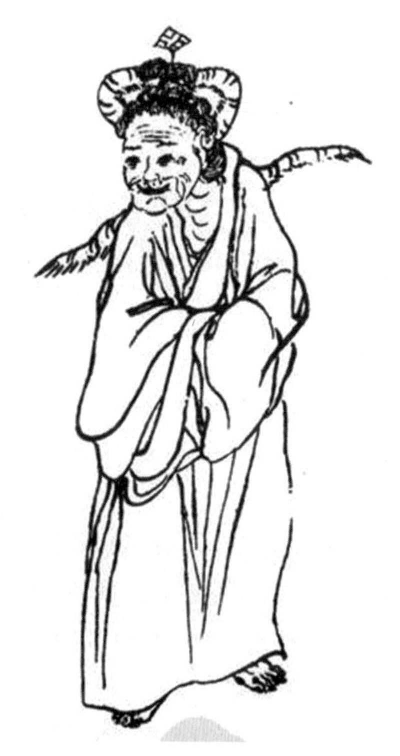

图 8 《山海经》中的西王母

资料来源：采自袁珂：《山海经校注》（增补修订版），成都：巴蜀书社，1993 年，第 60 页。

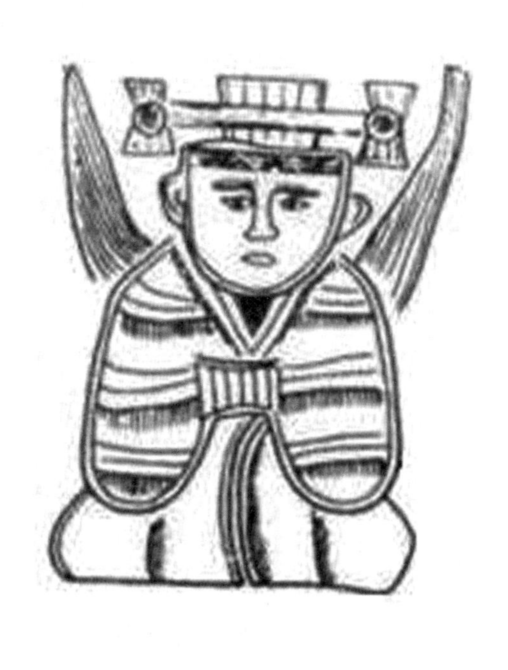

图 9 沂蒙汉墓画像石中的西王母

资料来源：采自叶达雄编撰：《中国历史图说（三）》，台湾：世新出版社，1984 年，第 88 页。

与《山海经》着力描写神仙相貌不同，《庄子》和《楚辞》进一步描述了神仙的神通和举止，神仙的形象由此塑造成型。《庄子》内篇中描述的神人、至人、真人，已经是典型的仙人形象：

藐姑射之山，有神人居焉。肌肤若冰雪，绰约若处子（按：处女），不食五谷，吸风饮露。乘云气，御飞龙，而游乎四海之外。其神凝，使物不疵疠而年谷熟。[①]

至人神矣！大泽焚而不能热，河汉沍（按：冻结）而不能寒，疾雷破山飘风振海而不能惊。若然者，乘云气，骑日月，而游乎四海之外。死生无变于己，而况利害之端乎（按：死生的变化对其无影响，何况利害的观念呢）！[②]

何谓真人？古之真人……登高不栗，入水不濡，入火不热。……其寝不梦，其觉无忧，其食不甘，其息深深。真人之息以踵，众人之息以喉。……不知说（悦）生，不知恶死。[③]

神人、至人和真人，可以乘云气、御飞龙、骑日月，而自由游乎四海之外，这是修炼成功的理想神仙。在《庄子·逍遥游》中塑造的修炼未成功的例子是列子，谓其只能“御风而行”，“旬有五日而后反（返）”（按：飞十五天就要返回），而不能自由自在、无依赖、无限期地飞行。在庄子心目中仍未达到完美的神仙境界，不算是真正的逍遥游。[④]

《楚辞》是脍炙人口的文学作品，描述了神仙的形象和能力，为神仙思想的推广功不可没。《离骚》、《天问》、《远游》诸篇中提到了巫咸、彭祖、赤松（赤松子）、王乔、韩众（终）等得道神仙。神仙身上长有羽毛，成为“羽人”，所以他们有飞翔的本领，能自由飞天，“因气变而遂曾举”。他们擅长变化，有时会改变自己的形象，“忽神奔而鬼怪，时仿佛以遥见”，神出鬼没，来无影去无踪。他们的饮食也与世间凡人亦异，能“餐六气而饮沆瀣兮，漱正阳而含

---

① 《庄子·逍遥游》，郭庆藩：《庄子集释》，王孝鱼点校，北京：中华书局，1961 年，第 28 页。

② 《庄子·齐物论》，郭庆藩：《庄子集释》，王孝鱼点校，北京：中华书局，1961 年，第 96 页。

③ 《庄子·大宗师》，郭庆藩：《庄子集释》，王孝鱼点校，北京：中华书局，1961 年，第 226、228～229 页。

④ 《庄子·逍遥游》，郭庆藩：《庄子集释》，王孝鱼点校，北京：中华书局，1961 年，第 17 页。

朝霞”、“吸飞泉之微液兮，怀琬琰（按：指美玉）之华英”。[①] 他们以空气为主食，以飞泉为饮料，以美玉为点心。他们生活的环境也与常人不同，“离人群而遁逸”、“超氛埃而淑邮”（超越浊世而居名山洞府）。

综上所述，春秋战国时期，人神的涌现和自然神的人格化，神山和天梯的塑造，为人间追求长生不死和逍遥物外的人们打开了成仙的大门。而随着《山海经》、《楚辞》和《庄子》这些脍炙人口中著作的流传，书中描述的神仙形象渐渐深入人心。不死之药传说的出现，强化了人们对长生不死的预期，加上方士的宣传鼓吹，神仙思想在战国中晚期最终形成。

第二节　神仙思想的发展

一、战国神仙思想的发展

战国时的方术界正经历一场深刻的理论变革，以齐国稷下学者邹衍为代表的阴阳家，提倡阴阳五行之说，并用以重新解释方术，成为很多方术（如医学、命理术）的理论基础而流传后世。阴阳家还用“阴阳主运”、“五德终始”理论来解释社会历史的变革和王朝的更替。阴阳五行学说是一个全新而高级的理论体系，备受诸侯推崇，阴阳家也因此显赫一时。一些保守方士不能理解贯通这个理论，但看到阴阳家升官发财，心中不是滋味，于是致力于发展另一种迎合君王的理论。《史记·封禅书》载：“驺（邹）衍以阴阳主运显于诸侯，而燕齐海上之方士传其术不能通，然则怪迂阿谀苟合之徒自此兴，不可胜数也。”[②]这些投机取巧的神仙方士虚构了海上“三神山”的神话。

燕齐地临渤海，海市蜃楼的幻景，引起人们的幻觉和遐想，认为海上定有另一神仙世界。《山海经·海内北经》已有“蓬莱山在海中，大人之市在海中”的记载，所谓“大人之市”，即海市蜃楼，清郝懿行《笺疏》：“今登州海中州

① 并见屈原：《楚辞·远游》，洪兴祖：《楚辞补注》，白化文等点校，北京：中华书局，1983 年，第 163～175 页。

② 《史记》卷二八，《封禅书》，北京：中华书局，1959 年，第 1368～1369 页。

岛上，春夏之交，恒见城郭市廛。人物往来，有飞仙遨游，俄顷变幻，土人谓之海市。”[①]传说渤海中的神山，原为五座，蓬莱乃其一。《列子·汤问》说渤海中有五座神山，“一曰岱舆，二曰员峤，三曰方壶，四曰瀛洲，五曰蓬莱。其山高下周旋三万里，其顶平处九千里。山之中间相去七万里，以为邻居焉。其上台观皆金玉，其上禽兽皆纯缟（按：纯白色）。珠玕之树皆丛生，华（花）实皆有滋味，食之皆不老不死。所居之人皆仙圣之种，一日一夕飞相往来者，不可数焉”[②]。但五山无根，漂浮于海上，天帝担心神山漂走，仙人失去住所，乃安排十五只巨鳌驮着神山。后来龙伯国的巨人来，钓走了六鳌，导致“岱舆、员峤二山流于北极”，渤海只剩下方壶（即方丈）、瀛洲、蓬莱三神山了。虽然学界对《列子》的成书年代尚未定谳，但我们可以肯定，巨鳌负山的传说，在战国时代就广为流传了，因为屈原在《天问》中有“鳌戴山抃，何以安之”[③]（按：巨鳌头顶大山四足游移，神山怎会稳定不动）之问。战国时那些急于发财求进的方士，乘机加紧塑造三神山的完整形象，扩大三神山的影响，他们说渤海中蓬莱、方丈、瀛洲三座神山，与西方昆仑山一样，也有仙人和不死之药。《史记·封禅书》载方士宣传三神山之辞：

> 此三神山者，其傅〈传〉在勃（渤）海中，去人不远。患且至，则船风引而去（按：仙人担心船要到了，就用风把船吹开）。盖尝有至者，诸仙人及不死之药皆在焉。其物禽兽尽白，而黄金银为宫阙。[④]

那时的王侯果真被方士所描述的美景打动，“自威、宣、燕昭使人入海求蓬莱、方丈、瀛洲”[⑤]。齐威王（前356—前321年在位）、齐宣王（前320—前301年在位）和燕昭王（前311—前279年在位）都先后派方士入海找寻神山、神仙和不死之药，但奇怪的是，三神山“未至，望之如云。及到，三神山反居水下。临之，风辄引去，终莫能至”，派去的人终究登不上三神山。神山可

---

① 郝懿行：《山海经笺疏》卷十二，《海内北经》，《续修四库全书》第1264册，第219页。

② 《列子·汤问》，杨伯峻撰：《列子集释》卷五，《汤问篇》，北京：中华书局，1979年，第151～152页。

③ 屈原：《天问》，洪兴祖：《楚辞补注》，白化文等点校，北京：中华书局，1983年，第102页。

④ 《史记》卷二八，《封禅书》，北京：中华书局，1959年，第1369～1370页。

⑤ 《史记》卷二八，《封禅书》，北京：中华书局，1959年，第1370页。

见而不可得,“世主莫不甘心焉”。[①]

与热衷于入海求仙的王侯和求宠的神仙方士不同,燕国的另一些方士,则醉心于钻研尸解成仙的方术。《史记·封禅书》载:“宋毋忌、正伯侨、充尚、羡门高最后皆燕人,为方仙道,形解销化,依于鬼神之事。”[②]这些人属于潜修的隐士,不求名利,只求本人尸解成仙,王侯虽仰慕这些方士,但无由学习这些高级的成仙方术。潜修的隐士远不止这些人,宋玉《高唐赋》提到:“有方之士,羡门、高溪、上成、郁林、公乐、聚谷。”[③]六人均为战国时人,羡门即前述之燕人羡门高(亦作羡门子高),修炼后得道成仙。始皇三十二年(前215年),秦始皇曾经“使燕人卢生求羡门、高誓”[④]。《高唐赋》的高溪与卢生所求的神仙高誓当为一人,很可能也是燕人。马积高先生认为“羡门、高誓在邹衍后,然在始皇时已被看作仙人,大概当是燕昭王末(邹衍在昭王二九年,即齐襄王元年以前已死)至燕王喜九年(此年秦王政即位)之间的人,也就是楚襄王十六年至考烈王十七年之间的人”。[⑤]《高唐赋》中的上成、郁林、公乐、聚谷四方士,不知所出,肯定亦为战国时人,因为《高唐赋》的作者宋玉是战国后期人。远在楚国的宋玉,能在作品中提到羡门、高誓,说明这些潜修隐士的知名度还是很高的。潜修隐士也有出道做诸侯客,并教授诸侯做“不死之道”的。《韩非子·外储》说“客有教燕王为不死之道者,王使人学之”[⑥],使者还未及学,方士竟死了。燕王甚怒,欲诛使者,《列子·说符》亦载此事。

二、秦代神仙思想的发展

战国晚期,随着秦国发动的统一战争的加速,各诸侯国纷纷被卷入战

---

① 《史记》卷二八,《封禅书》,北京:中华书局,1959年,第1370页。

② 《史记》卷二八,《封禅书》,北京:中华书局,1959年,第1368~1369页。第一句的“最后”一词,解释较多,或释为“以后”,或释为人名(唐颜师古以为“最后”是人名,清王念孙则以为是《高唐赋》中方士“聚谷”之讹)。

③ 宋玉:《高唐赋》,萧统编:《文选》卷十九,北京:中华书局,1977年影印本,第266页。

④ 《史记》卷六,《秦始皇本纪》,北京:中华书局,1959年,第251页。

⑤ 马积高:《赋史》,上海:上海古籍出版社,1987年,第41页。

⑥ 《韩非子》卷十一,《外储说左上》,陈奇猷校注:《韩非子新校注》,上海:上海古籍出版社,2000年,第676页。

火，并相继国破家亡。当是时，那些依附于东方六国诸侯大夫的方士，如鸟兽散，或隐居修炼，或改行谋生，他们在等待机会。秦始皇二十六年（前221年），秦灭齐，统一全国，和平的曙光终于降临。方士们知道自己的机会来了，因为秦国也是一个笃信鬼神怪异的国家，秦文公曾建陈宝祠以祭石。始皇帝现在一统天下，意满志得，极欲淫威，必定也渴望长生不死。

始皇二十八年（前219年），秦始皇泰山封禅后，巡琅琊，来到齐故地，方士们抓住了这个绝佳的机会，"齐人徐市（按：一作徐福）等上书，言海中有三神山，名曰蓬莱、方丈、瀛洲，仙人居之。请得斋戒，与童男女求之。于是遣徐市发童男女数千人，入海求仙人"。[①] 徐市是秦朝统一后第一个受到秦始皇重用，并被派遣入海的方士。徐市一帮人入海寻仙药持续九年，花费无数，但毫无结果。始皇三十七年（前210年），秦始皇有点坐不住了，"从江乘渡，并海上，北至琅邪"，亲自到海边查看寻仙情况。徐市知道无法交差，恐被谴责，乃诈曰："蓬莱药可得，然常为大鲛鱼所苦，故不得至。愿请善射与俱，见则以连弩射之。"正好始皇夜里梦见与海神格斗，博士解梦说，大鲛鱼就是恶神的替身，阻挠了寻蓬莱善神之路，"今上祷祠备谨，而有此恶神，当除去，而善神可致"[②]。于是始皇亲自到海上寻鲛鱼，到之罘，果见一巨鱼，始皇亲自用连弩射杀之。所说的鲛鱼，即鲨鱼，海中常见，徐市以此搪塞始皇，又有博士圆谎，恶神的替身又被皇帝亲自射杀了，所以徐市这次侥幸过关。但这样下去终究不是办法，所以徐市又撒了个谎，说：

> 臣见海中大神，言曰："汝西皇之使邪？"（按：你是西方皇帝的使臣吗）臣答曰："然。""汝何求？"曰："愿请延年益寿药。"神曰："汝秦王之礼薄，得观而不得取。"即从臣东南至蓬莱山，见芝成宫阙（按：见到灵芝造成的宫殿），有使者铜色而龙形，光上照天。于是臣再拜问曰："宜何资以献？"海神曰："以令名男子若振女与百工之事（按：以良家的童男及童女，与百工之物），即得之矣。"[③]

徐市说自己见到了海中大神，并被大神引荐到蓬莱山，也目睹了延年益

① 《史记》卷六，《秦始皇本纪》，北京：中华书局，1959年，第247页。
② 并见《史记》卷六，《秦始皇本纪》，北京：中华书局，1959年，第263页。
③ 《史记》卷一一八，《淮南衡山列传附刘安传》，北京：中华书局，1959年，第3086页。

寿的仙药。但神仙嫌礼轻而不赠仙药，神仙要的是童男童女、百工和五谷种子。始皇闻之大悦，爽快答应这些要求，“遣振男女三千人，资之五谷、种种(按：各种)百工而行”①。徐市得到这些东西，在海中找到了平原大泽，索性定居，称王不回去了，因为他知道回去不会有好下场。令徐市没有料到的是，始皇这次安排好后，在回程的途中就病死了。童男童女和百工随徐市在海外定居，这可急坏了日夜盼着团圆的家属，“于是百姓悲痛相思，欲为乱者十家而六”②。

始皇信任的方士除了齐的徐市，还有燕方士卢生，以及韩终(韩众)、侯公、石生等人。这些人大约都是始皇三十二年(前215年)被任用，也被派去寻不死之药。《史记·秦始皇本纪》：“三十二年，始皇之碣石，使燕人卢生求羡门、高誓。”③羡门、高誓成仙前都是燕人，卢生也是燕人，所以让他去，就近寻找。卢生寻了三年，也没有寻到这两位神仙，推卸责任说：

臣等求芝、奇药、仙者常弗遇，类物有害之者(按：好像有东西妨碍了它们)。方中(按：有个方法)，人主时为微行以辟(避)恶鬼，恶鬼辟，真人至。人主所居而人臣知之，则害于神。真人者，入水不濡，入火不爇(按：烧也)，陵云气(按：驾云气)，与天地久长。今上治天下，未能恬倓(淡)。愿上所居宫毋令人知，然后不死之药殆可得也。④

卢生说没有寻到神仙，是因为有东西暗中妨害，可能是恶鬼在阻挠。人主应该隐蔽自己的行踪，不让外人知道，这样可以避恶鬼，真人就会来了。于是始皇用其言，将咸阳周围二百里内的二百七十座宫观，全部用天桥、甬道连接起来，潜行其中，不让外人看到，所到之处，“有言其处者，罪死”。卢生知道，“秦法，不得兼方，不验，辄死”。他出的这个馊主意迟早会露出狐狸尾巴，于是与侯生商量，不如一走了之，“于是乃亡去”。临走还散布很多始皇的坏话，说他“刚戾自用”、“乐以刑杀为威”、“贪于权势”，这样的人“未可为求仙药”。人们对此事议论纷纷，谣言四起。始皇大怒，说：“吾前收天下

---

① 《史记》卷一一八，《淮南衡山列传附刘安传》，北京：中华书局，1959年，第3086页。
② 《史记》卷一一八，《淮南衡山列传附刘安传》，北京：中华书局，1959年，第3086页。
③ 《史记》卷六，《秦始皇本纪》，北京：中华书局，1959年，第251页。
④ 《史记》卷六，《秦始皇本纪》，北京：中华书局，1959年，第257页。

书不中用者尽去之。悉召文学方术士甚众,欲以兴太平,方士欲练以求奇药。今闻韩众去不报,徐市等费以巨万计,终不得药,徒奸利相告日闻。卢生等吾尊赐之甚厚,今乃诽谤我,以重吾不德也。诸生在咸阳者,吾使人廉问(按:审问),或为妖言以乱黔首(按:有人造谣以迷惑百姓)。"于是让御史一一审问这些造谣传谣的儒生。儒生互相告发,结果"犯禁者四百六十余人,皆坑之咸阳"。[①] 方士惹的祸,儒生反而成了替罪羊。

坑杀儒生后,始皇求"奇药"之心并没有死,他要再去东海边看看,因为徐市还在那边寻仙,或许还有希望。始皇三十七年(前210年),登会稽,并海上,"冀遇海中三神山之奇药"[②],见到了徐市,射杀大鱼,回程途中到沙丘时病逝。这位伟大的帝王,千古闻名的神仙迷,最终死在了求仙的路上。

秦始皇希望方士能帮他找来不死之药,自己服后能永驻人间,享受世间荣华权势。他派人四处寻仙,花费无数,最终一无所得。他所任用的方士,都是一心求宠的势利方士,一个个最后弃他而去。秦始皇崩后,秦二世继位,二世虽然也东巡泰山和海边,但似乎没有求仙想法。

秦时也有一些淡泊名利、专心潜修的隐士,这些人不与帝王为伍,一直在民间修行,茅初成和安期生是最知名的两位。始皇三十一年(前216年),华山那边传出一首民谣:"神仙得者茅初成,驾龙上升入泰清(按:天空),时下玄洲戏赤城(按:传说中的仙境)。继世而往在我盈(按:继茅初成之后的将是茅盈),帝若学之腊嘉平。"[③]始皇闻谣而问其故,父老说,当地有个叫茅初成的人,修炼得道,已经"乘云驾龙,白日升天"了。始皇闻知非常惋惜,自己的王土上有人成仙,自己竟然毫不知情。幸好歌谣里说"帝若学之腊嘉平",这是仙人留下的暗语,赶紧照办,于是在"三十一年十二月,更名腊曰'嘉平'"。[④]

安期生是秦时齐地的潜修方士,亦称安期先生、安期。后加"生"者,与"卢生"、"侯生"例同,乃儒生改行的方士。司马贞《史记索隐》:"云'生'者,

---

① 《史记》卷六,《秦始皇本纪》,北京:中华书局,1959年,第258页。

② 《史记》卷二八,《封禅书》,北京:中华书局,1959年,第1370页。

③ 《史记》卷六,《秦始皇本纪》裴骃《集解》引《太原真人茅盈内纪》,北京:中华书局,1959年,第258页。

④ 《史记》卷六,《秦始皇本纪》,北京:中华书局,1959年,第251页。

自汉已(以)来儒者皆号‘生’,亦‘先生’省字呼之耳。”[1]《列仙传》有安期生的传:

> 安期先生者,琅琊阜乡人也。卖药于东海边,时人皆言千岁翁。秦始皇东游,请见,与语三日三夜,赐金璧度数千万。出,于阜乡亭皆置去,留书,以赤玉舄(按:鞋)一双为报,曰:“后数年求我于蓬莱山。”始皇即遣使者徐市、卢生等数百人入海,未至蓬莱山,辄逢风波而还。立祠阜乡亭海边十数处云。[2]

安期生与始皇相会一事,《史记》未提到,但在《田儋列传》末尾说:“(蒯)通善齐人安期生,安期生尝干项羽(按:求职于项羽),项羽不能用其策。已而项羽欲封此两人,两人终不肯受,亡去(按:逃去)。”[3]始皇求仙距楚汉相争,前后没几年时间,安期生打算投靠项羽是可能的。司马迁在《史记·乐毅列传》记载了安期生的师承关系:“河上丈人教安期生,安期生教毛翕公,毛翕公教乐瑕公,乐瑕公教乐臣公,乐臣公教盖公,盖公教于齐高密、胶西,为曹相国师。”[4]安期生学艺于河上丈人,而河上丈人就是河上公,《老子道德经河上公章句》就是托名此人之书,他的徒子徒孙都在燕齐一带活动。安期生在汉武帝时已经被宣传成著名的神仙了,方士李少君、栾大等人,都竭力向汉武帝介绍安期生,李少君说:“臣尝游海上,见安期生,食臣枣(按:用枣子招待我),大如瓜。安期生仙者,通蓬莱中,合则见人,不合则隐。”[5]汉武帝听了,心中很是仰慕这位神仙,“于是天子始亲祠灶(按:祭灶神),而遣方士入海求蓬莱安期生之属”[6]。

三、汉初神仙思想的发展

经过秦末的农民起义和楚汉相争,最后汉高祖刘邦一统天下,建立汉

---

① 《史记》卷一二一,《儒林列传》司马贞《索隐》,北京:中华书局,1959年,第3118页。

② 刘向:《列仙传》卷上《安期先生传》,《道藏》第5册,北京:文物出版社、上海书店、天津古籍出版社,1988年影印本,第68~69页。

③ 《史记》卷九四,《田儋列传》,北京:中华书局,1959年,第2649页。

④ 《史记》卷八十,《乐毅列传》,北京:中华书局,1959年,第2436页。

⑤ 《史记》卷十二,《孝武本纪》,北京:中华书局,1959年,第455页。

⑥ 《史记》卷十二,《孝武本纪》,北京:中华书局,1959年,第455页。

朝。刘邦也是一位笃信鬼神的皇帝，高祖二年（前205），“悉召故秦祝官，复置太祝、太宰，如其故仪礼。因令县为公社，下诏曰：‘吾甚重祠而敬祭。今上帝之祭及山川诸神当祠者，各以其时礼祠之如故。’”[①]过了四年，天下已定，刘邦又招聘了很多巫师从事国家的祠祭活动：

> 长安置祠祝官、女巫。其梁巫，祠天、地、天社、天水、房中、堂上之属；晋巫，祠五帝、东君、云中〔君〕、司命、巫社、巫祠、族人、先炊之属；秦巫，祠社主、巫保、族累之属；荆巫，祠堂下、巫先、司命、施糜之属；九天巫，祠九天。皆以岁时祠宫中。其河巫祠河于临晋，而南山巫祠南山秦中。秦中者，二世皇帝。各有时月〈日〉。[②]

由于开国皇帝的推崇，朝廷的支持，汉代的鬼神崇拜得到迅猛发展。但是因为秦始皇求仙失败的教训近在眼前，所以汉高祖不信任神仙方士，有时候还在公开场合辱骂方士和儒生。因此鲜有方士、隐士上门求宠干禄。东园公、角里先生（一作甪里先生）、绮里季、夏黄公四位老人，就是秦时的著名隐士，隐居商山，服食养生，须眉皓白，人称“四皓”。他们逃匿山中，义不为汉臣，最后经张良引荐，四人成为太子刘盈的门客。汉高祖偶遇四人，责问为何躲避他，四人答曰：“陛下轻士善骂，臣等义不受辱，故恐而亡匿。窃闻太子为人仁孝，恭敬爱士，天下莫不延颈欲为太子死者，故臣等来耳。”[③]

文帝时，方士也没有什么活动，只是赵人新垣平从中折腾了几回。他因有“望气”的本事而受宠于文帝，文帝便“贵平上大夫，赐累千金”。新垣平先是劝文帝立渭阳五帝庙，然后又预言有人将献玉杯和太阳“再中”（再次当空），而劝文帝改元，文帝信其言，将十七年改为元年。文帝十六年（前164年），新垣平说望到了东北汾阴方向有“金宝气”，劝文帝祭出周鼎。新垣平最后在祭鼎事上，骗术露出破绽，立刻被文帝诛夷。因为这个教训，文帝对方士失去信心，“是后，文帝怠于改正服、鬼神之事，而渭阳、长门五帝使祠官领，以时致礼，不往焉”。[④] 景帝继位后，沿袭故旧，对方士也没有什么兴趣，

---

① 《史记》卷二八，《封禅书》，北京：中华书局，1959年，第1378页。
② 《史记》卷二八，《封禅书》，北京：中华书局，1959年，第1378～1379页。
③ 《史记》卷五五，《留侯世家》，北京：中华书局，1959年，第2047页。
④ 《汉书》卷二五上，《郊祀志上》，北京：中华书局，1959年，第1214～1215页。

“祠官各以岁时祠如故，无有所兴”①。

汉初的几位帝王虽然不热衷于神仙方术，但是有很多贵族和官僚热衷于神仙方术。留侯张良是汉初最出名的一位神仙家。《史记·留侯世家》载，高祖五年（前202年）留侯随高祖入关，但“留侯性多病，即道（导）引不食谷，杜门不出岁余”②。张良以导引和辟谷来养生，与前代方士追求仙药的路子大不一样，并曾言“愿弃人间事，欲从赤松子（按：古代仙人）游耳”。辟谷在当时也是少有的行为，刘邦妻子吕后对此十分不理解。据《史记·留侯世家》载：

> 会高帝崩，吕后德（按：感恩）留侯，乃强食之，曰：“人生一世间，如白驹过隙，何至自苦如此乎?”留侯不得已，强听而食。后八年卒，谥为文成侯。③

吕后强令张良进食，强行中断其辟谷修炼。张良晚高祖八年去世，享寿不永。

马王堆汉墓的墓主长沙国丞相轪侯利苍及其家属亦爱神仙方术。20世纪70年代，在长沙东郊的马王堆相继发掘了三座西汉初期的古墓。其中二号墓墓主为利苍，于惠帝二年（前193年）年四月以长沙丞相受封为轪侯，高后二年（前186年）卒。一号墓和三号墓分别是利苍的妻儿。三号墓主是利苍之子，葬于文帝前元十二年（前168年）。三号墓出土了二十多种帛书和200支竹木简，内容有哲学、历史、天文、地理及医学书。④ 医学类书（即方技类）有十四种十五本（帛书十一，竹简三，木简一），其中《却谷食气》和《导引图》等属于神仙方术书。墓主找来这些书陪葬，说明非常看重这些书籍，也会修炼辟谷、食气、导引等成仙之术。

低级官吏也有热爱仙术的。1983年发掘的湖北张家山二四七号汉墓的墓主就是一位酷爱导引的小吏，墓主约葬于高后二年（前186年），墓中出

① 《汉书》卷二五上，《郊祀志上》，北京：中华书局，1959年，第1215页。

② 《史记》卷五五，《留侯世家》，北京：中华书局，1959年，第2044页。

③ 《史记》卷五五，《留侯世家》，北京：中华书局，1959年，第2048页。

④ 参见周一谋等：《马王堆医学文化》，上海：文汇出版社，1994年，第1～11页。

土竹简1236枚(不含残片),其中112枚为《引书》,主要记载导引养生之术。[①] 1988年,张家山一三六号汉墓出土了829支竹简,其中93枚竹简为记载辟谷食气的内容,墓主约葬于文帝前元七年至十三年(前173—前167年),是江陵或南郡府中从事文书类的属吏,拥有五大夫以上的爵位。[②]

汉初民间追求神仙方术的活动还是很盛行的,汉初的陆贾说当时有很多人"苦身劳形,入深山,求神仙,弃二亲,捐骨肉,绝五谷,废《诗》、《书》,背天地之宝,求不死之道"[③]。也涌现不少闻名的神仙方士,上述"四皓"便是,他们做太子刘盈门客时已八十余岁。四人本为秦博士,因见道灭德消,坑黜儒术,遂隐居商山修道。四皓曾作歌曰:"莫莫高山,深谷逶迤。晔晔紫芝,可以疗饥。"[④]可见他们在服食芝菌和修炼辟谷之术。

四、汉武时神仙思想的发展

公元前141年,景帝崩,太子刘彻即皇帝位,是为孝武皇帝(汉武帝)。汉武帝十分迷信鬼神仙怪,"孝武皇帝初即位,尤敬鬼神之祀"[⑤]。本来刘姓皇室不怎么拜鬼神了,照理汉武帝亦当子承父志,不与神仙方士往来。但汉武帝一生任用方士无数,为方士加官封爵,甚至将女儿嫁给方士,让方士为他寻仙炼丹,做了很多荒唐事,比之秦始皇有过之而无不及。汉武帝之所以迷信鬼神仙怪,当受其母族影响。初,有一长陵女子因丧子悲哀而死,变成神君,民多往祠,武帝外婆臧儿(后封平原君)听说后,也去祭拜,果然"其后子孙以尊显"。武帝即位后,学其外婆,将神君"厚礼置祠之内中(按:备厚礼在宫中供奉),闻其言,不见其人云"[⑥]。武帝的舅舅武安侯田蚡爱好方术,

---

① 参见张家山二四七号汉墓竹简整理小组编著:《张家山汉墓竹简(二四七号墓)》(释文修订本),上海:文汇出版社,1994年,前言第1页、第171页。

② 参见荆州地区博物馆:《江陵张家山两座汉墓出土大批竹简》,《文物》1992年第9期,第1～11页。

③ 陆贾:《新语·慎微》,王利器:《新语校注》,北京:中华书局,1986年,第93页。

④ 逯钦立辑校:《先秦汉魏晋南北朝诗》之《汉诗·四皓》,北京:中华书局,1983年,第90页。

⑤ 《史记》卷十二,《孝武本纪》,北京:中华书局,1959年,第451页。

⑥ 《史记》卷十二,《孝武本纪》,北京:中华书局,1959年,第453页。

结交方士，与方士李少君等人过从甚密，少君常“从武安侯饮”[①]。外婆和舅氏的求神拜仙行为对汉武帝神仙情结的形成有很大关系。

汉武帝任用的方士，主要是李少君、齐人少翁、齐人栾大、齐人公孙卿等人。

李少君本为深泽侯赵修[②]门下的方士，元光二年（前133年），即武帝继位后第七年，李少君“以祠灶、谷道、却老方（按：不老方药）见上，上尊之”[③]。李少君的方术，就是祭祀灶神、辟谷导引[④]和服用却老药。求仙为什么要“祠灶”（祭祀灶神）呢？李少君向武帝解释说：

> 祠灶则致物，致物而丹沙（按：朱砂）可化为黄金，黄金成以为饮食器则益寿，益寿而海中蓬莱仙者可见，见之以封禅则不死，黄帝是也。臣尝游海上，见安期生，食臣枣，大如瓜。安期生仙者，通蓬莱中，合则见人，不合则隐。[⑤]

少君所讲的求仙流程是：先祠灶，次炼金，再以所炼的药金制成饮食器，或是鎏金于器皿表面[⑥]，用这种器皿饮食可以益寿，益寿后见仙，见仙后再封禅，封禅后就不死了，并称这是黄帝成仙的途径。武帝被说服了，“于是天子始亲祠灶，而遣方士入海求蓬莱安期生之属”，并让李少君组织人马开始炼丹沙（朱砂）为黄金。李少君很聪明，自己年事已高，安享晚年是第一要务，不想去海里经受风浪之苦了，便以炼丹为借口留在宫廷享福。过了很

---

① 《史记》卷十二，《孝武本纪》，北京：中华书局，1959年，第454页。

② 据胡三省和王先谦考证，深泽侯当为高祖时首任深泽侯赵将夕之孙赵修。参见王先谦：《汉书补注》卷二五，《郊祀志第五上》，《续修四库全书》第268册，第541页。

③ 《史记》卷十二，《孝武本纪》，北京：中华书局，1959年，第453页。

④ “谷道”释做辟谷导引，源自李奇之说。《史记集解》引李奇云“谷道，食谷导引。或曰辟谷不食之道”（《史记》卷十二，《孝武本纪》集解引，第454页）。但亦有人作他解的，清钱大昭认为“谷道”疑即谷仙之术，《汉书·郊祀志下》载有王莽所沉迷的“黄帝谷仙之术”，即种植用药浸泡过的五色禾，然后服用这种长成的五色禾谷以成仙之法。钱大昭在注释“谷仙之术”时说：“李少君之‘谷道’，疑即此也，李奇以为‘辟谷不食之道’，非是。”（钱大昭：《汉书辨疑》卷十三，《续修四库全书》第267册，第333页）

⑤ 《史记》卷十二，《孝武本纪》，北京：中华书局，1959年，第455页。

⑥ 朱晟、何端生先生认为，是先炼丹砂成水银，然后制成汞金齐，再涂于铜器，接着烧去汞，从而得到镀金的器皿。参见朱晟、何端生：《中药简史》，桂林：广西师范大学出版社，2007年，第63页。

久，李少君病死，“天子以为化去不死”（尸解成仙了），派黄锤史宽舒继承少君未竟的方术和事业。但是求蓬莱安期生等神仙终莫能得，大张旗鼓地入海寻仙活动反而刺激了当地方士的神经，“海上燕齐怪迂之方士多相效，更言神事矣”，一批批方士奔向京城来寻找机会。[①]

元狩二年（前 121 年），齐人少翁以鬼神方见武帝。武帝思念已经去世的王夫人，少翁就在晚上用方术招来王夫人和灶鬼之貌，“天子自帷中望见焉”。武帝大为高兴，“乃拜少翁为文成将军，赏赐甚多，以客礼礼之”。少翁没有劝武帝入海求仙，而是想方设法招来天神与武帝见面，他说：“上即欲与神通，宫室被服不象神，神物不至。”武帝乃制作了画有云气的车子，并在五行相胜之日分别驾各色车以驱恶鬼。又修建了甘泉宫，宫中建有台室，画天、地、泰一诸神，而置祭具来招致天神。过了一年多，也没有天神光临，少翁又设了一个骗局，写了一封帛书让牛吃下去，然后告诉武帝说“此牛腹中有奇”，杀牛得书后，有人认出是少翁自己的笔迹，于是武帝杀了少翁。[②]

武帝诛少翁后，又立即后悔起来，因为“惜其方不尽”。元鼎四年（前 113 年），乐成侯丁义推荐栾大给武帝，栾大是少翁的同门师兄弟，人高貌美，言多方略，武帝见之大悦。栾大本为胶东康王养的方士，“敢为大言，处之不疑”，向武帝吹道：

> 臣尝往来海中，见安期、羡门之属。顾以为臣贱，不信臣。又以为康王诸侯耳，不足予方。臣数言康王，康王又不用臣。臣之师曰：“黄金可成，而河决可塞，不死之药可得，仙人可致也。”……臣师非有求人，人者求之。陛下必欲致之，则贵其使者，令有亲属，以客礼待之，勿卑，使各佩其信印，乃可使通言于神人。神人尚肯邪不邪，致尊其使，然后可致也。[③]

栾大接着表演了一个斗棋的小魔术，取得了武帝的信任。武帝乃拜栾大为五利将军，佩天士将军、地士将军、大通将军印。又以二千户封为乐通侯，赐列侯甲第、奴仆千人，并把卫长公主嫁给他，复赐“天道将军”玉印，天

---

① 《史记》卷十二，《孝武本纪》，北京：中华书局，1959 年，第 455 页。
② 《史记》卷十二，《孝武本纪》，北京：中华书局，1959 年，第 458 页。
③ 《史记》卷十二，《孝武本纪》，北京：中华书局，1959 年，第 462 页。

子亲自登门请教，朝中文官都置办酒食馈赠栾府，可谓宠极一时。栾大每夜在家祭拜众神，欲引导天神下来，走的是其同门少翁的路子，最后“神未至而百鬼集矣”。没有办法，只好整装东行，入海求其仙师。武帝使人私下随验，发现栾大不敢入海，而是到了泰山祭拜，却妄言见其师，“其方尽，多不验”，武帝又一次上当受骗，乃诛栾大。栾大虽被诛，但其数月之间，身佩六印，贵震天下，以致“海上燕齐之间，莫不搤捥（按：即扼腕，表示惋惜的动作）而自言有禁方（按：秘方），能神仙矣”①。

齐人公孙卿是又一个影响武帝的方士。元鼎四年（前 113 年）夏六月，汾阴出土一宝鼎。其年秋天，公孙卿上书说，黄帝造了宝鼎，便能与神通，然后上泰山封禅，终得成仙。皇上刚得鼎，而今年仲冬辛巳初一，正好交冬至节，与黄帝造鼎的节令相同，“汉主亦当上封，上封则能仙登天矣”②。武帝问其故，公孙卿说这些都是齐人申功（申公）教他的，申功与神仙安期生有来往，受过黄帝的面授，申功死前将鼎书传于自己。公孙卿接着转述申功鼎书所载的黄帝白日飞升的来龙去脉：

天下名山八，而三在蛮夷，五在中国。中国华山、首山、太室（按：嵩山）、泰山、东莱，此五山黄帝之所常游，与神会。黄帝且战且学仙，患百姓非（按：诋毁）其道，乃断斩非（按：诋毁）鬼神者。百余岁然后得与神通……黄帝采首山铜，铸鼎于荆山下。鼎既成，有龙垂胡髯下迎黄帝。黄帝上骑，群臣后宫从上龙七十余人，龙乃上去。余小臣不得上，乃悉持龙髯，龙髯拔，堕黄帝之弓。百姓仰望黄帝既上天，乃抱其弓与龙胡髯号。故后世因名其处曰鼎湖，其弓曰乌号。③

公孙卿说的话很有欺骗性，所言皆自申功。申功与神仙往来，易使人相信，但申功已死，死无对证，自己可以不负什么责任。武帝听得心花怒放，叹道：“嗟乎！吾诚得如黄帝，吾视去妻子如脱躧（按：草鞋也）耳。”④乃拜公孙卿为郎，派他东去太室山（嵩山）等候神仙。元鼎六年（前 111 年），公孙卿果

① 《史记》卷十二，《孝武本纪》，北京：中华书局，1959 年，第 464 页。
② 《史记》卷十二，《孝武本纪》，北京：中华书局，1959 年，第 467 页。
③ 《史记》卷十二，《孝武本纪》，北京：中华书局，1959 年，第 468 页。
④ 《史记》卷十二，《孝武本纪》，北京：中华书局，1959 年，第 468 页。

然有所收获,在河南“见仙人迹缑氏城上,有物若雉,往来城上”[①]。武帝亲幸缑氏城视迹,但没有见到仙人,心中生疑。公孙卿辩解道:“仙者非有求人主,人主求之。其道非少宽假,神不来。言神事,事如迂诞,积以岁乃可致。”[②]于是各郡国都修路,修缮宫观和名山上的神庙,以待神仙与天子会面。公孙卿又跑到东莱山寻仙,报告武帝说,这次见到了神仙,好像听到神仙说要“见天子”。等到武帝过去时,仙人又无影无踪了,只留下巨人的脚印。公孙卿复辩解说,仙人是可以见到的,但每次皇上赶过去,都很仓促,因此不能见到。陛下可以就近建庙观,如缑氏城一样,置脯枣,神人宜可招致,而且仙人爱住楼上。于是武帝下令在长安建蜚廉观和桂观,在甘泉建益延寿观,使公孙卿持节设具而等候神仙,又建了通天台,台下设祭品祠具,以招徕神仙。公孙卿把武帝骗得团团转,最后竟保住了性命。

方士的影响力,不仅止于武帝,很多侯王大臣也沉溺于神仙方术。武帝叔父淮南王刘安笃信方术,“招致宾客方术之士数千人,作为《内书》二十一篇,《外书》甚众,又有《中篇》八卷,言神仙黄白之术,亦二十余万言”。[③]《淮南中篇》,又名《淮南枕中鸿宝苑秘书》,讲神仙黄白之术,即炼金术。

武帝时期任用的方士数量以及方士的活跃程度,都是空前绝后的。元封元年(前110年)武帝东巡海上时,“齐人之上疏言神怪、奇方者以万数,乃益发船,令言海中神山者数千人求蓬莱神人”[④],然后武帝“宿留海上,与方士传车及间使求神仙人以千数(按:赐给方士的传车以及陆续派出访求神仙的方士有一千多人)”[⑤]。元封二年(前109年),公孙卿在东莱山发现仙迹后,武帝激动之余,“复遣方士求神人、采芝药以千数”[⑥]。还建了很多亭台楼观,安排方士在那边迎候神人。武帝除了重用李少君、少翁、栾大、公孙卿等著名方士外,还用了谬忌(薄忌)、游水发根、越人勇之等知名巫师来从事鬼神之事。

---

① 《史记》卷十二,《孝武本纪》,北京:中华书局,1959年,第472页。

② 《史记》卷十二,《孝武本纪》,北京:中华书局,1959年,第472页。

③ 《汉书》卷四四,《淮南衡山济北王传》,北京:中华书局,1962年,第2145页。

④ 《汉书》卷二五上,《郊祀志上》,北京:中华书局,1962年,第1234～1235页。

⑤ 《汉书》卷二五上,《郊祀志上》,北京:中华书局,1962年,第1235页。

⑥ 《汉书》卷二五上,《郊祀志上》,北京:中华书局,1962年,第1237页。

武帝求仙近五十年，任用方士无数，从入海求仙、访求仙药，到炼丹通神，建庙候神，什么方法都试过了，自己也曾多次去泰山封禅，东临渤海，望祠蓬莱，都没有结果，“方士之候祠神人，入海求蓬莱，终无有验。而公孙卿之候神者，犹以大人迹为解，无其效。天子益怠厌方士之怪迂语矣，然终羁縻（按：联系）弗绝，冀遇其真”。① 武帝相信神仙是肯定有的，所以总是存有侥幸心理。最后还听了巫师勇之的话，在建章宫北侧建了很大的泰液池，象征渤海，池中建一台，高二十余丈，内筑有蓬莱、方丈、瀛洲等神山，也雕刻了许多石龟、石鱼在池里，指望神仙迷路时，到这里小憩一下，兴许自己能乘机攀上神仙。征和四年（前 89 年），即临终前二年，汉武帝才为自己疯狂的寻仙行为忏悔。《资治通鉴·汉纪十四》载：

> 癸巳，禅石闾，见群臣，上乃言曰：“朕即位以来，所为狂悖，使天下愁苦，不可追悔。自今事有伤害百姓，糜费天下者，悉罢之！”田千秋曰：“方士言神仙者甚众，而无显功，臣请皆罢斥遣之！”上曰：“大鸿胪言是也。”于是悉罢诸方士候神人者。是后上每对群臣自叹：“向时愚惑，为方士所欺。天下岂有仙人，尽妖妄耳！节食服药，差可（按：尚可）少病而已。”②

汉武朝轰轰烈烈的求仙活动到此结束。

武帝时期的神仙思想较前代相比，有三个显著变化：

1. 寻仙范围的扩大

方士的寻仙观念，由入海寻仙逐渐扩大，并向名山候仙转变。方士经过几代人的努力，发现海中不但找不到神仙，而且风险极大，李少君、少翁、栾大、公孙卿四个人没有一个愿意亲身入海，而是由他人代劳入海，自己躲在陆地上候神仙。候神仙的地方，主要是名山和皇宫中，以及遍布各地的庙观。

2. 神仙的等级化

以前的神仙形象，大多是前世的方士和隐士修炼成仙。这些人成仙前“苦身劳形，入深山求神仙，弃二亲，捐骨肉，绝五谷，废《诗》、《书》，背天地之

---

① 《史记》卷十二，《孝武本纪》，北京：中华书局，1959 年，第 485 页。

② 《资治通鉴》卷二二，《汉纪十四》征和四年，北京：中华书局，1956 年，第 738 页。

宝，求不死之道”[1]，成仙后“居山泽间，形容甚臞（按：消瘦）”[2]，前后都很辛苦，这样的神仙“非帝王之仙意也”。战国燕齐君王、秦始皇、汉武帝的寻仙，都是为了寻找仙药，目的是服药后长生不死，不是想成为住在山野海岛上的神仙。为了打消帝王的这种顾虑，方士开始塑造帝仙形象，黄帝就是塑造最成功的帝仙，他带领一帮大臣、宫人白日飞升。这些人到天国后肯定还是侍候黄帝，神仙的等级化坚定了帝王求仙的决心。

3. 神仙方术的推广

汉以前，方士的主要精力还是寻找仙药，兼修不死之道。到汉初，张良等人已经开始导引和辟谷养生，汉武帝时李少君除了导引辟谷和服药长生外，开始炼制金丹，淮南王刘安已编成神仙方术著作《淮南中篇》。同时，帝王也开始积极服用方士定制的人工“仙药”。汉武帝曾在建章宫建了一个“承露盘”，“高三十丈，大七围，以铜为之。上有仙人掌承露，和玉屑饮之”[3]，这肯定是供自己服用的。

五、汉武后神仙思想的发展

武帝规模浩大、旷日持久的政府求仙活动，最终以失败和忏悔而收局。这件事情对于汉武以后的帝王而言是一本反面教材，抑制了帝王求仙长生的冲动，臣子也时时以汉武旧事来警醒帝王不要相信神仙方士。西汉后期诸帝虽没有派遣方士入海寻仙，但帝王对神仙的信仰没有多大改变，政府的祠祭候神活动时断时续，走上层路线的求宠派神仙方士的命运，也随着政府神仙政策的变化而起起伏伏。

宣帝“颇好神仙”[4]，“复兴神仙方术之事”[5]，听了方士之言，新设很多祠祭，《汉书·郊祀志》载：

---

① 陆贾：《新语·慎微》，王利器：《新语校注》，北京：中华书局，1986年，第93页。

② 《史记》卷一一七，《司马相如列传》，北京：中华书局，1959年，第3056页。

③ 《史记》卷十二，《孝武本纪》司马贞《索隐》引《三辅故事》，北京：中华书局，1959年，第459页。

④ 荀悦：《前汉纪》卷二十，《孝宣皇帝纪四》“五凤三年”条，四部丛刊初编本，上海：商务印书馆，1919年影印本，第122页。

⑤ 《汉书》卷三六，《楚元王传附刘向传》，北京：中华书局，1962年，第1928页。

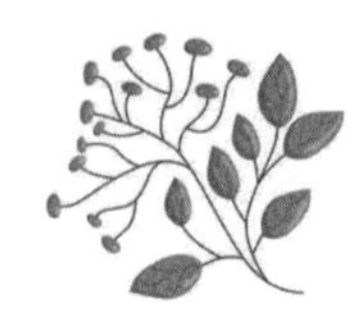

> 时，南郡获白虎，献其皮、牙、爪，上为立祠。又以方士言，为随侯、剑宝、玉宝璧、周康宝鼎立四祠于未央宫中。又祠太室山于即墨，三户山于下密，祠天封苑火井于鸿门。又立岁星、辰星、太白、荧惑、南斗祠于长安城旁。又祠参山八神于曲城，蓬山石社、石鼓于临朐，之罘山于腄，成山于不夜，莱山于黄。成山祠日，莱山祠月。又祠四时于琅邪，蚩尤于寿良。京师近县，鄠则有劳谷、五床山、日、月、五帝、仙人、玉女祠。云阳有径路神祠，祭休屠王也。又立五龙山仙人祠及黄帝、天神、帝原水，凡四祠于肤施。或言益州有金马、碧鸡之神，可醮祭而致，于是遣谏大夫王褒使持节而求之。[①]

方士没有犯忌讳而鼓动皇帝入海求仙，而是劝皇帝新立了很多祠庙祭祀，因为祠庙需要派方士巫师驻守，这同样解决了自己人的就业问题。祠庙所祭神灵众多，有天神、人神、山神、动物神，甚至随侯珠、剑宝等文物也立祠堂祭祀，其中一些祠庙实际是候神求仙用的。宣帝还重用了一些精通方术的大臣，如刘向、王褒等人。刘向投宣帝所好，献上家藏的《枕中鸿宝苑秘书》(即《淮南中篇》)。该书为淮南王刘安所著，淮南王因谋反未遂而自杀，当时刘向父亲刘德治淮南狱而得其书。“书言神仙使鬼物为金之术，及邹衍重道延命方，世人莫见”[②]，刘向自幼诵读，以为奇书，声称若按书中之法炮制，则黄白之术可成，神仙之道可致。于是宣帝命刘向带人如法炼制，最后“费甚多，方不验”。刘向因之罹罪当死，幸亏其兄“阳城侯安民上书，入国户半”[③]，赎刘向之罪，方得免死。

刘向是汉宣、元、成三朝的学术泰斗，也是古今闻名的经学家、目录学家、文学家，其对神仙方术研究颇多，是一位名副其实的神仙家。所著《列仙传》，收录了古代以来以迄于西汉成帝时七十位神仙的名字、身世和事迹。此书被后人广为传诵，对神仙信仰的传播推广功不可没，后世神仙家、道教徒亦将此书奉为经典。

宣帝殁后，元帝继位。元帝好儒，不好方士，又有贡禹、韦玄成、匡衡等

---

① 《汉书》卷二五下，《郊祀志下》，北京：中华书局，1962年，第1249页。
② 《汉书》卷三六，《楚元王传附刘向传》，北京：中华书局，1962年，第1928页。
③ 《汉书》卷三六，《楚元王传附刘向传》，北京：中华书局，1962年，第1929页。

反方士的大臣相继为公卿。这些人接连议罢了郡国庙、诸园寝庙，以致驻守各祠庙的方士巫师纷纷失业。但后来“元帝寝疾，梦神灵谴罢诸庙祠，上遂复焉”[①]，取缔后又恢复了。

成帝时，匡衡、张谭又发起了一场大规模的倒方士巫师行动：

是岁，(匡)衡、(张)谭复条奏：“长安厨官县官给祠郡国候神方士使者所祠，凡六百八十三所，其二百八所应礼，及疑无明文，可奉祠如故。其余四百七十五所不应礼，或复重，请皆罢。”奏可。本雍旧祠二百三所，唯山川诸星十五所为应礼云。若诸布、诸严、诸逐，皆罢。杜主有五祠，置其一。又罢高祖所立梁、晋、秦、荆巫、九天、南山、莱中之属，及孝文渭阳、孝武薄忌泰一、三一、黄帝、冥羊、马行、泰一、皋山山君、武夷、夏后启母石、万里沙、八神、延年之属，及孝宣参山、蓬山、之罘、成山、莱山、四时、蚩尤、劳谷、五床、仙人、玉女、径路、黄帝、天神、原水之属，皆罢。候神方士使者副佐、本草待诏七十余人皆归家。[②]

上述列在清理名单中的神祠令人眼花缭乱，可见宣元时政府杂祀之盛。但是第二年情况发生了变化，先是匡衡坐事被免了官爵，然后“大风坏甘泉竹宫，折拔畤(按：为帝王祭祀天地五帝的场所)中树木十围以上百余”，更为严重的是皇帝无子，从太后到百姓都认为是变动祭祀所致。刘向等人乘机进言恢复旧祀，最后由太后出面，下诏勒令恢复，天子也便顺水推舟，“复甘泉泰畤、汾阴后土如故，及雍五畤、陈宝祠在陈仓者”，“又复长安、雍及郡国祠著明者且半”[③]，方士又一次被挽救。但成帝矫枉过正，凡“上书言祭祀方术者，皆得待诏。祠祭上林苑中长安城旁，费用甚多，然无大贵盛者”[④]。大臣谷永看不下去了，复上书建议罢神仙方士：

臣闻明于天地之性，不可或(惑)以神怪；知万物之情，不可罔以非类。诸背仁义之正道，不遵《五经》之法言，而盛称奇怪鬼神，广崇祭祀之方，求报无福之祠，及言世有仙人，服食不终之药，遥兴轻举，登遐倒

① 《汉书》卷二五下，《郊祀志下》，北京：中华书局，1959年，第1253页。
② 《汉书》卷二五下，《郊祀志下》，北京：中华书局，1959年，第1257～1258页。
③ 《汉书》卷二五下，《郊祀志下》，北京：中华书局，1962年，第1259页。
④ 《汉书》卷二五下，《郊祀志下》，北京：中华书局，1962年，第1260页。

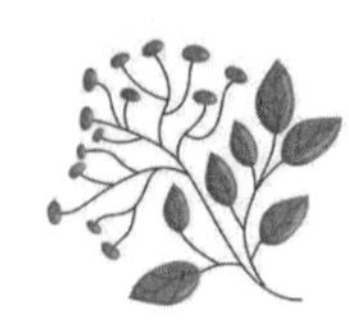

> 景，览观县（悬）圃，浮游蓬莱，耕耘五德，朝种暮获，与山石无极，黄治变化，坚冰淖溺，化色五仓之术者，皆奸人惑众，挟左道，怀诈伪，以欺罔世主。听其言，洋洋满耳，若将可遇。求之，荡荡如系风捕景（影），终不可得。是以明王距而不听，圣人绝而不语。昔周史苌弘欲以鬼神之术辅尊灵王会朝诸侯，而周愈微，诸侯愈叛。楚怀王隆祭祀，事鬼神，欲以获福助，却秦师，而兵挫地削，身辱国危。秦始皇初并天下，甘心于神仙之道，遣徐福（按：徐市）、韩终之属多赍童男童女入海求神采药，因逃不还，天下怨恨。汉兴，新垣平、齐人少翁、公孙卿、栾大等，皆以仙人、黄冶、祭祠、事鬼使物、入海求神、采药贵幸，赏赐累千金。（栾）大尤尊盛，至妻公主，爵位重絫（累），震动海内。元鼎、元封之际，燕、齐之间方士瞋目扼腕，言有神仙祭祀致福之术者以万数。其后，（辛垣）平等皆以术穷诈得，诛夷伏辜（按：伏罪）。至初元（按：元年年号）中，有天渊玉女、巨鹿神人、轑阳侯师张宗之奸，纷纷复起。夫周、秦之末，三五之隆，已尝专意散财，厚爵禄，竦精神，举天下以求之矣。旷日经年，靡有毫厘之验，足以揆今。……唯陛下拒绝此类，毋令奸人有以窥朝者。[①]

谷永从周灵王一直数落到元帝，把方士的骗术批驳得体无完肤，把秦皇汉武的老账也抖出来了，说得有理有据，皇帝只好同意清理神仙方士。

哀帝即位后，因为身体有病，遂“博征方术士，京师诸县皆有侍祠使者，尽复前世所常兴诸神祠官，凡七百余所，一岁三万七千祠云”[②]。但这也没有挽救其性命，仅在位六年便病逝。

其后，秉政者王莽亦好神仙，多次建议平帝修改祭祀制度。王莽篡位后，则肆意兴神仙事，起用方士苏乐。《汉书·郊祀志下》载：

> 莽篡位二年，兴神仙事，以方士苏乐言，起八风台于宫中。台成万金，作乐其上，顺风作液汤。又种五梁禾于殿中，各顺色置其方面，先鬻（煮）鹤髓、毒冒（按：玳瑁）、犀玉二十余物渍种，计粟斛成一金，言此黄帝谷仙之术也。以乐为黄门郎，令主之。莽遂宻（崇）鬼神淫祀，至其末年，自天地六宗以下至诸小鬼神，凡千七百所，用三牲鸟兽三千余种。

---

① 《汉书》卷二五下，《郊祀志下》，北京：中华书局，1959 年，第 1260～1261 页。

② 《汉书》卷二五下，《郊祀志下》，北京：中华书局，1962 年，第 1264 页。

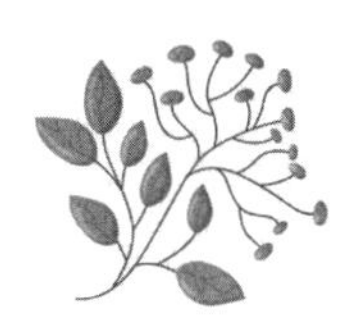

后不能备，乃以鸡当鹜雁，犬当麋鹿。数下诏自以当仙。[①]

东汉诸帝对神仙的兴趣虽大不如前代，但亦不乏爱好神仙方术者。章帝好读神仙方术之书，对东平宪王刘苍恩宠有加，“帝特留苍，赐以秘书、列仙图、道术秘方”[②]。桓帝“好神仙事”，“延熹八年，初使中常侍之陈国苦县祠老子。九年，亲祠老子于濯龙”。[③]

以上所述都是官方的神仙方士政策和求宠派神仙方士的命运。实际上，“汉武帝以后，帝王贵族的求仙活动已经不再是求仙活动的主流，普通士人和平民百姓也参与到求仙大潮中”[④]。民间神仙思想的普及，是神仙家的宣传推广和帝王的身体力行而共同促成的结果。从今本《列仙传》所载 70 位神仙的传记来看，西汉的神仙已经完全平民化，神仙的来源五花八门，有男有女，有吏有民，有华有夷，上至黄帝老子，下及乞丐门卒。

东汉时走上层路线的求宠方士日渐式微，而在民间潜修的方士日益增多，民间涌现出很多知名方士，《后汉书》的《方术列传》等篇中收录的东汉神仙方士有泠寿光、唐虞、鲁女生、徐登、赵炳、费长房、蓟子训、刘根、计子勋、上成公（卜成）、解奴辜、张貂、曲圣卿、编盲意、寿光侯、王真、郄俭、左慈、甘始、华佗、封衡（字君达，人称青牛道士）、皇甫隆、刘景（降龙道士）、东郭延年、王和平、君倩等人。这些人各有所长，泠寿光“年可百五六十岁，行容成公御妇人法（按：即房中术），常屈颈鷮息（按：如鷮鸟般引气呼吸），须发尽白，而色理如三四十时”[⑤]；鲁女生“初饵胡麻及术，绝谷八十余年，日少壮，色如桃花，日能行三百里，走及獐鹿”[⑥]；徐登善为巫术，“本女子，化为丈夫”[⑦]，修炼后竟能变性；“颍川郄俭能辟谷，饵伏苓；甘陵甘始亦善行气，老

---

① 《汉书》卷二五下，《郊祀志下》，北京：中华书局，1962 年，第 1270 页。

② 《后汉书》卷四二，《东平宪王苍传》，北京：中华书局，1962 年，第 1440 页。按，《隋书・经籍志二》说：“汉时，阮仓作《列仙图》”，可能即此图。《隋书》卷三三，《经籍志二》，北京：中华书局，1973 年，第 982 页。

③ 《续汉书・祭祀志中》，《后汉书》，第 3188 页。

④ 张文安：《周秦两汉神仙信仰研究》，博士学位论文，郑州大学，2005 年，第 45 页。

⑤ 《后汉书》卷八二下，《方术列传》，北京：中华书局，1965 年，第 2740 页。

⑥ 《后汉书》卷八二下，《方术列传》李贤注引《汉武内传》，北京：中华书局，1965 年，第 2741 页。

⑦ 《后汉书》卷八二下，《方术列传》，北京：中华书局，1965 年，第 2741 页。

有少容；庐江左慈知补导之术（按：指房中术）”[1]。

第三节　与神仙思想相关的问题

一、神仙思想与巫师、巫术

巫师是最早总结宣传长生不死思想和寻求不死之药的人。巫师是种古老的职业，是神灵崇拜发展到一定阶段的产物。巫师也称巫觋，古代称女巫为巫，男巫为觋，合称“巫觋”。巫觋是神的代言人，充当人与神之间的媒介，能上达民意，下传神旨。在史前时代的原始宗教活动中，没有专职巫师，由氏族长或部落首领主持祭祀、占卜、巫医、巫术和其他各项宗教活动。后来随着宗教活动的繁忙和社会的分工，大约在母系氏族社会中期出现了专职的巫师。[2] 在殷墟甲骨文中，我们既可看到很多专职巫师之资料，也可看到很多“王占曰”之语，说明彼时殷王还在兼任巫师。西周时，周公旦曾亲自为武王祷病，可见他也是一位兼职巫师。周代的巫师有官巫和民间巫之分。官巫就是巫祝史卜，在政府任职。民间巫则在民间从事宗教活动。春秋时期，随着奴隶制度的式微和崩溃，“学在官府”的传统局面被打破，学术向民间转移，同时伴随着人本主义的兴起，神的地位下降，大量官巫因而失业，也走入民间。

巫师是那个时代的高级知识分子，既能通神，同鬼神说上话，也能预知人的吉凶祸福，为人消灾却病，从事预言、占卜、祭祀、招魂、驱鬼、医疗等活动。因为古人认为病由鬼神引起，所以治病也是巫师的工作范围，巫师治病既通过祝由等巫术手段，也会使用药物等医学手段。春秋时期，巫师巫术开始向分科化方向发展，传统的巫师被进一步细分为不同的职业，如医生从巫医中独立出来，成为专门职业，出现了很多名医，如秦的医缓、医和，以及宋

---

① 曹丕：《典论·论郄俭等事》，严可均校辑：《全上古三代秦汉三国六朝文》之《全三国文》卷八，北京：中华书局，1958 年，第 1095 页。

② 参见宋兆麟：《巫与巫术》，成都：四川民族出版社，1989 年，第 26～32 页。

的文挚等人。除了医生，占卜师、相命师、地理师等也都纷纷独立，这些分科专职的巫师后来被统称为方士，但传统的通鬼神巫师仍然一直存在。因为有些方士也会通鬼神巫术，所以人们仍会称方士为巫，称医生为巫医者。《论语·子路》云“人而无恒，不可以作巫医”①，可见春秋时期医生身上巫的色彩还没有褪尽。

随着肉身不死观念的产生，人们对长寿的愿望越发强烈。巫师作为那时的知识分子和文化代表，便责无旁贷地对这一观念进行解释和引导，他们宣称世上确实有长生不死之药，人服后可以不死。巫师宣扬不死药之说有自己的个人目的，因为随着神的地位下降，巫师的地位也江河日下，更为糟糕的是，新崛起的医家越来越活跃，在生命和疾病问题上，巫觋的发言权越来越小，所以为了捍卫自己的权益，巫师必须有所作为。《山海经》记载有很多巫师上山寻找不死之药，《大荒西经》说有“巫咸、巫即、巫肦、巫彭、巫姑、巫真、巫礼、巫抵、巫谢、巫罗十巫”跑到灵山去找药，《海内西经》说“有巫彭、巫抵、巫阳、巫履、巫凡、巫相”登上了昆仑山，并且已经掌握了不死之药。当然，巫师的不死之药主要是供自己和帝王贵族吃的，断不会随便施药给普通人。巫师还进一步利用自己能沟通人神的优势，从传统的神灵崇拜中引申出人神形象，并进而演变为半人半神的神仙。

从事不死之药和神仙形象开发研究的巫师，已经离自己的正业渐行渐远，他们虽属于方士的一部分，但已经自成一派，后世称之曰神仙家。

二、神仙思想与方士、神仙家

方士，即擅长方术之士。因为方术有“方”、“术”、“术数”、“道”等叫法，所以在东汉以前古籍中，方士也被称作术士、术人、术客、术家、方术士、方术之士、有方之士、术数之士、技数之人、方技家、工技家、道人、道士、道术之士、道艺之士等。②

---

① 《论语·子路》，阮元校刻：《十三经注疏》，北京：中华书局，1980 年影印本，第 2508 页。

② 参见陈槃：《战国秦汉间方士考论》，《“中央研究院”历史语言研究所集刊》第 17 本，1948 年，第 7～19 页。

方士所掌握的方术，门类繁多，可以细分为很多方面。《汉书·艺文志》继承刘向父子《七略》的分类思想，将所有图书分作六略（六艺、诸子、诗赋、兵书、数术、方技），方术之书被归入数术略和方技略。数术略分为天文、历谱、五行、蓍龟、杂占、形法（主要是相术）六小类，而方技略分为医药、经方、房中、神仙四小类。[①] 可见神仙方术是方技类方术，与医家的医药和经方并列。

神仙家，是从事神仙之学的学术流派。神仙家是神仙思想和神仙方术的宣传者和实践者。神仙家的理论基础是世上有神仙，人通过服食仙药神丹或导引行气等方术，可以不死成仙。战国秦汉时，神仙家是重要的学术流派，属于“百家争鸣”之一家。《汉书·艺文志》曾给神仙家下过定义：

> 神仙者，所以保性命之真，而游求于其外者也。聊以荡意平心，同死生之域，而无怵惕于胸中。然而或者专以为务，则诞欺怪迂之文弥以益多，非圣王之所以教也。孔子曰：“索隐行怪，后世有述焉，吾不为之矣。”[②]

这段话的大意是：所谓神仙家，是为了保全性命的真元，而向大自然广游求取养生之道的人。姑且用此净化意念，安定心境，视生死无分界，心中没有死亡的恐惧。然而有人以此为业，专门去骗人，就不好了。

神仙家的人员构成，主要有专职的方士、隐士和其他人士。[③] 专职的方士本书有时亦称为“神仙方士”，以别于其他方士。神仙方士这一群体通常贪于名利，通过游说王侯，鼓动王侯成仙，以求荣宠，他们是神仙家中的求宠派。隐士群体中有一部分专注于修炼神仙方术者，他们潜修密炼，不计名利，不求闻达，为了自己成仙而修行，他们是神仙家中的实力派。但他们也有可能出山为帝王贵族服务，本质上也是方士。神仙家中的其他人士，包括帝王、大臣、儒生、平民等爱好神仙方术者，如张良、汉武帝、淮南王刘安、刘向等人。神仙方士和潜修隐士是神仙家的主体部分。

---

① 《汉书》卷三十，《艺文志》，北京：中华书局，1962 年，第 1764～1781 页。

② 《汉书》卷三十，《艺文志》，北京：中华书局，1962 年，第 1780 页。

③ 田诚阳先生将神仙家分为方士和隐士两部分，说法与本书不同。参见田诚阳：《仙学详述》卷首语，北京：宗教文化出版社，1999 年，第 8 页。

在诸子百家中,神仙家是重视方术的学术流派。神仙家的养生方术,主要有服食仙药术、外丹黄白术、辟谷术、导引行气术、守一养神术等。《汉书·艺文志》收录有神仙家十部著作大概就是这些内容,这十部书是:

《宓戏杂子道》二十篇。《上圣杂子道》二十六卷。《道要杂子》十八卷。《黄帝杂子步引》十二卷。《黄帝岐伯按摩》十卷。《黄帝杂子芝菌》十八卷。《黄帝杂子十九家方》二十一卷。《泰壹杂子十五家方》二十二卷。《神农杂子技道》二十三卷。《泰壹杂子黄冶》三十一卷。右(上)神仙十家,二百五卷。①

以上凡十家,原文合计为205卷(实际仅得201卷,原文当有讹误)。十书中九书有"杂子"(或"杂子道")一词。该词的含义,古今学者鲜有论及,段逸山主编《医古文》中注释"杂子道"曰"神仙家修真养性以求长生的方法"②。据此说,则"杂子"是神仙家养生之义。诸书前冠以宓戏(伏羲)、黄帝、神农者,皆为托名,这些古圣人在战国时已被塑造成人神,而黄帝又被进一步塑造为帝仙。泰壹,也称泰一、太一、太乙,是方士崇拜的最高天神,方士以为"天神贵者太一"③,书托为太一所著,盖以自重耳。这些书都已经亡佚,实际作者和成书年代都无可考证,但可以根据书名来推测书的大致内容。《宓戏杂子道》、《上圣杂子道》、《道要杂子》只标"杂子",大概为神仙家养生术之综合性质的书籍。《黄帝杂子步引》为导引书,其中"步引"之义,略有争论。明方以智《通雅》说:"步引,导引也,《汉志》有《黄帝杂子步引》十二卷。"④唐兰先生也以为"步引应该就是导引"⑤,更有学者疑"步引"本就是"导引"之讹⑥。而吴志超先生则以为步引是以步式为主的导引,其所谓步

① 《汉书》卷三十,《艺文志》,北京:中华书局,1962年,第1779页。

② 段逸山主编:《医古文》,北京:人民卫生出版社,2000年,第127页。

③ 《史记》卷二八,《封禅书》,北京:中华书局,1959年,第1386页。

④ 方以智:《通雅》卷十八,《身体》,《影印文渊阁四库全书》第857册,台北:台湾商务印书馆,1983年影印本,第403页。

⑤ 唐兰:《试论马王堆三号墓出土导引图》,马王堆汉墓帛书整理小组编:《导引图论文集》,北京:文物出版社,1979年,第5~6页。

⑥ 参见湖南省博物馆、中医研究院医史文献研究室:《马王堆三号汉墓帛画导引图的初步研究》,马王堆汉墓帛书整理小组编:《导引图论文集》,北京:文物出版社,1979年,第13页。

式包括站式和走式[①]。《黄帝岐伯按摩》为自我按摩保健的书籍。《黄帝杂子芝菌》讲的是服食芝菌之法，神仙家认为很多芝菌服后可以长生，如《抱朴子内篇·仙药》谓“五芝者，有石芝，有木芝，有草芝，有肉芝，有菌芝，各有百许种也”[②]。《黄帝杂子十九家方》、《泰壹杂子十五家方》是荟萃诸神仙家之方书，两书共有三十四家，可见修仙规模之盛。《神农杂子技道》当亦为神仙家综合性方术书，“技道”乃方术、技术之义[③]。《泰壹杂子黄冶》是黄白术之书，即探讨炼制药金药银之作。

三、神仙思想与阴阳家

阴阳家是战国时期提倡阴阳五行学说的一个学术流派，也叫阴阳五行家、五行家。战国晚期，齐宣王招聘文学游说之士，讲学议论于稷下。当时著名学者如“驺(邹)衍、淳于髡、田骈、接予、慎到、环渊之徒七十六人，皆赐列第，为上大夫，不治而议论。是以齐稷下学士复盛，且数百千人”。[④] 齐国稷下学宫以邹衍为代表的阴阳家，提出著名的阴阳五行学说，受到各方重视，成为一时显学。这个学派在当时声势甚隆，以致西汉司马谈《论六家要旨》总结阴阳、儒、墨、名、法、道德六家时，列阴阳家于首位[⑤]，而西汉刘向、刘歆《七略》也列阴阳家为九流十家之一，排序仅次于儒、道。

阴阳和五行的观念在战国以前即已存在。《周易》的卦名、阴阳爻、卦爻辞表明古人的阴阳观念已经相当成熟，《尚书》、《诗经》出现了书面的“阴”和“阳”名称，但这些书中的阴阳，起初为背阴或向阳之义，如称山南水北为阳，山北水南为阴。从春秋开始，阴阳概念的外延逐渐扩大，如在《左传·昭公

---

① 参见吴志超：《导引养生史论稿》，北京：北京体育大学出版社，1996年，第49页。

② 葛洪：《抱朴子内篇·仙药》，王明：《抱朴子内篇校释》(增订本)，北京：中华书局，1986年，第197页。

③ 《淮南子·道应训》有“技道之士”，即方术之士。

④ 《史记》卷四六，《田敬仲完世家》，北京：中华书局，1959年，第1895页。

⑤ 《史记》卷一三〇，《太史公自序》，北京：中华书局，1959年，第3288页。

元年》中，医和将阴、阳与风、雨、晦、明并列为天之“六气”①，并用阴阳来代称男女②，《老子》进一步提出“万物负阴而抱阳”③，《易传》提出“一阴一阳之谓道”④。很明显，这里的阴阳已经由实体观念上升为一个哲学概念了。战国时的阴阳家在这个基础上进一步推衍，认为世界上一切事物都可分为阴和阳两个方面，两者相互对立，却又相互依存，互为消长，一定条件下还可相互转化。

五行观念最早起源于殷商时代⑤，而现存文献中系统记载五行概念的是《尚书》。《尚书·洪范》曰：“五行：一曰水，二曰火，三曰木，四曰金，五曰土。水曰润下，火曰炎上，木曰曲直，金曰从革，土爰稼穑。润下作咸，炎上作苦，曲直作酸，从革作辛，稼穑作甘。”⑥提出五种物质元素，并描述其性质。同篇中除了“五行”外，还有五事（貌、言、视、听、思）、五纪（岁、月、日、星辰、历数）、五福（寿、富、康宁、攸好德、考终命）。可见这些自然现象和社会现象也被分为五类，跟五行有类似之处，但这五类之间还没有形成完整的系统，即后世的相生相克关系。春秋开始，有关五行的记载多了起来，《左传》、《国语》、《孙子》、《墨子》、《管子》都有五行的概念，并且将之与天命、鬼神联系起来，已经涉及相生相克的问题。阴阳家在此基础上进一步系统化，认为世间万物是由木、火、土、金、水这五种基本元素构成，而这五行之间有相生相克关系（见图 10），相生即木生火、火生土、土生金、金生水、水生木，相克

---

① 此前，《国语·周语上》记载西周宣王即位时，虢文公以“阴阳”二气释土地解冻与春雷震动原因；同篇另一则记载周幽王二年“西周三川皆震”，太史伯阳父也以“阴阳”二气释地震原因。《周语》的阴阳二气与医和所言二气含义一致。

② 《左传·昭公元年》医和说：“女，阳物而晦时。”意即：女为男之物，而应交于晦时（夜晚）。杨伯峻注：“疑阳物当释作阳之物，女阴男阳，女待男而成室家，育子孙，故女为阳之事。物，事也。……男女同寝常以夜，故云晦时。”杨伯峻：《春秋左传注》（第 2 版），第 1222 页。

③ 《老子·四十二章》，陈鼓应：《老子今注今译》（修订版），北京：商务印书馆，2003 年，第 233 页。

④ 《周易·系辞上》，阮元校刻：《十三经注疏》，北京：中华书局，1980 年影印本，第 78 页。

⑤ 胡厚宣先生认为甲骨文中已经有五方观念。

⑥ 《尚书·洪范》，阮元校刻：《十三经注疏》，北京：中华书局，1980 年影印本，第 188 页。

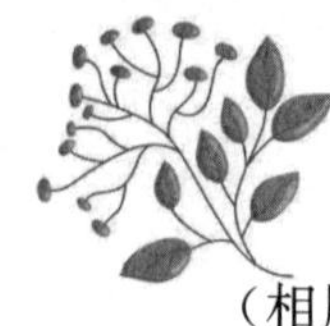

（相胜）即木克土、土克水、水克火、火克金、金克木。

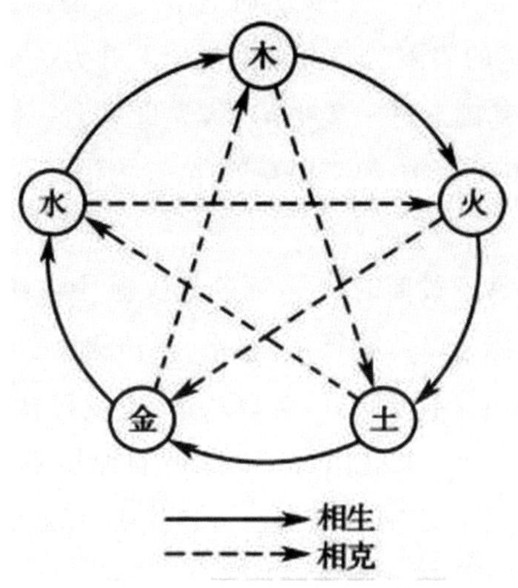

图 10　五行相生相克示意图

资料来源：采自孙广仁：《中医基础理论》（第 2 版），北京：中国中医药出版社，2007 年，第 49 页。

邹衍还进一步将阴阳学说与五行学说结合在一起①，成为阴阳五行学说，用以解释自然和社会现象。阴阳家的思想主要包括四个方面：农事上，"序四时之顺"；天象上，述"灾异之变"；历史上，倡"五德终始"说；地理上，有"大小九州"论。② 前两项内容是阴阳家的传统工作范围，后两项内容则是战国邹衍的发明创造。《汉书·艺文志》说："阴阳家者流，盖出于羲和之官，敬顺昊天，历象日月星辰，敬授民时。此其所长也。及拘者为之，则牵于禁忌，泥于小数，舍人事而任鬼神。"③阴阳家的前身是"羲和之官"，即政府掌管星相历法的羲氏、和氏，本职工作是观测星相，制定历书，以"序四时之大顺"，而"敬授民时"，让天子和百姓根据不同的季节安排相应的活动。这部分思想内容体现在《吕氏春秋》十二纪、《管子》（《幼官》、《四时》、《五行》诸

---

①　梁启超先生首先证明是邹衍做了这项工作。参见梁启超：《阴阳五行说之来历》，顾颉刚：《古史辨（五）》，上海：上海古籍出版社，1982 年影印本，第 353 页。

②　参见徐强：《顺天应时之道——先秦阴阳家思想初探》，硕士学位论文，山东大学，2005 年，第 30 页。

③　《汉书》卷三十，《艺文志》，北京：中华书局，1962 年，第 1734～1735 页。

篇)、《礼记·月令》、《逸周书·时训解》、《淮南子·时则训》之中。因为懂星相,所以阴阳家也会“深观阴阳消息,而作怪迂之变”,从“天人感应”角度解释各种灾害和祥瑞之象。而“五德终始”说是邹衍的成名理论,认为朝代更替是五行相克所致,因为尧舜是土德,夏禹是木德,殷商是金德,周是火德,以后肯定还会有水德的王朝代周(后来秦自认为水德)。邹衍的“大小九州”说认为宇宙间有九大州,“赤县神州”(中国)乃其一,大禹所划定的国内九州是小九州,这种理论连司马迁都认为其“闳大不经”。邹衍的这种地理观与《山海经》有类似之处,所以有学者认为《山海经》即出自邹衍之手①。

阴阳家属于专业的官巫出身,与神仙家背景相同。但战国时新产生的神仙家没有什么系统的理论,只有神话和方术,适逢阴阳家的阴阳五行学说盛行,于是神仙家也吸收了阴阳五行学说。从此以后,神仙家身上流有阴阳家的血液。胡适先生甚至说神仙家是齐学的“一个很大的支流”②,而他所说的齐学,就是阴阳家。神仙之学中随处可见阴阳五行学说的影子。

譬如汉武帝胜日驱鬼就是贯穿了五行相胜理论。因为神仙家认为神仙下界要有好的环境,尤其是不能与恶鬼恶神碰面,秦始皇在渤海射杀的巨鱼,便被认为是海中恶神,在暗中阻挠徐市的寻仙。少翁欲招神仙下界,迟迟没有实现,亦认为当中有恶鬼阻挠。于是让汉武帝制作了画有云气的车子,并“以胜日驾车辟恶鬼”③,即甲乙日(木日)驾青车驱赶属土的恶鬼,丙丁日(火日)驾赤车驱赶属于金的恶鬼,戊己日(土日)驾黄车驱赶属于水的恶鬼,庚辛日(金日)驾白车驱赶属于木的恶鬼,壬癸日(水日)驾黑车驱赶属于火的恶鬼。也就是在五行相胜之日分别驾五行所属颜色的车子来驱恶鬼,而鬼的五行属性正好为日子和颜色的五行属性所胜。

化色五仓术也是神仙家吸收阴阳家理论发明的方术。该术见于谷永上书谏成帝之奏章中,谷永曰:

> 及言世有仙人,服食不终之药,遥兴轻举,登遐倒景,览观县(悬)

---

① 参见何观洲:《〈山海经〉在科学上之批判及作者之时代考》,苑利主编:《二十世纪中国民俗学经典·神话卷》,北京:社会科学文献出版社,2002年,第49页。

② 胡适:《胡适全集》第6卷,合肥:安徽教育出版社,2003年,第24页。

③ 《史记》卷十二,《孝武本纪》,北京:中华书局,1959年,第458页。

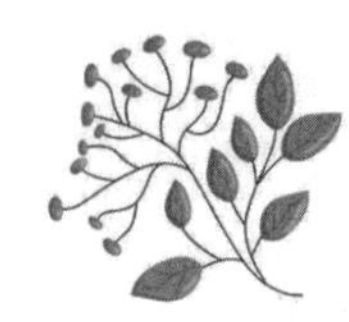

> 圃，浮游蓬莱，耕耘五德，朝种暮获，与山石无极，黄冶变化，坚冰淖溺，化色五仓之术者，皆奸人惑众，挟左道，怀诈伪，以欺罔世主。[①]

颜师古注引李奇："思身中有五色，腹中有五仓神。五色存则不死，五仓存则不饥。"[②]清沈钦韩曰："化色五仓，此内景炼胎之术。其法亦不一，太素三气奔日奔月之类。"[③]化色五仓之术，文献记载相关资料较少，未得其详。盖亦以五行思想来存思、辟谷的方术。

此外，《汉书·郊祀志》载王莽兴神仙事，听信方士苏乐之言，"种五粱禾于殿中，各顺色置其方面，先煮鹤髓、毒冒（按：玳瑁）、犀玉二十余物渍种，计粟斛成一金。言此黄帝谷仙之术也"。[④] 这套黄帝"谷仙"术的大致流程是，取青赤黄白黑五色禾谷，用预先煮好的鹤髓等二十余种药物浸泡五色禾。泡好后，各依五色之方位种植于殿中，青色种于东边，赤色种于南边，白色种于西边，黑色种于北边，黄色种于中央，五色禾谷长成后，估计是用来服食的。此"谷仙"方术，颜师古认为即"谷永所谓耕耘五德也"[⑤]（参上段引文）。显然这种方术也受五行学说的影响。

《汉书·艺文志》载阴阳家著作有21家369篇，但都已失传。秦汉以后，阴阳家与墨、法、兵、名诸家的命运一样，迅速没落，已经不能成为单独的学派，但其理论已经融入儒、道二家之中。

四、神仙思想与道家、黄老道、道教、道士、方仙道

道家是中国古代另一个重要的学术流派，是春秋时期的老子创立的。"道家"之名，首见于司马谈《论六家要旨》，此后"道家"的名称广为人所用，刘向、刘歆的《七略》将之列为九流十家之一。《汉书·艺文志》载有道家著作37家993篇，而在《老子》之前，列有《伊尹》、《太公》、《辛甲》、《鬻子》、《管子》诸书，可见作者认为伊尹（商相）、辛甲（商纣之臣）、西周姜太公、楚祖鬻

---

① 《汉书》卷二五下，《郊祀志下》，北京：中华书局，1962年，第1260页。

② 《汉书》卷二五下，《郊祀志下》，北京：中华书局，1962年，第1262页。

③ 沈钦韩：《汉书疏证》卷十九，"化色五仓"条，《续修四库全书》第266册，上海：上海古籍出版社，1995年影印本，第548页。

④ 《汉书》卷二八下，《郊祀志下》，北京：中华书局，1962年，第1270页。

⑤ 《汉书》卷二五下，《郊祀志下》颜师古注，北京：中华书局，1962年，第1270页。

子、齐的管仲皆为道家先驱。这也说明老子创立的道家有更古老的思想渊源。老子在其著作《老子》(亦称《道德经》)中提出自己的“道论”，认为“道”是万物的本原，是事物变化的规律，“道”居于上帝鬼神之上，强调清静无为，顺乎自然。亦强调治身修道，认为“深根固柢，长生久视之道”[①]，自己也终享以高寿[②]。《老子河上公章句》是汉代人托名战国河上公的著作[③]，该书就是从无为治国、清静养生的角度解释《老子》经文。战国时的庄子则继承和发展了老子的学说，《庄子》发展了老子“道”的学说，并认为天地万物是由“气”构成的，人的生死与气的聚散有关。《庄子》一书中也描述了“真人”、“至人”、“神人”等神仙人物，并提出了导引、守一、坐忘等用于延年益寿的修道方术。可见老庄之学与神仙思想是有一定的亲缘关系的。

黄老之学是起源于战国时齐的稷下学宫，传播盛行于秦汉的学术流派。道家批判地吸收阴阳、儒、墨、法等各家思想，形成黄老之学。这实际是托名黄帝，渊源于老子的新道家。[④] 蒙文通先生曾把先秦道家分为两派，一派称为“南方(楚)的道家”，以老子和庄子为代表。另一派称为“北方(齐)的道家”，以杨朱为代表，认为“北方道家就是黄老之学的前驱”。[⑤] 汉初的统治阶级重视清静无为的黄老之学，相国曹参、窦太后(汉景帝之母)、景帝等人都沉溺于黄老之学，以至黄老之学大兴，成为汉初显学。因为黄老之学名气较响，深入人心，加之皇帝好神仙，神仙家遂又与黄老之学融合，形成新的黄老之学，或称黄老道，或称黄老，或称道家。《四库全书总目》说：“考《汉志》所录，道家三十七部，神仙家十部，本截然两途。黄冠者流(按：指道教徒)恶

---

① 《老子·五十九章》，陈鼓应：《老子今注今译》(修订版)，北京：商务印书馆，2003年，第288页。

② 司马迁云：“老子百有六十余岁，或言二百余岁，以其修道而养寿也。”《史记》卷六三，《老子韩非列传》，北京：中华书局，1959年，第2142页。

③ 王明先生《老子河上公章句考》认为该书是东汉桓灵时黄老学者托名战国河上丈人之作，而王卡先生认为“《河上公章句》应成书于西汉之后，魏晋之前，大约在东汉中后期”。参见王卡：《老子道德经河上公章句·前言》，北京：中华书局，1993年，第3页。

④ “新道家”之名源于熊铁基先生。参见熊铁基：《秦汉新道家略论稿》，上海：上海人民出版社，1984年。

⑤ 参见蒙文通：《杨朱学派考》、《略论黄老学》，《古学甄微》，成都：巴蜀书社，1987年，第243～284页。

清静之不足耸听，于是以丹方符箓炫耀其神怪，名为道家，实皆神仙家也。黄老之学，汉代并称，然言道德者称老子，言灵异者称黄帝。”[①]在“黄老道”一词中，黄即黄帝，代表神仙家、阴阳家那一套；老即老子，继承传统老庄道家那一套。信奉黄老道的人，成分更为复杂，既有方士、隐士，也有政治家等各阶层的人。黄老之学与神仙家的融合是不可否认的，冯友兰先生也承认：“无论如何，事实是后期的黄老之学，有一派流为神仙家。”[②]

道教是中国土生土长的宗教，有必备的宗教特征。东汉末年，张道陵、张角等人在黄老道基础上分别创立了五斗米道（也称天师道）和太平道，成立了专门的宗教组织，标志着道教的正式产生。胡孚琛主编的《中华道教大辞典》给道教所作的定义是：

> 所谓道教，是中国母系民族社会自发的原始宗教在演变过程中，将各种巫术、禁忌、方技术数、鬼神祭祀、民俗信仰、神话传说等综合起来，以融汇道家和神仙家的黄老学说为旗帜和理论支柱，杂取儒家、墨家、阴阳家、五行家、医家、方技家、养生家等诸学派的修炼理论、伦理观念和宗教信仰成分，在劝世度人、长生成仙，进而追求与道合一的目标下神学化、方术化为多层次的宗教体系。它是以道的信仰为核心、融汇中华民族传统文化的多种成分，不断汲取佛教的宗教形式，逐步发展而成的具有民众文化特色的宗教。[③]

道教继承了黄老道、神仙家的遗产，此后道教成为宣传神仙信仰的旗手和主体。

道士之称始于汉，本为方士的别称，意谓有道术之士（道术即方术），《列仙传》中屡用“道士”来称方士。道士也称道人，《汉书·京房传》：“今涌水已出，道人当逐死，当复何言？”颜师古注：“道人，有道术之人也。”[④]陈国符先

---

① 永瑢等：《四库全书总目》卷一四六，《子部·道家类》，《影印文渊阁四库全书》第3册，台北：台湾商务印书馆，1983年，第1103页。

② 冯友兰：《中国哲学史新编（上卷）》，北京：人民出版社，1998年，第552页。

③ 胡孚琛主编：《中华道教大辞典》“道教”条，北京：中国社会科学出版社，1995年，第44页。

④ 《汉书》卷七五，《眭两夏侯京翼李传》，北京：中华书局，1962年，第3164、3165页。

生说:"道士之称,虽原于汉,至晋以后,方士之称,始不复通用,而以道士代之。"①魏晋时期,道士、道人既用于称呼道教徒,也用于称呼佛教徒。至南北朝时,乃以道士专称道教徒,而以道人专指佛教徒。②

"方仙道"最早由司马迁提出,《史记·封禅书》说:"宋毋忌、正伯侨、充尚、羡门高最后皆燕人,为方仙道,形解销化,依于鬼神之事。"③这些人实际就是最早兴起于燕齐的神仙家,"方仙道"可以解释为"方术仙术之道",即研究尸解成仙那一套方术。笔者搜索《中国基本古籍库》④,发现宋以前提到"方仙道"的,只有司马迁这句话。近几十年来,"方仙道"的概念被研究道教的学者改写。王明先生称"方仙道"为贵族宗教,他分道教为民间道教和贵族道教,"前者叫作鬼道或巫鬼道,如张鲁据汉中,'以鬼道教民'(《三国志·魏志·张鲁传》),以符水治病。后者叫仙道或方仙道,即服食药物企求长生不死的神仙道"⑤。陈撄宁先生则认为方仙道是战国时的神仙家和阴阳家的合称,"方仙道原先是我国古代的一个学术流派,它指的是战国时期信奉'神仙家'和'阴阳家'学说的燕齐方士。'方仙道'是中国早期道教的前身,它的发展和变化产生了中国道教"⑥。《中华道教大辞典》说方仙道是在神仙家基础上发展起来的,"这些追求长生不死的神仙家,战国时逐步同阴阳家、方技家、术数家合流,组成专门修习各种仙术的方士集团,史家称为方仙道"⑦。可见各家对方仙道的新概念并未统一。

---

① 陈国符:《道藏札记》,《道藏源流考》(增订版),北京:中华书局,1963年,第258页。

② 参见胡孚琛主编:《中华道教大辞典》"道士"条,北京:中国社会科学出版社,1995年,第491页。

③ 《史记》卷二八,《封禅书》,北京:中华书局,1959年,第1368～1369页。

④ 刘俊文编纂:《中国基本古籍库》(网络数据库),北京:北京爱如生数字化技术研究中心,2006年。

⑤ 王明:《抱朴子内篇校释·序言》(增订本),北京:中华书局,1986年,第3～4页。

⑥ 陈撄宁著,中国道教协会编:《道教与养生》(第2版),北京:华文出版社,2000年,第121页。

⑦ 胡孚琛主编:《中华道教大辞典》"方仙道"条,北京:中国社会科学出版社,1995年,第44页。

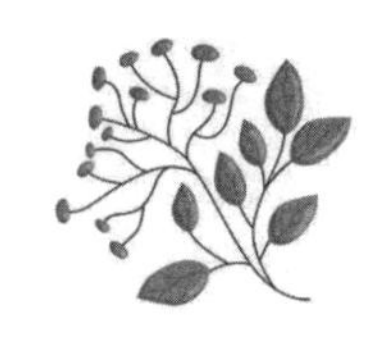

本章小结

本章通过讨论神仙思想的起源、产生原因、形成和发展过程，力图证明神仙思想是战国、秦汉求仙修炼等养生活动的引擎。

春秋战国之际，人们在长期向神灵祈寿的过程中，逐渐产生了肉身不死的观念。社会的动荡和困苦，使人们又产生了逍遥物外、避开现世的动机。人神的涌现和自然神的人格化，神山和天梯的塑造，为人间追求长生不死和逍遥物外的人们打开了成仙的大门。而随着《山海经》、《楚辞》和《庄子》这些脍炙人口的著作的流传，书中描述的神仙形象逐渐深入人心。不死之药传说的出现，强化了人们对长生不死的预期，加上方士的宣传鼓吹，神仙思想在战国中晚期最终形成。神仙思想最初发源于荆楚文化，而黄河之源的昆仑山被塑造成最有影响力的神山，传说那里有上帝、诸神、西王母和不死药。后来神仙思想东传到燕齐，形成燕齐的蓬莱神仙思想。

战国时燕齐方士首先探索神仙不死之道，宋毋忌、正伯侨、充尚、羡门高等人开始研究修炼尸解成仙之术。但另有一些实力不济的神仙方士则在拼命鼓吹三神山传说，说渤海中有蓬莱、方丈、瀛洲三座神山，山上有仙人和不死之药，只要能找到神仙，讨到仙药，就可以长生不死了。齐威王、齐宣王和燕昭王也相信这些传说，派人入海寻仙，但终无结果。秦始皇极欲淫威，渴望成仙，统一六国后也派徐市、卢生等人入海求仙，花费无数，同样一无所得。汉武帝求仙近五十年，任用方士无数，从入海求仙、访求仙药，到炼丹通神，建庙候神，什么方法都试过了，自己也曾多次去泰山封禅，东临渤海，望祠蓬莱，也是一无所验。汉武帝以后，帝王停止了入海寻仙的脚步，但他们虔诚的神仙信仰没有改变。神仙家的宣传和帝王的示范，使民间的神仙思想得到推广和普及，汉武帝以后，帝王贵族的求仙活动已经不再是求仙活动的主流，普通士人和平民百姓也参与到成仙修炼的大潮中。

在神仙思想的发展期，以方士为主体的神仙家一直是主要的推手。神仙是由神灵演变过来，而方士的前身——巫师又是被认为能够通神灵的人，所以研究和宣传神仙思想成了方士的历史使命。战国时的神仙家吸收了阴阳家的阴阳五行学说，使神仙思想和神仙方术有了系统哲学理论的支持。汉代神仙家与黄老之学融合，形成黄老道。东汉末年，张道陵、张角等人在黄老道基础上创立了五斗米道（也称天师道）和太平道，成立了专门的宗教组织，标志着道教的正式产生。道教继承了黄老道、神仙家的遗产，此后道教成为宣传神仙信仰的旗手和主体。

战国秦汉之时，神仙家不断探索成仙之术，服食、服金、炼丹、行气、辟谷、房中等养生诸术应运而生，并形成了服食、静修、导引、房中四大方术流派。从神仙方士到隐士儒生，从诸侯将相到平民百姓，都热衷于修炼养生方术，中国的传统养生活动从此蓬勃兴起。一言以蔽之，神仙思想是战国、秦汉养生活动的引擎。

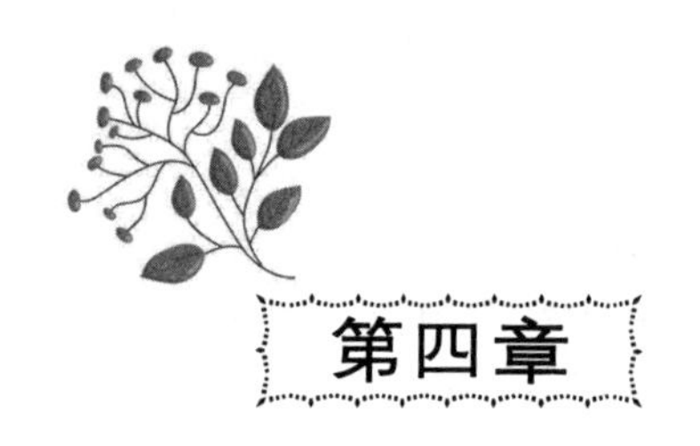

第四章

服食派养生方术探源

战国秦汉的养生方术流派可分为服食、静修、导引、房中四派。服食派人物分布广泛，遍及方士、帝王、士大夫及普通百姓。在四个养生流派中，服食派是声势较大的一个流派。服食派，是指通过服食仙药、药金药银、神丹以求长生的流派。仙药是指生长于大山海岛以及陆地之上的植物、动物和矿物药，药金药银是指用矿石人工炼制的具有金黄色和银白色的合金，而神丹是指通过水火法炼制朱砂、铅等矿物而成的丹药。据此，服食派的养生方术实际可细分为：寻仙术、服药术、炼金术（黄白术）和炼丹术（外丹术）。本章主要探讨服食派养生方术的发生、发展和演变的历史。

第一节　服食派的哲学和嚆矢

一、精气论

中国古代的养生术是从神仙方术中发展起来的。神仙家的求仙方术繁多，经过不断发展和淘汰，服食、行气、辟谷、导引、房中等方术都被保留下来，并成了中国古代养生术的奠基石。这些养生术在产生、形成和发展过程中，都贯穿着一个共同的哲学基础——精气论。

精气论是产生于先秦的古代哲学思想，包括精的学说和气的学说，所以也称为“精气学说”。“精气学说”之名,由中医学界在20世纪90年代首先提出[①]。哲学界或称为“气论”、“元气论”、“气一元论”,这种叫法忽略了精[②],是一个有先天缺陷的名称,因为无论在古代哲学中,还是在医学中,精和气都是不同的概念。

(一)哲学界之精气论

精气论是有关气和精的哲学理论,其中气是主要的。人类应该很早就感受到普通之气了,比如天上的云气、弥漫的雾气、燃烧的烟气、煮饭的蒸气、四方的风气、呼吸之气、寒暖之气以及血中热气(如宰杀动物时血中冒出的热气),这些气在日常生活中都易见到或感觉得到。这些普通之气,是气体状态的物质,也可以称为“物理之气”或“常识的气概念”[③]。古代哲学家正是在普通之气的基础上,引申提炼、升华发展而成哲学之气。

西周末年,气被用来解释自然和社会现象,开始脱离“物理之气”的概念,逐渐向哲学之气过渡。据《国语·周语上》载,西周末年的伯阳父论地震原因时说:

> 夫天地之气,不失其序,若过其序,民乱之也。阳伏而不能出,阴迫而不能烝(按:升也),于是有地震。[④]

---

① 为使中医的哲学基础内容更加完整,1995年版的中医学专业本科教材《中医基础理论》在第一章的“阴阳学说”和“五行学说”两节前,特增设“精气学说”一节,从此“精气学说”之名在中医界成为通行的基本理论。参见吴敦序主编:《中医基础理论》“编写说明”,上海:上海科学技术出版社,1995年。

② 有些哲学家认为精即气,所以忽略了精。

③ “物理之气”乃李存山先生说法,他认为“气”概念有物理、生理、心理、伦理、哲理五个层次的含义,并称之为“一气涵五理”(参见李存山:《“气”概念几个层次意义的分殊》,《哲学研究》2006年第9期,第34页)。“常识的气概念”乃张岱年先生说法(参见张岱年:《中国古典哲学概念范畴要论》,《张岱年全集》第四卷,石家庄:河北人民出版社,1996年,第491页)。

④ 《国语·周语上》,徐元诰:《国语集解》,王树民、沈长云点校,北京:中华书局,2002年,第26~27页。

伯阳父把天地之间的气分为阴气和阳气两类[①]，阴阳二气本应各守本位，阳气在上，阴气在下。若阴阳错位，阴气迫阳，阳不得升，便会发生地震。伯阳父的这一论述被认为是“上古时代关于气的最早的学说”[②]。

春秋时天地之气的概念被细分，天气一分为六，地气一分为五。天之“六气”说源于秦国的医和，《左传·昭公元年》载其“六气致病说”：

> 天有六气，降生五味，发为五色，征为五声，淫（按：过度）生六疾。六气曰阴、阳、风、雨、晦、明也。分为四时，序为五节，过则为菑（灾）。阴淫寒疾，阳淫热疾，风淫末疾，雨淫腹疾，晦淫惑疾，明淫心疾。[③]

天之六气，即阴、阳、风、雨、晦、明。六气过度会致病：阴气过度易生寒疾，阳气过度易生热疾[④]，风气（风邪）过度易致四肢之疾，雨气（湿邪）过度易致腹疾，晦气过度易致心惑乱，明气过度易致心劳之疾[⑤]。地之五气，即金、木、水、火、土五行之气。春秋时期有“天六地五”之说法，如《国语·周语下》载单襄公语：“天六地五，数之常也”。韦昭注：“天有六气，谓阴、阳、风、

---

① 张岱年先生说：“伯阳父讲‘天地之气’，又讲阴阳，阴阳当是天地之气的内容。”参见张岱年：《中国古典哲学概念范畴要论》，《张岱年全集》第四卷，石家庄：河北人民出版社，1996年，第483页。

② 张岱年：《中国古典哲学概念范畴要论》，《张岱年全集》第四卷，石家庄：河北人民出版社，1996年，第483页。

③ 《左传·昭公元年》，阮元校刻：《十三经注疏》，北京：中华书局，1980年影印本，第2025页。

④ 古今注家对于医和六气论中的“阴”、“阳”（阴气和阳气）未有详述，笔者以为此阴气可能指寒气，阳气指热气。证据如下：《尚书·洪范》曰：“庶征：曰雨，曰旸，曰燠，曰寒，曰风。曰时（是）五者来备，各以其叙（序），庶草蕃庑（芜）。”（《十三经注疏》，北京：中华书局，1980年影印本，第192页）所列的五个“庶征”（天象的一些征兆），是雨、旸（晴天）、燠（热）、寒、风，若一年中五种天气齐备，并各以其序发生，则百草丰茂。这里的五“庶征”应该是医和“六气”论的祖源，六气中的“阴”、“阳”对应“庶征”的“寒”和“燠”，“明”则对应“旸”。《庄子·田无方》有：“至阴肃肃，至阳赫赫”（郭庆藩《庄子集释》，王孝鱼点校，北京：中华书局，1961年，第712页），唐成玄英疏：“肃肃，阴气寒也；赫赫，阳气热也”（《庄子集释·田子方》，第713页）。也是说阴气很寒冷，阳气很炽热，可作佐证。

⑤ 晋代杜预注：“晦，夜晚也。为宴寝过节，则心惑乱。明，昼也。思虑烦多，心劳生疾。”《左传·昭公元年》，杜预注，阮元校刻：《十三经注疏》，北京：中华书局，1980年影印本，第2025页。

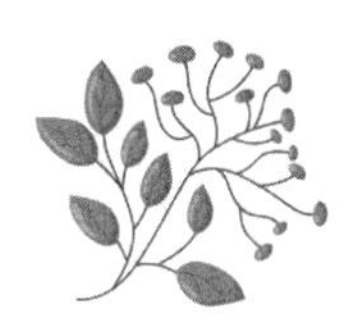

雨、晦、明也；地有五行，金、木、水、火、土也。”[①]

春秋末期，老子[②]作为思想解放运动的先驱者，提出了道论，颠覆了盛行数千年的宗教天道观。他眼见当时王权坠落、天下纷争、诸侯争霸、权臣攻杀、杀人盈野的现状，想到天帝如有意识，绝不会容忍世人如此作孽。所以他首先解放思想，打破对天帝的迷信，提出自己的道论，认为道在“帝之先”[③]（在天帝之前），道“为天下母”[④]（是天地万物的本原）。道论中“道”是最高哲学范畴，“气”概念始终处于“道”之下，为第二级范畴。《老子·四十二章》中提到了道气思想：

> 道生一，一生二，二生三，三生万物。万物负阴而抱阳，冲气以为和。[⑤]

张岱年先生说：“这里‘三’指阴阳与冲气，‘二’指天地，‘一’应指天地未分的统一体。”[⑥]按张氏所说，道生出的“一”是天地未分的统一体，即后世所说的混沌未分的元气。“一”再生出天地，天地分出阴气、阳气和冲气，然后此三气便生出万物了。从古到今，对这句话中的“一”、“二”和“三”的解释分歧较大[⑦]，但古今学都达成这样一个基本共识，即道生气，气生万物。《老子》书中三处言及气，另两处说：

> 专气致柔，能婴儿乎？（《第十章》）[⑧]

---

① 《国语·周语下》韦昭注，徐元诰：《国语集解》，王树民、沈长云点校，北京：中华书局，2002年，第89页。

② 关于老子其人，古来即有争议，学界有关老子的讨论情况，可参见饶尚宽译注本《老子》的“前言”部分（北京：中华书局，2006年，第1～10页）。

③ 《老子·四章》，陈鼓应：《老子今注今译》（修订版），北京：商务印书馆，2003年，第90页。

④ 《老子·二十五章》，陈鼓应：《老子今注今译》（修订版），北京：商务印书馆，2003年，第169页。

⑤ 《老子·四十二章》，陈鼓应：《老子今注今译》（修订版），北京：商务印书馆，2003年，第233页。

⑥ 张岱年：《中国古典哲学概念范畴要论》，《张岱年全集》第四卷，石家庄：河北人民出版社，1996年，第509页。

⑦ “一”的解释略可分为两派：一派认为道即一，以《淮南子》为代表，蒋锡昌、陈鼓应等学者坚持这一说法。另一派认为“道生一”，道一不同，如张岱年、冯友兰、李存山等学者坚持此观点。“二”的解释，或释作“天地”，或释作“阴阳”（如《淮南子·天文训》），即阴阳之气。

⑧ 陈鼓应：《老子今注今译》（修订版），北京：商务印书馆，2003年，第108页。

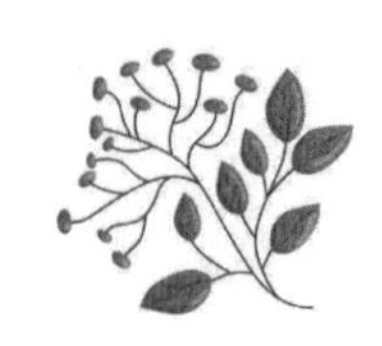

心使气曰强。(《第五十五章》)[①]

这两处的“气”都已谈到人体之气了。“专”为结聚之义,人体的气结聚在一起后能使骨弱筋柔,便如婴儿一样精充气和。而心如果主使了和气就叫逞强,易催人老,不合于道。

《庄子》继承并发展了《老子》的道气思想。《庄子》认为气是生成万物的本原,生命本是“杂乎芒芴(按:恍惚)之间,变而有气,气变而有形,形变而有生。今又变而之死,是相与为(按:这就像)春秋冬夏四时行也”[②]。万物如此,人自不例外,《知北游》篇说:“人之生,气之聚也。聚则为生,散则为死。……故曰‘通天下一气耳’。”[③]认为人的生命同样是气构成和维持的,人的生死就是气的聚散。

《管子》[④]亦多处提到道气思想,《枢言》篇曰:“有气则生,无气则死。”[⑤]《内业》篇曰:“搏(抟)气如神,万物备存。”[⑥]《管子》认为宇宙本原之气,先分为天地二气,然后由天地二气交合而生万物。除了天地之气外,四时有春夏秋冬之气,气候有风寒燥湿之气,人体也有血气。天地之气与万物之气是相互响应的,《形势解》:“春者,阳气始上,故万物生。夏者,阳气毕上,故万物长。秋者,阴气始下,故万物收。冬者,阴气毕下,故万物藏。”[⑦]

精气论中的“精”,是气中之精华部分,主要是指主管生育的那部分气,也称精气。《老子·五十五章》最早提到“精”:“(婴儿)骨弱筋柔而握固,未

---

① 陈鼓应:《老子今注今译》(修订版),北京:商务印书馆,2003年,第274页。

② 《庄子·至乐》,郭庆藩:《庄子集释》卷六下,王孝鱼点校,北京:中华书局,1961年,第615页。

③ 郭庆藩:《庄子集释》卷七下,王孝鱼点校,北京:中华书局,1961年,第733页。

④ 该书托名春秋时的管仲,实际是战国时齐国稷下黄老学派(新道家)的著作总集,非出一人之手,亦非一时之书,内容庞杂,涉及法家、儒家、道家、阴阳家、名家、兵家和农家的观点。

⑤ 《管子·枢言》,黎翔凤:《管子校注》卷四,梁运华整理,北京:中华书局,2004年,第241页。

⑥ 《管子·内业》,黎翔凤:《管子校注》卷十六,梁运华整理,北京:中华书局,2004年,第943页。

⑦ 《管子·形势解》,黎翔凤:《管子校注》卷二十,梁运华整理,北京:中华书局,2004年,第1168页。

知牝牡之合而朘(按：指阴茎)作，精之至也。"[①]男婴儿虽然筋骨柔弱，但是会紧握拳头，虽然不知男女交合之事，但是小生殖器会自动勃起，这是精气充盈的缘故。

《庄子》也描述了精(精气)：

> 今我愿合六气之精以育群生，为之奈何？(《庄子·在宥》)
>
> 形本生于精，而万物以形相生。(《庄子·知北游》)

这里所说的精是宇宙本原之精。

精除了造万物，同样会造人。《管子·内业》说："凡人之生也，天出其精，地出其形，合此以为人。和乃生，不和不生。"[②]《管子·水地》篇则提到男女具体的生殖之精造人："人，水也。男女精气合，而水流形(按：成形)。"[③]对于精的成分，《管子·内业》云："精也者，气之精者也。"[④]是说精是气的精华部分。这种思想为汉代人所继承，董仲舒《春秋繁露·通国身》曰："气之清者为精，人之清者为贤。治身者以积精为宝，治国者以积贤为道。"[⑤]此处"气之清"即"气之精"之义。张家山汉简《引书》曰："人生于清，不智(知)爱其气，故多病而昜(易)死。"此处之"清"亦"精"义，而整理小组却误读为"情"[⑥]。

(二)《黄帝内经》之精气论

《黄帝内经》(包括《素问》和《灵枢》)作为医经，更为详尽地论述了"精气"，使精气论成为中医学理论体系的重要组成部分。《黄帝内经》之气大致

---

① 陈鼓应：《老子今注今译》(修订版)，北京：商务印书馆，2003年，第274页。

② 《管子·内业》，黎翔凤：《管子校注》卷十六，梁运华整理，北京：中华书局，2004年，第945页。

③ 《管子·水地》，黎翔凤：《管子校注》卷十四，梁运华整理，北京：中华书局，2004年，第815页。

④ 《管子·内业》，黎翔凤：《管子校注》卷十六，梁运华整理，北京：中华书局，2004年，第937页。

⑤ 董仲舒：《春秋繁露·通国身》，苏舆：《春秋繁露义证》，钟哲点校，北京：中华书局，1992年，第182页。

⑥ 参见张家山二四七号汉墓竹简整理小组编著：《张家山汉墓竹简(二四七号墓)》(释文修订本)，北京：文物出版社，2006年，第185页。

可分为三大类：天地之气、四时之气、人体之气。

天地之气是宇宙本原之气，《黄帝内经》承袭了气一元论思想，认为人和万物都是“天地合气”后化生出来的：

在天为气，在地成形，形气相感而化生万物矣。（《素问·天元纪大论》）

本乎天者，天之气也；本乎地者，地之气也。天地合气，六节分而万物化生矣。（《素问·至真要大论》）

天覆地载，万物悉备，莫贵于人。人以天地之气生，四时之法成。（《素问·宝命全形论》）

夫人生于地，悬命于天，天地合气，命之曰人。（《素问·宝命全形论》）

四时之气，即春、夏、秋、冬四季之气。四时之气与人的生理、疾病、养生都有关系。《素问·六节藏象论》说肝通春气，心通夏气，肺通秋气，肾通冬气。《素问·四气调神大论》进一步指出，人需要根据四时之气而灵活调整养生方法。《素问·生气通天论》说若违反四时节宣之宜，即使现时不发病，也会伏而后发。除了四时之气外，《黄帝内经》还将自然界风、寒、暑、湿、燥、火六种不同的气候变化归为“六气”。此“六气”成为中医学理论的重要范畴。

人体之气有多种。人体五脏有“五气”[①]，《素问·阴阳应象大论》谓“人有五藏（脏），化五气，以生喜怒悲忧恐”，五气即肝气、心气、脾气、肺气、肾气。人饮食的五味（酸苦甘辛咸）可以滋养五脏之气，“五味入口，藏于肠胃。味有所藏，以养五气。气和而生，津液相成，神乃自生”[②]。《黄帝内经》还有宗气、营气、卫气、脉气、经气、络气、胃气等不同种类的气。

《黄帝内经》所讲的精，主要是人体之精，大致可分为一身之精、先天之

① 在《黄帝内经》中，“五气”除了指五脏之气外，还指：臊、焦、香、腥、腐五种气味，木、火、土、金、水五运之气，酸、苦、甘、辛、咸五味在人体内所化之气，东、南、中、西、北五方之气，青、赤、黄、白、黑五色之气。参见徐宁：《中国古代哲学精气概念与中医学精气概念之研究》，博士学位论文，山东中医药大学，2008年，第40～41页。

② 《黄帝内经素问》卷三，《六节藏象论》，北京：人民卫生出版社，1956年影印本，第28页。

精、水谷之精、生殖之精和脏腑之精五种[1]。精是构成人体的最基本物质，人体之精主要来源于父母的先天之精和出生后饮食中的水谷之精(饮食之精)。水谷之精不断供养先天之精，二精在体内融合，为人体提供能量。人体处处皆受精之濡养，而以五脏六腑使用量最大。平时五脏六腑虽皆藏有精，但精的总仓库在于肾，《素问·上古天真论》谓"肾者主水，受五藏(脏)六府(腑)之精而藏之"。[2] 肾精中用于生育而能排出体外的精称为生殖之精，即生殖器官排出的精液(女人的精液指性兴奋时阴道的分泌液)。精是浓缩的气，在体内一般是液态，但随时可以转化为气态。精一般化为气后才发挥作用，《素问·阴阳应象大论》即说"精化为气"。

在哲学理论中，"精"和"精气"一般被认为是等同的概念，但"精气"在《黄帝内经》中是一个比较复杂的概念，与"精"完全不同。据徐宁先生统计，《黄帝内经》中的"精气"概念出现 40 处，其外延可指宇宙本原之气、人体之精、人体之气、精气合称[3]。

二、精气论与服食派方术

精气论既是中医学的重要哲学基石，也是大部分养生术的哲学基石。下面先讨论精气论与服食派方术的关系，其他养生术中的精气论问题，会在后面相应章节中涉及。

神仙家相信世上有神仙，也希慕神仙的长生不老和自由飞翔的功能，但自己是凡胎浊骨，无法不老飞升，只有食用仙药来改变体质，才有可能实现愿望。战国时已经盛行"同气相求"、"吃什么补什么"的观念，既然万物与人是"近亲"，皆是禀天地之精气而生的，那么那些禀气渥厚之物，料能延年长生。东汉魏伯阳《周易参同契》云："欲作服食仙，宜以同类者"[4]。《抱朴

① 参见徐宁：《中国古代哲学精气概念与中医学精气概念之研究》，博士学位论文，山东中医药大学，2008 年，第 76～77 页。

② 《黄帝内经素问》卷一，《上古天真论》，北京：人民卫生出版社，1956 年影印本，第 8 页。

③ 参见徐宁：《中国古代哲学精气概念与中医学精气概念之研究》，博士学位论文，山东中医药大学，2008 年，第 82～84 页。

④ 魏伯阳：《周易参同契》，朱熹：《周易参同契考异》上篇，丛书集成初编本，长沙：商务印书馆，1937 年，第 12 页。

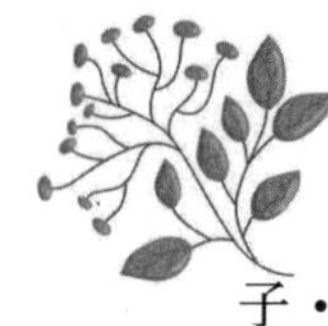

子·仙药》引《神农四经》：

> 《神农四经》曰："上药令人身安命延，升为天神，遨游上下，使役万灵。体生毛羽，行厨立至。"又曰："五芝及饵丹砂、玉札、曾青、雄黄、雌黄、云母、太乙禹余粮，各可单服之，皆令人飞行长生。"又曰："中药养性，下药除病，能令毒虫不加，猛兽不犯，恶气不行，众妖并辟。"[①]

《神农四经》将药物分为上药、中药和下药。上药成仙，中药养性（养生），下药除病。而所举的上药中，皆为矿石类，在一定程度上也反映了时人服食求仙的观念。

在古人心目中，草木药不如金石药，因为"凡所食之气，蒸性染身，莫不相应"[②]，"服金者寿如金，服玉者寿如玉"[③]，"草木药，埋之即朽，煮之即烂，烧之即焦，不能自生，焉能生人"？[④] 草木药不受重视，连及五谷也受到歧视，认为"食肉者勇敢而悍，食气者神明而寿，食谷者知（智）慧而夭，不食者不死而神"[⑤]，食谷早夭，辟谷可不死成仙。

金丹术兴起后，金丹的养生延年作用被无限拔高，"夫金丹之为物，烧之愈久，变化愈妙。黄金入火，百炼不消。埋之，毕天不朽。服此二物，炼人身体，故能令人不老不死。此盖假求于外物以自坚固，有如脂之养火而不可灭。铜青涂脚，入水不腐。此是借铜之劲以扞（捍）其肉也"。[⑥] 外丹黄白术理论认为用于炼金丹的丹砂和其他矿石都是从山上或地下采出来的，这些物质都在自然界存在了若干年，饱受了天地之精气，能"毕天不朽"，再用火烧炼一番，使之加速进化，人服后也自然能不老不死了。这种信念一直支撑

---

① 葛洪：《抱朴子内篇·仙药》，王明：《抱朴子内篇校释》（增订本），北京：中华书局，1986 年，第 196 页。

② 嵇康：《嵇中散集》卷三，《养生论》，四部丛刊初编本，上海：商务印书馆，1919 年影印本，第 59 页。

③ 葛洪：《抱朴子内篇·仙药》引《玉经》，王明：《抱朴子内篇校释》（增订本），北京：中华书局，1986 年，第 204 页。

④ 《黄帝九鼎神丹经诀》卷一，《道藏》第 18 册，北京：文物出版社、上海书店、天津古籍出版社，1988 年影印本，第 795 页。

⑤ 《淮南子·地形训》，何宁：《淮南子集释》，北京：中华书局，1998 年，第 345 页。

⑥ 葛洪：《抱朴子内篇·金丹》，王明：《抱朴子内篇校释》（增订本），北京：中华书局，1986 年，第 71～72 页。

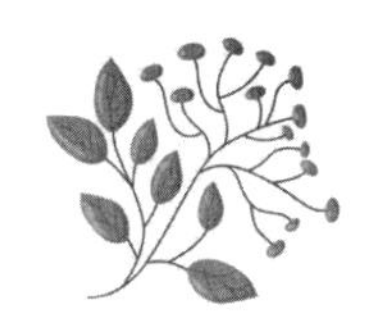

着服食派养生家不断探索研究外丹黄白术的奥秘。

三、服食派的嚆矢——神山寻仙

神仙思想的产生，为服食派的形成奠定了基础。战国中晚期，社会上神仙思想形成，人们认为世上肯定有长生久视、腾云驾雾的神仙。而这些神仙大都住在西方昆仑、东方蓬莱这些神山上，仙人吃的也与常人不一样，不但吸风饮露，还吃神山上长的异果仙芝、怪兽奇石，所以仙人具有超越常人的特异功能。《山海经》中记载了很多神奇的仙药，开明北有“不死树”（《海内西经》），食其果者皆不死；大騩山的蒗草，“服之不夭”（《中山经》）；吉量马“乘之寿千岁”（《海内北经》）。怪兽“类”，“食者不妒”（《南山经》）；植物白{K24}，“食者不饥，可以释劳”（《南山经》）。

经过神仙家的宣传推广，这些神仙和仙药的故事，已经越来越深入人心了。人们很容易想到，只要自己找到神山或神仙，在那里讨一些仙药，服后也定会不死成仙。但是山高路远，海深浪险，凭一己之力，何处去寻仙？战国时，燕齐的方士找到了门径，他们说服了诸侯王，利用政府的力量来办大事，齐威王、齐宣王、燕昭王都信了方士的话，派方士率舰队入海寻仙。结果可想而知，连神仙的影子都没有看见。

当是时，也有一些务实的方士，认为海上寻找仙药太难，不如就在附近的大山中找一找。竟有方士寻得了所谓的仙药，并进献给楚王。《战国策·楚策四》载：

> 有献不死之药于荆王者，谒者（按：负责传达的官员）操以入。中射之士（按：宫廷侍卫官）问曰：“可食乎？”曰：“可。”因夺而食之。王怒，使人杀中射之士。中射之士使人说王曰：“臣问谒者，谒者曰‘可食’，臣故食之。是臣无罪，而罪在谒者也。且客献不死之药，臣食之，而王杀臣，是死药也。王杀无罪之臣，而明人之欺王。”王乃不杀。[1]

此事亦载于《韩非子·说林上》，荆王即楚王（或以为楚顷襄王，或以为楚怀王）。献给楚王的不死之药，竟被中射之士在半路上夺而食之，而楚王最后信了中射之士的诡辩而免其罪。这从另一个侧面说明，楚人和楚王对

① 《战国策·楚策四》，何建章：《战国策注释》，北京：中华书局，1990 年，第 582 页。

不死之药的信仰还不是那么坚定。这事情在秦始皇或汉武帝朝都是不可能发生的，中射之士断不敢抢，即便抢服了药，也不可能被免死。

秦始皇发动的兼并战争，一度中断了方士的寻仙之路，但狼烟甫灭，寻仙之船又重新起航。秦始皇陆续派了徐市、卢生、韩终（众）、侯公、石生等人去“求仙人不死之药”，仍一无所获，不但靡费巨万，而且落了个坏名声，一气之下，坑了四百六十余名造谣传谣的儒生。秦时的方士也有自寻仙药的，安期生是最著名的一位，据说他专门食用枣子，当然这不是等闲之枣，其枣“大如瓜”①。

降及汉代，虽然汉武帝也大张旗鼓地派了好几拨人入海寻仙，但是仍然劳而无验。最后一位得汉武帝重用的方士公孙卿，索性放弃了海上寻仙的传统思路，直接到大山中寻仙觅药。直到武帝临终前悔过，才“悉罢诸方士候神人者”，中国历史上大规模的寻仙活动画上句号。但是汉武帝朝开始的入山候神寻仙活动，激发了人们探索研究山中仙药的热情，以此为契机，服食派这才大规模地开始真正意义上的服食药饵。

寻仙的方士实际是服食派的先驱者，他们筚路蓝缕，努力探索未知世界；他们挑战生命极限，改变了世人的生命观；他们游说王侯，扩大了服食派的影响。秦皇、汉武时期，仅为皇帝服务的服食派方士已成千上万，其中还未包括那些隐于江湖的方士和热衷于此的士大夫和庶民。尽管官方寻仙活动结束了，但方士探索仙药的活动一直没有停止。

第二节　石进草退：服食药谱的变迁

服食派中的服药术，可能是持续时间最久的养生方术，因为时下仍有很多人通过服食中药来养生。中药分植物、动物和矿物三类。原始人类从采集、渔猎时代走过来，作为食物链的终端，人类食用植物和动物是天经地义的。经过长年累月的生活实践，人们掌握了越来越丰富的植物知识和经验，发现了越来越多的可食用植物，能够区分出哪些植物是日常可食用的粮食，

① 《史记》卷十二，《孝武本纪》，北京：中华书局，1959 年，第 455 页。

哪些植物食后反应强烈，后者发展成了药物。“神农尝百草”的传说，反映了古人开发药物的历史。《淮南子·修务训》载：

古者，民茹草饮水，采树木之实，食蠃（螺）蛖（蚌）之肉，时多疾病毒伤之害。于是神农乃始教民播种五谷，相土地宜，燥湿、肥墝（按：瘠薄。）高下。尝百草之滋味，水泉之甘苦，令民知所辟（避）就。当此之时，一日而遇七十毒。①

人们就是在选择食物的漫长生活过程中，逐渐积累起了植物药的知识。比如误食大黄后导致腹泻，以后再逢便秘腹胀之时，自然会想起找大黄吃。这样就积累了大黄可泻下的药物知识。

动物药的知识积累也是伴随着生活实践进行的。原始人类狩猎的主要目的，就是为了食用野生动物。在未学会用火之前，大概都是生啖其肉，渴饮其血的。随着火的使用，更多的动物和它们身上更多的部位可以食用，熟食不但扩大了原始人的食品范围，也促进了饮食营养的吸收。人们在享用动物的过程中，逐渐形成了“吃什么补什么”的思想，认为食骨能补骨，食目能补目，食肝能补肝。

人们食用矿物，也有悠久的历史。食盐是古今食用最广泛的矿物，中国人从原始社会就学会采盐了，先秦史籍《世本》曰：“夙沙氏，煮海为盐，炎帝之诸侯”②。夙沙氏（一作宿沙氏），为原始社会部落，地滨东海，享鱼盐之利，故最早学会煮海水以制盐。除了海盐外，古人还开发了池盐（采于盐池）、井盐（采于盐井）和石盐（采于矿石）。盐不但是日常生活必不可少的调味品，还是不可多得的良药，《神农本草经》说：“戎盐，主明目，目痛，益气，坚肌骨，去毒蛊。大盐，令人吐。卤盐，味苦寒，主大热，消渴狂烦，除邪及下蛊毒，柔肌肤，生池泽。”③

---

① 《淮南子·修务训》，何宁：《淮南子集释》，北京：中华书局，1998 年，第 1311～1312 页。

② 秦嘉谟：《世本辑补》卷七下，《氏姓篇下》，《世本八种》，上海：商务印书馆，1957 年，第 314 页。

③ 《神农本草经》卷三“戎盐”条，孙星衍等辑，丛书集成初编本，北京：中医古籍出版社，2002 年，第 98 页。按《证类本草》卷五，戎盐又称胡盐，产于戎羌；大盐，生邯郸及河东池泽；卤碱（卤盐），生河东盐池。

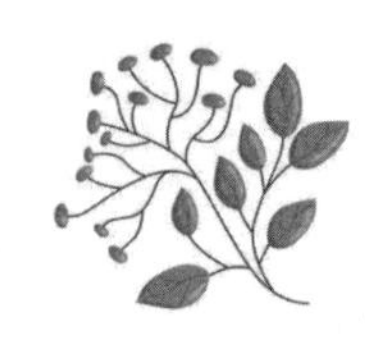

下面主要从服食药谱的角度来分析战国秦汉服食术的变迁。

一、《山海经》透露的服食药谱

服食以求仙长生，始于战国。有关战国人服食的史料有多处，如《楚辞》中屈原记载自己升仙服玉的想法，说"吸飞泉之微液兮，怀琬琰之华英"[①]（吸饮着昆仑山飞泉的美液啊，怀抱着美玉的精华），这里的"琬琰"即指美玉。

据《山海经》记载，神山上出产的很多动植物都可以食用，且具有神奇的功效。植物类如祝余草"食之不饥"，萆荔"食之已心痛"，文茎木"食之使人不惑"，萮蓉草"食之使人无子"，杜衡"可以走马，食之已瘿"；动物类如狌狌（猩猩）"食之善走"，鯥鱼"食之无肿疾"，一种叫"类"的怪兽"食者不妒"，赤鱬"食之不疥"，肥遗鸟"食之已疠"。在《山海经》中，这样的例子不胜枚举。

分析发现，《山海经》能服食的药物，以植物、动物为大宗，玉石类非常少。《山海经》中食用矿石的资料，仅有两条：一是休与山上的帝台石，"服之不蛊"（食后可防蛊毒）[②]；一是峚山（即密山）上"多白玉，是有玉膏。其源沸沸汤汤，黄帝是食是飨"[③]，玉膏即熔化的玉石液，黄帝食之。《山海经》中虽然也有不少"多金玉"之山，但都未记载其金可食。《山海经》中出现的金、银、水精、青琅玕等矿物，都是后世服食家常用药物，但书中却只字未提这些矿石的服食之效。由此可以推知，战国时服食派的主流是植物和动物药，矿物药只有极少的方士在开发服用。

二、《列仙传》中神仙的服食药谱

《列仙传》是中国历史上第一部详细记载服食派活动的文献。原为西汉刘向所撰，晋代的葛洪、南朝刘宋的刘孝标、《隋书・经籍志》、清代洪颐煊、

---

① 屈原：《楚辞・远游》，洪兴祖：《楚辞补注》，白化文等点校，北京：中华书局，1983年，第167～168页。

② 《山海经・中山经・中次七经》，袁珂：《山海经校注》（增补修订版），成都：巴蜀书社，1993年，第170页。

③ 《山海经・西山经・西次三经》，袁珂：《山海经校注》（增补修订版），成都：巴蜀书社，1993年，第48页。

今人李剑国先生等，都认为该书的真正作者就是刘向。但自北宋黄伯思开始，不断有学者提出质疑，但均不足以推倒旧案。[①]《列仙传》收录汉成帝以前的神仙70位，其中有36位神仙服食仙药，可见服食派是彼时的主流养生流派。神仙服食之物，既有植物，也有矿物和动物。

在《列仙传》中，36位神仙服食的药物绝大多数是本草书中的常见药。其中有几种易被误解，还需略加考证。

（1）水玉。第1号神仙赤松子所服的水玉，始见于《山海经·南山经》，郭璞注“水玉，今水精也”[②]。李时珍《本草纲目》“水精”条列其别名有三：水晶、水玉、石英[③]，认为其“莹澈晶光，如水之精英”[④]，故而得水精之名。主要成分为二氧化硅，与玉同质，皆为硅化合物，故有水玉之称。

（2）百草花。第3号赤将子舆所服的百草花，乃指群草之花。明代缪希雍曰：“百草花，当取群草中之芳烈者。大都百花必在春时，春者，天地发生万物之气也。花者，华也，因得天地发生之和气，抽其精英而为花。故主百病，长生神仙。亦煮花汁酿酒服。”[⑤]葛洪所撰《神仙传》中的神仙凤纲亦服食百草花。

（3）泽芝、地髓。第8号吕尚所服之泽芝，当为莲子。《本草纲目》列之

---

① 参见葛洪：《抱朴子内篇·论仙》，王明：《抱朴子内篇校释》（增订本），北京：中华书局，1986年，第16页；刘义庆：《世说新语·文学》刘孝标注，张万起、刘尚慈：《世说新语译注》，北京：中华书局，1998年，第183页；《隋书》卷三三，《经籍志二》，北京：中华书局，1973年，第979页；洪颐煊：《列仙传校正序》，王照圆：《列仙传校正》，郝氏遗书本；李剑国：《唐前志怪小说史》（修订本），天津：天津教育出版社，2005年，第167～170页。有关反驳之证据，参见李剑国：《唐前志怪小说史》（修订本），天津：天津教育出版社，2005年，第167～170页。

② 郝懿行：《山海经笺疏》卷一，《南山经》郭璞注，《续修四库全书》第1264册，上海：上海古籍出版社，1995年影印本，第129页。

③ 参见李时珍：《本草纲目》卷八，《金石部·水精》，刘衡如校点，北京：人民卫生出版社，1982年，第506页。

④ 李时珍：《本草纲目》卷八，《金石部·水精》，刘衡如校点，北京：人民卫生出版社，1982年，第506页。

⑤ 缪希雍：《神农本草经疏》卷六，《草部上品之上·百草花》，郑金生校注，北京：中医古籍出版社，2002年，第245页。

为莲实的别名[①]，莲实即莲子。另一药地髓，饶宗颐先生误指为石钟乳，说"吕尚、邛疏服之地髓，或谓之石钟乳"[②]。地髓当为地黄，乃服食家之常用药物。《尔雅》："苄，地黄。"郭璞注："一名地髓，江东呼苄。"[③]宋《证类本草》、明《本草纲目》等古籍皆云地髓是地黄之别名[④]。检《列仙传》原文，吕尚所服是地髓，邛疏所服是石髓。二者非一物，石髓才是石钟乳的别名。

(4)蒲韭根。第10号务光所服的蒲韭根，较有争议。第一种说法是将"蒲韭根"析为两物，即菖蒲和韭根，如《世说新语》刘孝标注引《列仙传》："务光，夏时人也。耳长七寸，好鼓琴，服菖蒲韭根。"[⑤]第二种说法认为蒲韭是韭，如《齐民要术·种韭》引晋王彪之《关中赋》曰"蒲韭，冬藏也"[⑥]，引文在"种韭"条下，似乎是把蒲韭当韭。第三种说法认为是菖蒲，如饶宗颐先生在"蒲韭根"后括号注曰"菖蒲"[⑦]。窃以为第三种说法正确，蒲韭根即菖蒲根。菖蒲乃神仙家常服之药，《列仙传》载商丘子胥亦服是药，《抱朴子内篇·仙药》说神仙"韩终服菖蒲十三年，身生毛，日视书万言，皆诵之。冬袒不寒"[⑧]。菖蒲外形似韭，魏吴普说"昌蒲一名尧韭"[⑨]，称为"蒲韭"固得其宜。所谓韭根，即韭菜之根，韭从古至今都是常用蔬菜，不可能入神仙家之目。

---

① 参见李时珍：《本草纲目》卷三三，《果部·莲藕》，刘衡如校点，北京：人民卫生出版社，1982年，第1893页。

② 饶宗颐：《从出土资料谈古代养生与服食之道》，《饶宗颐二十世纪学术文集》卷五，《宗教学》，台北：新文丰出版有限公司，2003年，第173页。

③ 郭璞：《尔雅注疏》卷八，《释草》，阮元校刻：《十三经注疏》，北京：中华书局，1980年影印本，第2629页。

④ 参见唐慎微：《重修政和经史证类备用本草》卷六，《草部上品之上·干地黄》，北京：人民卫生出版社，1957年影印本，第149页；李时珍：《本草纲目》卷十六，《草部·地黄》，刘衡如校点，第1019页。

⑤ 刘义庆：《世说新语·巧艺》刘孝标注，张万起、刘尚慈：《世说新语译注》，北京：中华书局，1998年，第704页。

⑥ 贾思勰：《齐民要术》卷三，《种韭》，丛书集成初编本，长沙：商务印书馆，1939年，第50页。

⑦ 饶宗颐：《从出土资料谈古代养生与服食之道》，《饶宗颐二十世纪学术文集》卷五，《宗教学》，台北：新文丰出版有限公司，2003年，第170页。

⑧ 葛洪：《抱朴子内篇·仙药》，王明：《抱朴子内篇校释》(增订本)，北京：中华书局，1986年，第208页。

⑨ 《神农本草经》卷一，"昌蒲"条吴普注，孙星衍等辑，丛书集成初编本，长沙：商务印书馆，1939年，第11页。

且韭根辛温，似乎也不宜做服食之品，古籍也未找到其他服韭成仙的记载，连神仙思想浓厚的《神农本草经》都未收录韭，但收录了菖蒲。而前述《齐民要求》所引之“蒲韭冬藏”，缪启愉先生即断句为“‘蒲、韭冬藏’也”[①]，间接承认了蒲韭和韭不是一回事。

为了分析服食派的服食品种演变情况，兹将《列仙传》中36位神仙的服食情况列如表2。表中神仙服食的仙药归类如下：

植物药(38种)：甘草、百草花、松实、胡麻、白术、莲子、地黄、桃花、李花、菖蒲、松脂、桂芝、橐卢木实、芜菁子、桃、芝(芝草)、桂、荔枝花、荔枝实、葵、黄精、天门冬、松子、茯苓、五色香草、蓬虆根、附子、芷实、地黄、当归、羌活、独活、苦参、松叶、菊花、地肤、桑上寄生、巴豆。

矿物药(8种)：水精、云母、石钟乳、石脂(五石脂)、丹砂、水银、消石、禹余粮。

动物药(1种)：龟脑。

复方合成药(3种)：丹、黄散、赤丸。

在神仙服食的50种药物中，植物药占绝大多数，占76%，而矿物药仅占16%。动物药最少，仅1种。从服食人数来看，服植物药物的神仙人数是28人，而服矿物药的仅7人。前者是后者的四倍，可见服食植物药是绝对的主流。与《山海经》相比，《列仙传》中服食派所服用的药物，植物药(草木类)大增，矿物药(玉石类)种类虽也有增加，但仍然只是少数人在服用，动物药更少。这基本可以代表西汉服食派的服食药谱的情况。

在《列仙传》中，神仙所服的植物药，独不见枣，而枣乃神仙常食之物，相传神仙安期生专门食枣。在出土的很多汉代铜镜上，都有这样的铭文：“上有仙人不知老，渴饮玉泉，饥食枣。”[②]有些铜镜上同时带有图案，上绘生有羽毛的仙人，手持芝草或果状物，果状物当是枣无疑。

---

① 缪启愉：《齐民要术校释》，北京：中国农业出版社，1998年，第202页。

② 参见周世荣：《湖南出土汉代铜镜文字研究》，《古文字研究》第14辑，北京：中华书局，1986年，第78、80、81、82、94页。

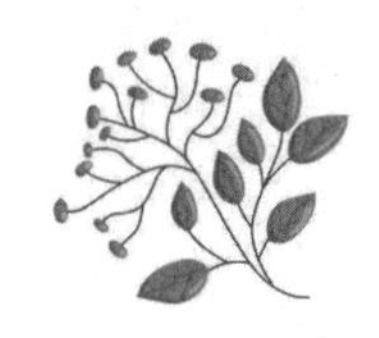

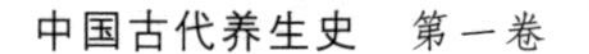

表 2 《列仙传》神仙服食情况统计表

序号	神仙	服食情况	序号	神仙	服食情况
1	赤松子	服水玉(水晶)	19	桂父	服桂及葵,以龟脑和之
2	马师皇	以甘草汤饮之	20	任光	善饵丹
3	赤将子舆	啖百草花	21	修羊公	取黄精食之
4	偓佺	食松实(松球)	22	崔文子	作黄散、赤丸
5	方回	练食云母	23	赤须子	食松实、天门冬、石脂
6	关令尹	服巨胜实(胡麻)	24	犊子	采松子、茯苓,饵而服之
7	涓子	好饵朮(白朮)	25	主柱	饵沙(丹砂)
8	吕尚	服泽芝(莲子)、地髓(地黄)	26	园客	种五色香草,食其实
9	师门	食桃李葩(桃花、李花)	27	鹿皮公	食芝草,饮神泉
10	务光	服蒲韭根(菖蒲)	28	昌容	食蓬虆根
11	仇生	食松脂(松香)	29	溪父	食桂、附子、芷实
12	彭祖	食桂芝	30	山图	服地黄、当归、羌活、独活、苦参散
13	邛疏	煮石髓(石钟乳)而服之	31	毛女	食松叶
14	陆通	食橐卢木实及芜菁子	32	文宾	服菊花、地肤、桑上寄生、松子
15	葛由	食桃	33	商丘子胥	食朮(白朮)、菖蒲根,饮水
16	江妃二女	采芝而茹之	34	赤斧	做水澒(水银),炼丹,与消石服之,取禹余粮饵
17	范蠡	服桂,饮水	35	陵阳子明	采五石脂,沸水而服之
18	寇先	种荔枝,食其葩实	36	玄俗	饵巴豆

资料来源:饶宗颐先生曾列举《列仙传》仙药,但有几处疏漏。本书按其格式,重检《列仙传》原文,重新摘录列表。参见饶宗颐《从出土资料谈古代养生与服食之道》,《饶宗颐二十世纪学术文集》卷五,《宗教学》,台北:新文丰出版有限公司,2003 年,第 170～171 页。

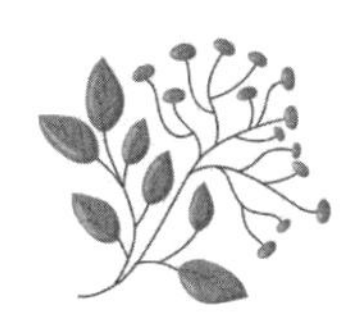

三、《神农本草经》的服食药谱

《神农本草经》(简称《本草经》)是中国药物学的奠基性著作,一般认为成书于东汉[①],而托名于神农(炎帝),实际著者不详。书中收录先秦以来沿用已久的药物365种,分为三类,即上、中、下三品。三品药的功效主治不同:

上药一百二十种,为君。主养命以应天,无毒。多服、久服不伤人。欲轻身益气,不老延年者,本上经。[②]

中药一百二十种,为臣。主养性以应人,无毒有毒,斟酌其宜。欲遏病补羸者,本中经。[③]

下药一百二十五种,为左(佐)使。主治病以应地,多毒,不可久服。欲除寒热邪气,破积聚,愈疾者,本下经。[④]

上品药120种,养命升仙;中品药120种,养性补体;下品药125种,养病除疾。每一品药中,药物是按玉石、草、木、兽、禽、虫鱼、果、米谷、菜的顺序依次排列,玉石列于首位,且上品药中玉石类有18种,所占比例最高。这都反映了东汉时服食派风格的转变。兹摘录18种玉石类上品药之养生功效如下:

丹沙(按:朱砂):味甘,微寒。主身体五藏(脏)百病,养精神,安魂魄,益气,明目,杀精魅邪恶鬼。久服,通神明不老。能化为汞。

云母:久服轻身延年。

玉泉:味甘平。主五藏百病,柔筋强骨,安魂魄,长肌肉,益气。久

---

① 参见常存库主编:《中国医学史》(第2版),北京:中国中医药出版社,2007年,第52页。这是高校本科"十一五"国家级规划教材,可视为绝大多数学者认可的观点。此外,亦有持不同意见者,如马继兴说"此书具体撰年约在战国时期,即公元前三～四世纪左右",参见马继兴主编:《神农本草经辑注·说明》,北京:人民卫生出版社,1995年,第5页。

② 《神农本草经》卷一,孙星衍等辑,丛书集成初编本,北京:中医古籍出版社,2002年,第1页。

③ 《神农本草经》卷二,孙星衍等辑,丛书集成初编本,北京:中医古籍出版社,2002年,第57页。

④ 《神农本草经》卷三,孙星衍等辑,丛书集成初编本,北京:中医古籍出版社,2002年,第95页。

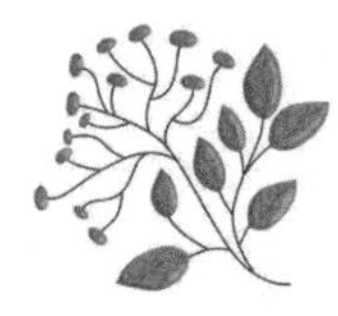

服耐寒暑,不饥渴,不老神仙。人临死服五斤,死三年色不变。

石钟乳:味甘温,主咳逆上气,明目益精,安五藏(脏),通百节,利九窍,下乳汁。

涅石(按:黑矾石):炼饵服之,轻身不老,增年。

消石:炼之如膏,久服轻身。

朴消:炼饵服之,轻身神仙。

滑石:久服轻身,耐饥,长年。

石胆:炼饵服之,不老。久服增寿神仙。能化铁为铜,成金银。

空青:久服轻身,延年不老。能化铜铁铅锡作金。

曾青:久服轻身不老。能化金铜。

禹余粮:炼饵服之,不饥。轻身延年。

太一余粮:久服耐寒暑,不饥,轻身。飞行千里,神仙。

白石英:久服轻身,长年。

紫石英:久服温中,轻身延年。

五色石脂:久服补髓益气,肥健不饥,轻身延年。五石脂,各随五色补五脏。

白青:久服通神明,轻身,延年不老。

扁青:久服轻身,不老。

《神农本草经》虽为医家之书,但充满神仙思想,诸药有谓服之"轻身"、"飞行千里"、"通神明"(一作"通神")、"神仙"、"神仙不死"、"不老"、"不饥"者皆是。因此该书亦可以视为服食派著作。在上述 18 味玉石药中,其中 17 种明确记载有服食成仙之功,只有石钟乳未明言。与《列仙传》记载的八种玉石药相比,《神农本草经》的玉石类仙药谱已经扩大到 18 种,这还不包括中下品的玉石药(水银、雄黄、雌黄、铅丹等)。反观上品的 73 种草木药,只有 60 种明言久服可轻身延年,比例已经缩小到 50%(《列仙传》草木药为 76%)。以上可以看出服食派所服食的仙药构成已经有一个明显的变化趋势,那就是玉石药增加,草木药萎缩,笔者称之为"石进草退"。

到了魏晋时代,服玉石之风更盛,晋代葛洪《抱朴子内篇·仙药》谈到服食药物时说:

仙药之上者丹砂(按:朱砂),次则黄金,次则白银,次则诸芝,次则五玉，次则云母，次则明珠，次则雄黄，次则太乙禹余粮，次则石中黄子，次则石桂，次则石英，次则石脑，次则石硫黄，次则石饴，次则曾青，次则松柏脂、茯苓、地黄、麦门冬、木巨胜（按：胡麻）、重楼（按：黄精）、黄连、石韦、楮实、象柴（按：枸杞）。①

这里金石药位列草木药之上，而以朱砂最受欢迎。其中所谓"诸芝"，即葛洪《仙药》篇中描述的"五芝"（石芝、木芝、草芝、肉芝、菌芝）。石芝，即"石象芝，生于海隅名山，及岛屿之涯有积石者"②。肉芝则是万岁蟾蜍、千岁蝙蝠、千岁灵龟等动物，其余三芝亦神异之物，都是想象的芝菌，常人根本不可能获取。

四、"石进草退"现象透视

神仙思想兴起后，方士兴起服食药物之风。开始服食时，以植物药、动物药为主。这些植物药和动物药易于获得，但凡想服食者，不必花多少成本，都可轻易找来药物服食。经过众人的以身试药，发现这些药物确实有益身体，但并不能使人长生不死。服食派分析总结失败原因，认为植物和动物的生命非常短暂，人服此短寿之物，也不可能长寿。汉代的《黄帝九鼎神丹经》即说：

草木药，埋之即朽，煮之即烂，烧之即焦。不能自生，焉能生人？可以疗病益气，又不免死也。③

既然否定了草木药和动物药，那么埋之不朽、煮之难烂的玉石药，顺理成章地进入了服食药谱。服食派认为玉石药存于世间亿万年，吸收了天地日月之精，服后定能不朽。

战国晚期，社会上已经有人开始服食玉石药了，屈原在《楚辞·远游》篇中说自己想服玉升仙，以摆脱尘世的烦恼。汉文帝时的名医淳于意，在呈报

---

① 葛洪：《抱朴子内篇·仙药》，王明：《抱朴子内篇校释》（增订本），北京：中华书局，1986年，第196页。

② 葛洪：《抱朴子内篇·仙药》，王明：《抱朴子内篇校释》（增订本），北京：中华书局，1986年，第197页。

③ 《黄帝九鼎神丹经诀》卷一，《道藏》第18册，北京：文物出版社、上海书店、天津古籍出版社，1988年影印本，第795页。

皇帝的医案中，记载一位名叫遂的齐王侍医乱服五石而亡的经过：

> 齐王侍医遂病，自练（炼）五石服之。臣意往过之，遂谓意曰："不肖（按：我）有病，幸诊遂也。"臣意即诊之，告曰："公病中热（按：内热）。论曰'中热不溲（按：小便）者，不可服五石'。石之为药精悍，公服之不得数溲，亟勿服。色将发臃（痈）。"遂曰："扁鹊曰'阴石以治阴病，阳石以治阳病。'夫药石者，有阴阳水火之齐（剂）。故中热，即为阴石柔齐（剂）治之；中寒，即为阳石刚齐（剂）治之。"臣意曰："公所论远矣……"意告之后百余日，果为疽发乳上，入缺盆（按：锁骨上凹陷处），死。①

侍医遂没有听淳于意之忠告，最终石毒发作而死。上段淳于意和侍医遂的对话中，还暗示两部更早的服食著作。一是淳于意所说的"论曰"中的《论》，这应当是《药论》；二是侍医遂所举引的"扁鹊曰"，当是托名扁鹊的医方书，书名不详。两书都提到服食石药的问题，侍医遂所服的五石，到底是哪五种药物，不得而知。

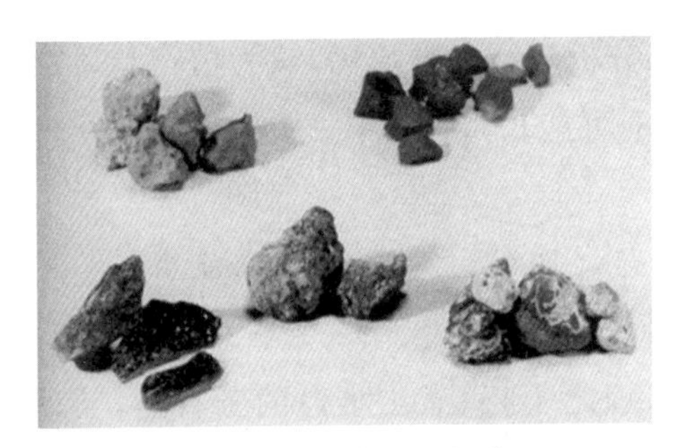

图 11　南越王墓的五色药石

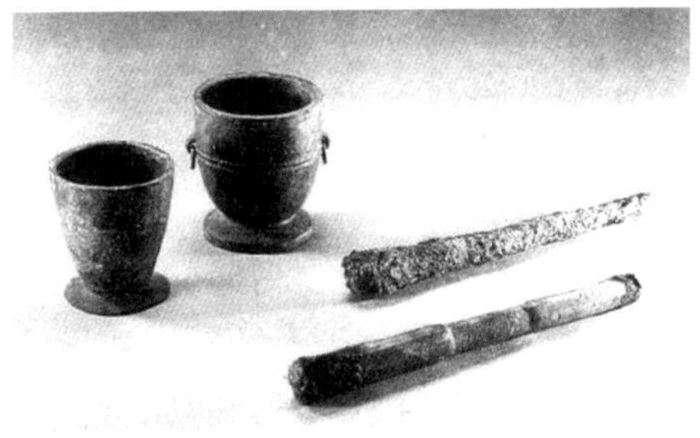

图 12　南越王墓的杵臼

资料来源：采自广州市文物管理委员会、中国社会科学院考古研究所、广东省博物馆：《西汉南越王墓（下）》，北京：文物出版社，1991 年，彩版三〇—3，图版三九—1。

南越王墓出土的五色药石，则清楚地说明西汉人所服的五石为何物。1983 年，在广州象岗山发掘出西汉南越王墓，墓主为南越国文帝赵眜，即第二代王赵胡，入葬年代为公元前 122 年左右。墓葬的西耳室西侧南墙根有一堆五色药石，分别是紫水晶 173.5 克，硫磺 193.4 克，雄黄 1130 克，赭石

① 《史记》卷一〇八，《扁鹊仓公列传》，北京：中华书局，1959 年，第 2810～2811 页。

219.5克,绿松石287.5克,旁边还配备有研药的铜杵、铜臼、铁杵、铁臼各一套(见图11、图12)。这是南越王服用石药的有力证明。[①] 南越王服用的五色药石肯定是用杵臼捣碎研末后服用的,相当于后世常说的五石散。南越王墓中的五石比较昂贵,尤其是其中的绿松石,在古代就是宝玉,多出产于西域,加上当时开掘量有限,普通人买一件这样的首饰都不容易,哪有闲钱买来服食,只有王侯将相才有实力消费这些奢侈品。这也就间接地把服食五石的人群限制在很小的范围内。

服食五石最迟在西汉之初已经开始,一直延续到隋唐,期间配方代有变化。东汉末年,名医张仲景(张机)曾经用"紫石寒食散"以防伤寒病人愈后复发,方以紫石英、白石英、赤石脂、钟乳、太一余粮五味石药,加栝楼根(瓜蒌根)、防风等八味植物药,共十三味,杵为散,以酒服一方寸匕(一克多)。[②] 魏国正始名士何晏,因荒恣于色,体弱羸疾,遂增减仲景方为"五石更生散"(简称五石散),方用紫石英、白石英、赤石脂、石钟乳、石硫黄五种石药并其他植物药,服之获大效。在何晏的影响下,六朝人服五石散之风不绝。[③] 六朝的五石散通行方,即由紫石英、白石英、赤石脂、石钟乳、石硫黄五种石药组成。五石散热性极重,服后需寒食、寒饮、寒衣、寒卧,故亦被呼为"寒食散"。五石散毒副作用极大,因之致残或毙命者很多。五石散还有其他配方,在《抱朴子》一书中即载有两种配方,《金丹》篇说:"五石者,丹砂、雄黄、白礜、曾青、慈(磁)石也。"[④]而《登涉》篇则说:"五石者,雄黄、丹砂、雌黄、矾石、曾青也。"[⑤]以上配方都比南越王所服的五石相对便宜很多,这也为五石散的流行创造了一定的客观条件。

---

① 参见广州市文物管理委员会、中国社会科学院考古研究所、广东省博物馆:《西汉南越王墓(上)》,北京:文物出版社,1991年,第82、141页。

② 参见张机著,王叔和集,林亿等编:《金匮要略方论》卷下,《杂疗方》,北京:人民卫生出版社,1956年影印本,第58页。

③ 参见余嘉锡:《寒食散考》,《余嘉锡文史论集》,长沙:岳麓书社,1997年,第167~195页。

④ 葛洪:《抱朴子内篇·金丹》,王明:《抱朴子内篇校释》(增订本),北京:中华书局,1986年,第78页。

⑤ 葛洪:《抱朴子内篇·登涉》,王明:《抱朴子内篇校释》(增订本),北京:中华书局,1986年,第307页。

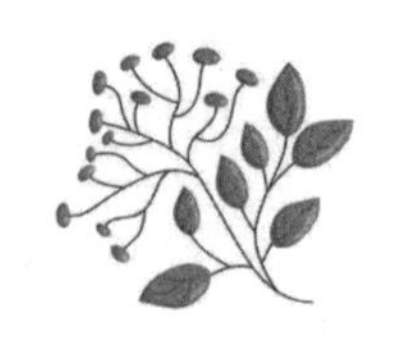

第三节　外丹黄白术的缘起与发展

在“石进草退”的过程中，服食派另一项方术也正在悄然兴起，那就是外丹黄白术(金丹术)。外丹黄白术包括炼金术和炼丹术两项。炼金术是炼制药金药银的方术，金为黄色，银为白色，故亦称黄白术。而炼丹术主要是将矿物炼制成可服用的丹药，亦称外丹术。二者合称外丹黄白术，也称金丹术。[①] 其中炼金术较早，炼丹术是在炼金术的基础上发展起来的。

外丹黄白术始于何时？学界一般认为外丹黄白术起始于汉武帝时的方士李少君，持这种观点学者有李零、张子高、孟乃昌等先生[②]。亦有学者将时间提前到秦代。蒙绍荣、张兴强先生在《历史上的炼丹术》中说“秦始皇时我国已经开始了火法炼丹术”[③]，所持证据是《史记》中秦始皇在求仙受挫折后说的一句话，秦始皇说自己“悉召文学方术士甚众，欲以兴太平，方士欲练(炼)以求奇药”[④]。所谓方士炼奇药，是指方士在找不到现成仙药的情况下，通过人工加工的办法制造一些仙药。卿希泰、詹石窗先生也以秦始皇的这句话立论，认为秦代方士“揭开了中国原始金丹术的序幕”[⑤]。秦始皇只是说“方士欲炼”，估计最终没有炼，而且现存史料确实也找不到其他证据来证明这样的观点。李经纬、林昭庚先生在《中国医学通史》中说，秦始皇陵中汞(水银)含量惊人，而汞是由丹砂提炼的，“以丹砂提炼汞的比率86.26%计

---

① 参见胡孚琛主编:《中华道教大辞典》“金丹派”条，北京：中国社会科学出版社，1995年，第47页。

② 李零:《中国方术考》(修订本)，第307页；张子高:《炼丹术的发生与发展》，《清华大学学报(自然科学版)》1960年第2期，第35页；孟乃昌:《中国炼丹史轮廓》，《江西社会科学》1991年第3期，第62页。

③ 蒙绍荣、张兴强:《历史上的炼丹术》，上海：上海科技教育出版社，1995年，第14页。

④ 《史记》卷六，《秦始皇本纪》，北京：中华书局，1959年，第258页。

⑤ 卿希泰、詹石窗主编:《道教文化新典》，上海：上海文艺出版社，1999年，第212页。

算，秦始皇陵中汞需要18844.43吨丹砂。可以想见，没有大规模的炼丹，是不可能的”①。这将提炼汞与炼丹画上等号了。中国在春秋时代就已经在帝王墓中使用天然水银了，但不能说春秋时代即已炼丹。中国古代金属冶炼工艺水平高，这也是炼丹术发展起来的技术基础，但提炼汞属于冶金工业范畴，而外丹黄白术是以服食升仙为目的的提炼，二者的目的和工艺都不相同。有关丹砂提炼水银的历史和方法，赵匡华先生已撰文讨论过②。

笔者认为汉武帝时期，炼金术已大兴，但秦以前是否已有个别方士开始炼丹，亦不能断然否认，因为《抱朴子·金丹》篇记载有《韩终丹法》一书，而韩终（韩众）乃秦朝方士，如非托名之作，则秦有炼丹矣。下面分别从炼金术和炼丹术两条线，分别阐述外丹黄白术的缘起与发展。

一、炼金术的缘起与发展

所谓炼金，就是把铜、铁、锡等贱金属加热冶炼，并加入其他药剂点化后（相当于烧菜加佐料），使之变成如贵金属黄金和白银一样的药金药银。这些炼成的药金和药银，实际只是金黄色和银白色的合金，不是真金白银。但古人没有化学成分和比重的概念，只要是金属，颜色也正，便当作金银。据隋代道士青霞子苏元朗（苏玄朗）《宝藏论》载，当时能炼制的药金有二十种，药银有一十七种：

> 凡金有二十件，雄黄金、雌黄金、曾青金、硫黄金、土中金、生铁金、熟铁金、生铜金、鍮石金、砂子金、土碌砂子金、金母砂子金、白锡金、黑铅金、朱砂金。已（以）上十五件，惟只有还丹金、水中金、瓜子金、青麸金、草砂金等五件是真金，余外并皆是假……
>
> 夫银有一十七件：真水银银、白锡银、曾青银、土碌银、丹阳银、生铁银、生铜银、硫黄银、砒霜银、雄黄银、雌黄银、钥石银。惟有至药银、山

① 李经纬、林昭庚：《中国医学通史（古代卷）》，北京：人民卫生出版社，1999年，第125页。

② 参见赵匡华：《我国古代“抽砂炼汞”的演进及其化学成就》，《自然科学史研究》1984年第1期。

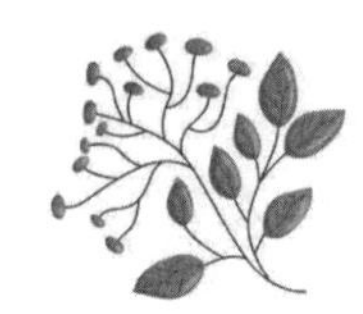

泽银、草砂银、母砂银、黑铅银，五件是真外，余则假。①

据化学史专家赵匡华先生模拟实验研究，用雄黄（二硫化二砷，As_2S_2）或雌黄（三硫化二砷，As_2S_3）点化赤铜可得金黄色的药金，即所谓雄黄金和雌黄金；用砒黄（提纯后为砒霜，主要成分为三氧化二砷，As_2O_3）点化赤铜可得银白色药银，即所谓砒霜银、丹阳银。其实上述药金药银都是砷铜合金，砷铜合金中砷含量在10%以下呈金黄色，在10%以上则呈银白色。②除砷铜合金外，古代炼丹家还用炉甘石（含锌矿石，主要成分 $ZnCO_3$）点化赤铜为鍮石金。这是继雄黄金之后最重要的药金，为铜锌合金，现称为锌黄铜；用雄黄、雌黄或丹砂（硫化汞，HgS）来点化白锡，而成白锡金，白锡金化学组成是二硫化锡（SnS_2），欧洲人称之为摩舍金（mosaic gold）；用汞点化曾青、石绿、胆矾等含铜矿物成铜汞合金，谓之曾青金、石绿金和胆矾银。以铅、汞合炼成黑铅金、黑铅银和水银银，黑铅金主要成分为金黄色的氧化铅（PbO），黑铅银和水银银为铅汞齐。以锡、汞合炼为白锡银，以汞银、鍮石（锌黄铜）合炼成鍮石银等等。③

方士炼制药金药银的最初目的，是为了炼制能够服食后成仙的仙药。东汉魏伯阳《周易参同契》说："金性不败朽，故为万物宝。术士服食之，寿命得长久。"④人们既然认为玉石得日月之精华，坚固长久，服后能长生，那么必然也会联想到，贵重坚固的黄金白银，服后更能永生。

大约从秦朝时开始，社会上开始有传言说神仙是"食金"的。西汉桓宽《盐铁论》记载了秦朝方士的造谣行为：

> 及秦始皇览怪迂，信禨祥，使卢生求羡门高、徐市等入海求不死之药。当此之时，燕、齐之士释锄耒（按：放下农具），争言神仙。方士于是

---

① 唐慎微：《重修政和经史证类备用本草》卷四，"金屑"、"生银"条引《宝藏论》，第109、110页。

② 参见赵匡华：《中国古代炼丹术中诸药金、药银的考释与模拟试验研究》，《自然科学史研究》1987年第2期，第107～108页。

③ 参见赵匡华：《中国古代炼丹术中诸药金、药银的考释与模拟试验研究》，《自然科学史研究》1987年第2期，第108～118页。

④ 魏伯阳：《周易参同契》，朱熹：《周易参同契考异》上篇，丛书集成初编本，第11页。

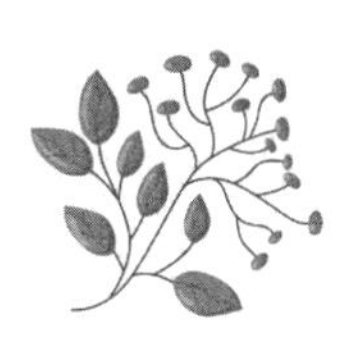

趣(按:赴)咸阳者以千数,言仙人食金饮珠,然后与天地相保。[①]

神仙服黄金白银的故事是虚构出来了,但世间的凡人是否要模仿呢?直接服用黄金白银的可操作性不强,一是金银为至贵之物,世间有实力服食金银的没有几人;二是金银质地坚硬,水煮不烂,难于咀嚼,不能消化。方士还是想出了办法,用朱砂、赤铜、雄黄、水银等矿石烧炼成药金药银,药金药银为粉状,可以服用。方士还认为"化作之金,乃是诸药之精,胜于自然也"[②]。自然之金,虽然尽积太阳之精气,但人造之药金药银加了很多药物,集合了诸药之精气,效果被认为胜于自然之金银。药金与药银两相比较,汉代人认为药银的价值和功效不及药金。

汉武帝时期,方士纷纷开始炼金。根据现有资料分析,西汉的炼金术最有影响的是以下三派:淮南派、少君派、丹阳派。

淮南派以淮南王刘安及其师傅八公为代表。刘安迷信神仙之学,招徕门客方士无数,一天早晨,有八位长者,号称八公,主动诣门自荐,刘安执弟子礼以事之。[③] 八公精通黄白术和外丹术,《抱朴子·遐览》著录有《八公黄白经》一卷,唐代梅彪《石药尔雅》卷下著录有《八公枕中记》[④],虽有可能是伪托之书,但足以证明其精通金丹术,才有可能被托名。八公是金丹术专家,刘安的炼金术和炼丹术都是跟他们学的。八公还有一本《三十六水法》之书,也传给了刘安。[⑤] 淮南王刘安曾作"《中篇》八卷,言神仙黄白之术,亦二十余万言"[⑥]。该书也谈神仙黄白术,那么淮南王的炼金术与八公的技术

---

① 桓宽:《盐铁论》卷六,《散不足》,王利器:《盐铁论校注》(定本),北京:中华书局,1992 年,第 355 页。

② 葛洪:《抱朴子内篇》卷十六,《黄白》,王明:《抱朴子内篇校释》(增订本),北京:中华书局,1986 年,第 286 页。

③ 参见葛洪:《神仙传》卷六,《淮南王传》,《影印文渊阁四库全书》第 1059 册,台北:台湾商务印书馆,1983 年影印本,第 284 页。按:《史记索隐》引《淮南要略》曰:"安养士数千,高才者八人,苏非、李尚、左吴、陈由、伍被、毛周、雷被、晋昌,号曰'八公'也。"(参见《史记》卷一一八,《淮南衡山列传附刘安传》,北京:中华书局,1959 年,第 3082 页)

④ 参见梅彪:《石药尔雅》卷下,《叙诸经传歌诀名目》,丛书集成初编本,长沙:商务印书馆,1937 年,第 8 页。

⑤ 《黄帝九鼎神丹经诀》卷八,《道藏》第 18 册,北京:文物出版社、上海书店、天津古籍出版社,1988 年影印本,第 817 页。

⑥ 《汉书》卷四四,《淮南衡山济北王传》,北京:中华书局,1962 年,第 2145 页。

应该是一脉相承的。东汉桓谭《新论》载，黄门郎程伟，好黄白术，按淮南王《枕中鸿宝》(即《淮南中篇》)做金，不成。其妻出身方士之家，见之，乃出其囊中药，投入烧筒的水银中，一会儿打开，已成银。[①] 可见淮南派是用水银炼制药银的。

少君派以宫廷炼丹家李少君为代表。八公投靠了淮南王，李少君则投靠了汉武帝。方士李少君在元光二年(前 133 年)“以祠灶、谷道、却老方见上，上尊之”[②]。李少君迎合汉武帝的心理，建议汉武帝拜神、炼金、求仙、封禅一块上，他说：

> 祠灶(按：祭祀灶神)则致物，致物而丹砂可化为黄金。黄金成以为饮食器则益寿，益寿而海中蓬莱仙者可见，见之以封禅则不死，黄帝是也。[③]

先祭祀灶神，神灵眷顾后，再炼金就容易成功了。再把所炼的药金制成饮食器(或曰镀金于器皿上)来使用，就可以益寿。寿长了就可以见仙，见仙后再封禅，封禅后就不死了，一环套一环。李少君炼金是使用丹砂(朱砂)的，所得药金是汞合金。李少君的老师可能是安期生，《史记》中李少君自言遇到过安期生，还吃了安期生的枣子，但未说拜安期生为师。而葛洪《神仙传・李少君传》则说少君师事安期生数十年，安期生带着少君周游全国，临别时“授神丹炉火、飞雪之方、誓约口诀”给少君[④]。在汉武帝面前，李少君谨小慎微，让汉武帝用药金来做器皿，而不是让武帝直接服用药金，可见李少君对药金的服食效果还没有十分把握。在汉武帝的支持配合下，李少君组织了人马，开始炼起药金。后来李少君病死，汉武帝又派黄锤史宽舒去继承少君未竟的炼药事业，李少君也算后继有人了。唐代梅彪的《石药尔雅》卷下著录有《李少君诀》一书[⑤]，当是黄白术著作，书已亡佚，是否为李少君

---

① 参见桓谭：《新论》卷下《辨惑》，上海：上海人民出版社，1977 年，第 55～56 页。

② 《史记》卷十二，《孝武本纪》，北京：中华书局，1959 年，第 453 页。

③ 《史记》卷十二，《孝武本纪》，北京：中华书局，1959 年，第 455 页。

④ 参见葛洪：《神仙传》卷六，《李少君传》，《影印文渊阁四库全书》第 1059 册，台北：台湾商务印书馆，1983 年影印本，第 284～285 页。

⑤ 参见梅彪：《石药尔雅》卷下《叙诸经传歌诀名目》，丛书集成初编本，长沙：商务印书馆，1937 年，第 9 页。

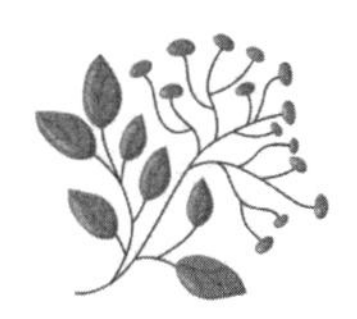

所著,仍有待考证。

丹阳派以茅盈(茅君)为代表。茅盈为西汉人,道书谓其生于景帝中元五年(前145年),哀帝元寿二年(前1年)受封为"东岳上卿司命神君"而升仙[①]。葛洪《神仙传》有《茅君传》,但未记其生时,谓其高祖为茅濛(茅初成)。而裴骃《史记集解》引《太原真人茅盈内纪》曰:"始皇三十一年九月庚子,盈曾祖父濛,乃于华山之中,乘云驾龙,白日升天。"[②]综合所见资料来分析,茅盈当是西汉人无疑。茅盈率弟弟茅固、茅衷在丹阳句曲山(茅山)炼金[③],所炼之金以"丹阳金"之名而声闻天下。茅盈之所以会选择丹阳,是因为西汉的丹阳郡是产"善铜"的著名地区,出土的汉代铜镜上常有"汉有善铜出丹阳"、"新有善铜出丹阳"[④](按:"新"指王莽新朝)之语。政府在丹阳郡专门设有"铜官"管理[⑤],而铜正是炼金的主要原料。根据赵匡华先生考证,茅氏兄弟所炼的丹阳金,是雄黄点化赤铜所成的雄黄金。[⑥] 茅盈的黄白术名气很大,梁陶弘景等著名炼丹道士都祖述其法,梅彪《石药尔雅》著录有《茅君丹阳经》[⑦],虽可能是托名之作,但于此可见茅山黄白术的影响力。旧题西汉东方朔所撰的《神异经》曾提到"《淮南子》术曰'饵丹阳之为(伪)金'"[⑧],这里的丹阳伪金,就是丹阳出产的药金。说明淮南王刘安也曾耳闻

---

① 参见赵道一:《历世真仙体道通鉴》,张继禹主编:《中华道藏》第47册,北京:华夏出版社,2004年,第327~331页。

② 《史记》卷六,《秦始皇本纪》裴骃《集解》引,北京:中华书局,1959年,第251页。

③ 参见葛洪:《神仙传》卷五,《茅君传》,《影印文渊阁四库全书》第1059册,台北:台湾商务印书馆,1983年影印本,第280~282页。

④ 周世荣:《湖南出土汉代铜镜文字研究》,《古文字研究》第14辑,长沙:岳麓书社,2005年,第78、79页。

⑤ 《汉书》卷二八上,《地理志上》"丹扬郡",北京:中华书局,1962年,第1592页。

⑥ 参见赵匡华:《中国古代炼丹术中诸药金、药银的考释与模拟试验研究》,《自然科学史研究》1987年第2期,第107~108页。

⑦ 参见梅彪:《石药尔雅》卷下,《叙诸经传歌诀名目》,丛书集成初编本,长沙:商务印书馆,1937年,第8页。

⑧ 东方朔:《神异经·西荒经》,上海古籍出版社编:《汉魏六朝笔记小说大观》,王根林等校点,上海:上海古籍出版社,1999年,第55页。按:今本《淮南子》无此条。

丹阳药金，甚至可能亲自服食过。但刘安年长于茅盈[①]，刘安炼金比茅盈早，因此丹阳派可能先已存在，并声名在外，茅盈只是丹阳派出色的传人而已。

因为受汉武帝求仙失败的影响，汉武以后服食求仙之风稍有收敛，方士也没有人敢再向皇帝推荐黄白术。宣帝好神仙，这时刘向迎合皇帝，献上家藏的《枕中鸿宝苑秘书》，这就是刘安领衔编著的《淮南中篇》。刘安死后，书被收藏在刘向家，刘向自幼诵读，以为奇书，认为如照书中之法炮制，则药金可得，神仙之道可致。于是宣帝命刘向"典尚方铸作事"，带人如法炼金，最后"费甚多，方不验"，刘向差点因"铸伪黄金"罪被处死。[②] 所谓"方不验"，就是没有炼出药金。因为古代金丹术属高级学问，古人秘重其道，不欲明言，有些药物都用隐名代之，即使书之于竹帛，关键之处亦多语焉不详，需辅以口诀，所以照着书本炼不出金丹是常见情况。

刘向此番没有炼成药金，使炼金术遭受沉重打击，人们纷纷怀疑炼金术是骗人的，甚至有人开始怀疑刘向在《列仙传》中所描述的神仙也是虚构的。葛洪在《抱朴子》中记载了此事，说"俗人以刘向作金不成，便云天下果无此道"[③]，"世人以刘向作金不成，便谓索隐行怪，好传虚无，所撰《列仙》，皆复妄作"[④]。葛洪为此深感痛心，认为刘向做金失败，有两个原因：一是协助刘向炼金的宫人在炼金前未斋洁，二是刘向未得明师口诀。[⑤]

哀帝时，官方也曾资助过炼金活动。一位名叫史子心的方士，被任命为丞相史，丞相资助他炼金，但未成功。丞相认为自己功德不够，推荐给傅太后，太后"闻金成可以作延年药，又甘心焉"，为史子心加官晋爵，继续资助其炼金。[⑥]

---

① 按，刘安于文帝前元八年（前172年）封为阜陵侯，文帝前元十六年（前164年）改封为淮南王，武帝元狩元年（前122年）因谋反未成而自刭。

② 参见《汉书》卷三六，《楚元王传附刘向传》，北京：中华书局，1962年，第1929页。

③ 葛洪：《抱朴子内篇》卷十六，《黄白》，王明：《抱朴子内篇校释》（增订本），北京：中华书局，1986年，第284页。

④ 葛洪：《抱朴子内篇》卷二，《论仙》，王明：《抱朴子内篇校释》（增订本），北京：中华书局，1986年，第21页。

⑤ 参见葛洪：《抱朴子内篇》卷十六，《黄白》，王明：《抱朴子内篇校释》（增订本），北京：中华书局，1986年，第285～288页。

⑥ 参见桓谭：《新论》卷下《辨惑》，上海：上海人民出版社，1977年，第55页。

西汉中晚期以后，炼金术偏离了原先服饵成仙的目的，掌握此技的方士转而用于发财致富。葛洪《抱朴子》说："且夫作金成则为真物，中表如一，百炼不减。故其方曰'可以为钉'，明其坚劲也。"[①]药金药银的外观质地和真金真银相差无几，汉晋人分辨不出，直到唐初时才有人掌握识别之法[②]，而此前的药金药银在社会上一直被视同真金真银，在社会上同样流通。西汉时，王吉（字子阳）与其子王骏、孙王崇三代为官，世名清廉，但祖孙皆好车马衣服，"天下服其廉而怪其奢"，所以西汉人相传"王阳能作黄金"[③]。做金谋利之说已及大臣，说明社会上药金的流通还是很常见的。东汉阴长生学得黄白术后，"大作黄金数十万斤，布施天下穷乏，不问识与不识者"[④]，这些药金都被当作真金使用去了。

药金可致富，加之经过长时间的服食检验，发现药金药银的疗效根本不行，在这种情况下，以单纯服金为目的黄白术越来越少。从东汉开始，虽然黄白之术仍然存世[⑤]，但其多以谋利致富为目的。尽管炼丹家狐刚子发明了绝妙的炼制金银粉法[⑥]，把矿金和矿银炼成极细的粉末，非常便于服用。但无论是服食真金真银，还是服食药金药银，都一直得不到医学界的认可。在这种情况下，炼金术的技术革新也就失去了意义。就在这个时候，源于炼金术的炼丹术逐渐发展起来，并最终吸收和代替了炼金术。

---

① 葛洪：《抱朴子内篇》卷十六，《黄白》，王明：《抱朴子内篇校释》（增订本），北京：中华书局，1986 年，第 286 页。

② 陈国符：《中国外丹黄白术史略》，《化学通报》1954 年第 12 期，第 600 页。

③ 《汉书》卷七二，《王吉传》，北京：中华书局，1962 年，第 3068 页。

④ 葛洪：《神仙传》卷五，《阴长生传》，《影印文渊阁四库全书》第 1059 册，台北：台湾商务印书馆，1983 年影印本，第 279 页。

⑤ 葛洪在《抱朴子内篇・黄白》中说"《神仙经・黄白之方》二十五卷，千有余首"，卷帙浩繁；自己还向郑隐求受"《黄白中经》五卷"，可见魏晋时黄白之书很多。参见王明：《抱朴子内篇校释》（增订本），北京：中华书局，1986 年，第 283 页。

⑥ 参见赵匡华：《狐刚子及其对中国古代化学的卓越贡献》，《自然科学史研究》1984 年第 3 期，第 230 页。按，狐刚子，一作狐罡子、胡罡子，著有《狐刚子粉图经》、《狐刚子河车经》等书。赵匡华先生文中认为狐刚子是东汉末年的炼丹家，而陈国符先生则认为狐刚子是东晋炼丹家。参见陈国符：《中国外丹黄白法经诀出世朝代表》，《道藏源流续考》，台北：明文书局，1983 年，第 309 页；陈国符：《石药尔雅补注》（增订本），《中国外丹黄白法考》，上海：上海古籍出版社，1997 年，第 394 页。

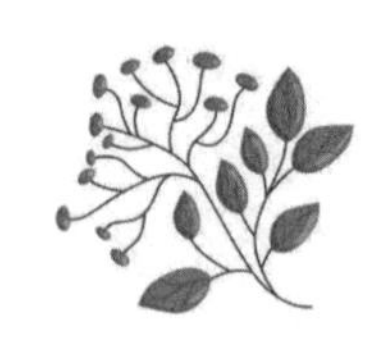

二、炼丹术的缘起与发展

丹的本义为丹砂。《说文·丹部》:“丹,巴、越之赤石也。”段玉裁注:“巴郡、越郡皆出丹沙。”[1]丹砂(丹沙)是古称,稍晚有真朱、朱砂(朱沙、硃砂)之名,今以朱砂为通用名。朱沙之名亦早已流行,六朝隋唐已然。梁陶弘景《本草经集注》“丹沙”条曰:“案此化为汞及名真朱者,即是今朱沙也。”[2]唐初颜师古注《汉书》说:“丹沙,今之朱沙也。”[3]丹砂是大红色的矿石,主要成分是硫化汞(HgS)。古人认为丹砂是石之精,服之可成仙,因以之炼制仙药,号曰炼丹,所炼成之药亦称为丹。后来炼丹所用原料范围变大,已不限于丹砂,但仍称炼丹,所炼成之药也习称为丹。

中国人开采和使用朱砂已有悠久的历史。新石器时代的墓葬中已发现大量使用朱砂,如龙山文化陶寺类型的墓葬中,尸身上都有厚厚一层朱砂,而二里头文化的墓葬中,则在尸身的下面铺垫朱砂。商代和西周的较高规格的墓葬也往往如此。汉代马王堆女尸所穿的朱红罗绮锦袍是用朱砂浸染,内棺涂有朱砂漆,而体内所含朱砂,证明是女尸生前曾长期服食朱砂所致。凤凰山出土的西汉男尸则是死后被灌入了朱砂。朱砂具有很好的防腐作用,使用朱砂也是中国古代软尸能长久保存的重要措施一。[4]

马王堆西汉女尸服食朱砂,这是受彼时服食玉石之风的影响。人们在服食玉石时,必定也会服食朱砂,因为朱砂既是重要的防腐剂,能让尸体不朽,又能炼制出水银,具有很神奇的性能。朱砂在《神农本草经》中被列为上品药,在古今本草学著作中,朱砂一直是一味重要的药物。现在的中医师临床用药谱中,朱砂仍然是一味常用药。朱砂的作用很广泛,《本草纲目》记载其功效如下:

> 主治:身体五脏百病,养精神,安魂魄,益气明目,杀精魅邪恶鬼。久服通神明,不老。能化为汞。(《本经》)通血脉,止烦满消渴,益精神,

---

① 段玉裁:《说文解字注·丹部》,上海:上海古籍出版社,1988年影印本,第215页。

② 陶弘景编:《本草经集注》,尚志钧、尚元胜辑校,北京:人民卫生出版社,1994年,第129页。

③ 《汉书》卷五七上,《司马相如传上》,北京:中华书局,1962年,第2536页。

④ 参见李零:《中国方术考》(修订本),北京:东方出版社,2001年,第309～311页。

悦泽人面，除中恶腹痛，毒气疥瘘诸疮。轻身神仙。(《别录》)镇心，主尸疰抽风。甄权润心肺，治疮痂瘜肉，并涂之。(《大明》)治惊痫，解胎毒痘毒，驱邪疟，能发汗。(时珍)①

朱砂的短期功效如此出众，加之神仙家认为其长期服用可以成仙，所以服食朱砂之风的流行也在情理之中。《列仙传》中有几位神仙是服丹砂的，如卷下《主柱传》中的主柱和邑令章君明都是服食丹砂成仙的。

古人在找矿时得出一条经验：只要发现有丹砂矿，那么下面就会有金矿。《管子·地数》："上有丹沙者，其下有黄金。上有慈(磁)石者，其下有铜金。"②丹砂与黄金相伴而生，所以古人认为丹砂为金之苗，若干年后便转为水银，水银会再转为黄金。《淮南子·地形训》曰："赤丹七百岁生赤澒(汞)，赤澒七百岁生赤金。"③赤丹即丹砂，澒(汞)即水银，古人认为水银是丹砂变金的过渡产物。虽然金性不败朽，但其缺点是价格昂贵且吸收效果不好，而丹砂价廉且吸收效果好，所以把丹砂加工炼制，催熟使之变成药金服用的金丹术就这样产生了。炼丹术就是从炼制丹砂开始的，最初的目的是炼成黄金，这种情况既是炼金也是炼丹，所以初期的炼金术与炼丹术的界限不是很清楚，李少君就是用丹砂炼金的，他也被认为是最早的炼丹家之一。后来炼丹的原材料多了起来，雄黄、雌黄、硫黄、曾青、白矾、云母、磁石、卤盐等都可以使用，不再限于丹砂。而成品形态也不限于药金了，所以炼丹术的外延越来越广了。

成书于西汉末东汉初的《黄帝九鼎神丹经》，主要讲了黄帝九鼎神丹，即九种丹药的炼制方法及炼丹注意事项。④ 佚文保存在《道藏》洞神部众术类的《黄帝九鼎神丹经诀》卷一之中。《黄帝九鼎神丹经》所讲的九种神丹是丹华、神符、神丹、还丹、饵丹、炼丹、柔丹、伏丹和寒丹。炼制步骤是：(1)加工

---

① 李时珍：《本草纲目》卷九，《石部·丹砂》，刘衡如校点，北京：人民卫生出版社，1982年，第517页。

② 《管子·地数》，黎翔凤：《管子校注》，梁运华整理，北京：中华书局，2004年，第1355页。

③ 《淮南子·地形训》，何宁：《淮南子集释》，北京：中华书局，1998年，第376页。

④ 《黄帝九鼎神丹经诀》卷一，《道藏》第18册，北京：文物出版社、上海书店、天津古籍出版社，1988年影印本，第796～799页。

原料药。(2)烧炼:将药放在釜中,以另一釜倒扣在下釜上,以六一泥密封釜口,加热若干天(多为 36 天)后,放冷,以羽毛扫取飞到上釜内壁之药粉。(3)拌配料药:将所得之药粉,掺入拌料药中拌匀。(4)重复第二步。(5)再一次拌料(仅第二神丹"神符"有此步骤)。兹将九鼎神丹所用药料列表如下:

表 3 《黄帝九鼎神丹经》九神丹所用药料一览表

神丹名	原料药	拌料药(第 3 步)	拌料药(第 5 步)
丹华	真砂(丹砂)	玄水液(磁石水)、龙膏泽(白颈蚯蚓汁)	
神符	水银	鲤鱼胆	龙膏
神丹	牡蛎、赤石脂、磁石、帝男(雄黄)、帝女(雌黄)、百日华池(药醋)、黄粉	龙膏(白颈蚯蚓汁)	
还丹	矾石、礜石、代赭、戎盐、牡蛎、赤石脂、土龙矢、云母、滑石、汞、帝男、曾青、矾石、亭脂、卤咸、太一禹余粮	百草花	
饵丹	汞、帝男、禹余粮	龙膏、天雄	
炼丹	丹砂、帝男、帝女、曾青、矾石、礜石、石胆、磁石、土龙膏、土龙矢、黄犬肝胆、牡蛎、赤石脂	龙膏	
柔丹	汞、玄黄(汞与铅精的合液)	龙膏	
伏丹	汞、玄黄华(铅丹)、曾青、磁石	龙膏	
寒丹	帝男、帝女、曾青、礜石、磁石、流珠	土龙膏(白颈蚯蚓汁)、黄犬胆	

表中九种神丹,除了第一丹独用丹砂为主药外,余均杂以他药。九丹中仅两丹含丹砂,而有六丹含水银(汞)。而水银正是从丹砂中提炼的(古代天然水

银不多，且古时炼丹家从不用天然水银炼丹[①]）。丹砂提炼水银的反应式为：

$$HgS(丹砂) \rightarrow Hg(水银) + S(硫)$$

提炼的方法有多种，最原始的方法是敞开"低温焙烧"法，直接在锅内加热丹砂。但在这种情况下水银挥发很多，损失很大。[②] 后来创造了"下火上凝"炼汞法，此法是密封加热提炼，水银挥发少，提取率得到提高，我们看到《黄帝九鼎神丹经》就是采用此法。此法约在西汉末东汉初就已出现，当为最早记载"下火上凝"炼汞法的典籍，而赵匡华先生认为东汉末年的狐刚子《五金粉图诀》最早，[③]显然是错过了《黄帝九鼎神丹经》的史料。现在学界仍在沿用赵匡华先生说法[④]。汉代以后产生了"上火下凝"法和蒸馏法等更科学的提炼方法，汞提取效率得到进一步提高。

炼丹的方法，大概分为火法和水法两类。前面说的九鼎神丹就是火法，火法是外丹术和黄白术的主要和基本的技法，通过无水加热的方法来实现。而水法就是把原料放在溶液中进行化学反应的方法。中国的水法炼丹很早，专门记载水法炼丹的《三十六水经》在汉初便已流传，今《道藏》洞神部众术类《三十六水法》即为是书。该书记载了矾石水、雄黄水、雌黄水、丹砂水、曾青水、白青水、磁石水、硫黄水、硝石水、白石英水等近 42 种水 59 个方，几乎绝大部分能服食的矿物和炼丹用到的矿物都可以制成水剂。今举其二：

> 丹砂水：以丹砂一斤，纳生竹筒中，加石胆二两，硝石四两，漆固口。如上纳华池（按：浓醋）中，三十日成水。[⑤]
>
> 雄黄水：取雄黄一斤，纳生竹筒中，硝石四两，漆固口。如上纳华池中，三十日成水。[⑥]

---

① 参见张觉人：《中国炼丹术与丹药》，成都：四川人民出版社，1981 年，第 47 页。

② 参见赵匡华：《我国古代"抽砂炼汞"的演进及其化学成就》，《自然科学史研究》1984 年第 1 期，第 14～15 页。

③ 参见赵匡华：《我国古代"抽砂炼汞"的演进及其化学成就》，《自然科学史研究》1984 年第 1 期，第 15 页。

④ 参见卿希泰、詹石窗主编：《道教文化新典》，上海：上海文艺出版社，1999 年，第 276 页。

⑤ 《三十六水法》，《道藏》第 19 册，北京：文物出版社、上海书店、天津古籍出版社，1988 年影印本，第 323 页。

⑥ 《三十六水法》，《道藏》第 19 册，北京：文物出版社、上海书店、天津古籍出版社，1988 年影印本，第 323 页。

硝石主要成分是硝酸钾（KNO_3），石胆的主要成分是五水硫酸铜（$CuSO_4 \cdot 5H_2O$），而华池是浓醋，成分是醋酸（乙酸）。这些东西遇见金属矿石必然会发生化学溶解反应。从化学角度来讲，水法的化学反应快速彻底，操作简便，省心省力，观察容易，但中国炼丹家在东汉以后却放弃了水法，东汉以后基本是火法炼丹术的一统天下。现存的水法著作仅有两本，一本是汉代的《三十六水法》，另一本是唐代的《轩辕黄帝水经药法》，二书均见于《道藏》。[①] 炼丹家之所以醉心于火法，是因为他们认为"夫金丹之为物，烧之愈久，变化愈妙"[②]。另外，金属泡了那么多的液体出来，很难下咽，也可能是他们对水法兴趣索然的原因之一。水法炼丹在东汉以后迅速衰落，其中还有一个重要的原因，那就是东汉中晚期出世的《周易参同契》提倡火法炼丹。而这本书是中国炼丹史上最重要的著作，被称为"万古丹经王"，影响极大。

《周易参同契》的作者魏伯阳（约100—170），会稽上虞人，葛洪《神仙传》载其传，谓其"本高门之子，而性好道术，不肯仕宦，闲居养性，时人莫知之。后与弟子三人入山作神丹"[③]。魏伯阳总结炼丹等养生方术的心得，著《周易参同契》三卷（或为三篇）[④]，六千余文。《周易参同契》简称《参同契》。《参同契》原文用四言、五言韵语，杂以散文而成。因作者怕泄漏玄机，文多隐语，雅奥难通，故后世解释纷纭。葛洪说："伯阳作《参同契》、《五行相类》，凡三卷。其说似解《周易》，其实假借爻象，以论作丹之意。"[⑤]葛洪说这本书是论"作丹"（即炼外丹）的，但葛洪以后，人们对书中丹法解释出现分歧，或

① 参见孟乃昌：《道藏炼丹原著评述（续）》，《宗教学研究》1990年第Z2期，第8页。

② 葛洪：《抱朴子内篇·金丹》，王明：《抱朴子内篇校释》（增订本），北京：中华书局，1986年，第71页。

③ 葛洪：《神仙传》卷二《魏伯阳传》，《影印文渊阁四库全书》第1059册，台北：台湾商务印书馆，1983年影印本，第265页。

④ 《周易参同契》以注本传世，各注本分卷不同，较有名的注本有：五代后蜀彭晓的《周易参同契通真义》三卷，分九十章；宋代朱熹《周易参同契考异》一卷，分上中下三篇；宋代陈显微《周易参同契解》三卷；元代俞琰《周易参同契发挥》九卷三篇；清朱元育《参同契阐幽》三卷，分三十六章；等等。

⑤ 葛洪：《神仙传》卷二，《魏伯阳传》，《影印文渊阁四库全书》第1059册，台北：台湾商务印书馆，1983年影印本，第265页。

谓外丹，或谓内丹，或谓内外丹兼备。但今天仍有学者仍然坚持葛洪的观点，认为《周易参同契》不涉内丹，王明先生说："窃谓《参同契》之中心理论只是修炼金丹而已。"①

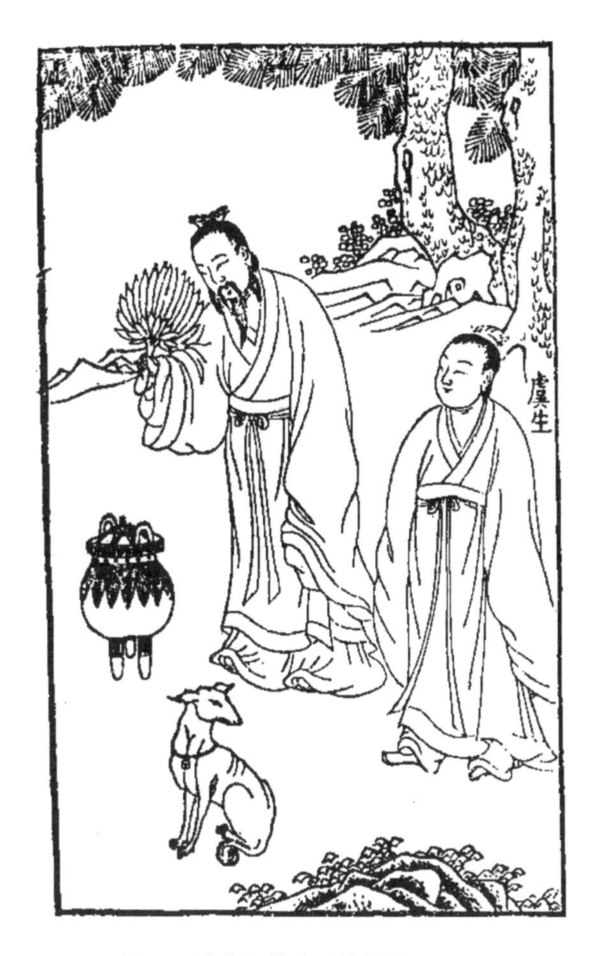

图 13　魏伯阳携弟子炼丹图

资料来源：采自王世贞《列仙全传》，胡道静等主编：《藏外道书》第 31 册，成都：巴蜀书社，1994 年，第 635 页。

---

① 王明：《道家和道教思想研究》，北京：中国社会科学出版社，1984 年，第 241 页。

笔者亦认可葛、王的观点，因为东汉末年内丹术尚未流行。《罗浮山志》说，青霞子苏玄朗于“隋开皇中，来居罗浮”，并著《旨道篇》示弟子，“自此道徒始知内丹矣”①。内丹术兴起后，内丹术本套用外丹的理念，加之《周易参同契》言简义活，易于发挥，所以内丹术士多宗《周易参同契》，著书立说常引以为据，以致后世容易误认该书为内丹著作。关于“参同契”的释名，古代曾有多种说法，或将“参”释为杂者②，但不能令人信服，因为《参同契》原文说：

大易情性，各如其度。黄老用究，较而可御。

炉火之事，真有所据。三道由一，俱出径路。③

提出了大易（即《周易》）、黄老、炉火（炼丹）这“三道”。所以元代俞琰释名说：

参，三也；同，相也；契，类也。谓此书借大易以言黄老之学，而又与炉火之事相类，三者之阴阳造化殆无异也。④

至此，书名方得定谳，即用《周易》象数之理，附会汉代黄老之学，以论述炼丹修仙之道，“大易”、“黄老”、“炉火”三者契合为一，故名“参同契”。现学界多宗此说。

书中结合《周易》理论，认为炼丹如万物的产生和变化原理一样，皆由阴（坤、雌）和阳（乾、雄）的交媾，相须相合而成。人欲求长生，也要顺从阴阳变化，掌握六十四卦的运行规律，进行炼丹。书亦多言黄老之说，如“前却违黄

---

① 朱广业纂辑：《罗浮山志会编》卷四，《人物志一·仙一》，胡道静等主编：《藏外道书》第19册，成都：巴蜀书社，1992年，第144页。

② 五代彭晓《周易参同契通真义》曰：“《参同契》者，参，杂也，同，通也，契，合也。谓与诸丹经理通而契合也。”而朱熹改引彭晓之语曰：“参，杂也；同，通也；契，合也。谓与《周易》理通而义合也”。《道藏》太玄部无名氏的《周易参同契注》云：“参，杂也。杂其水土金三物也。同为一家，如符若契，契其一体，故曰参同契。”参见彭晓：《周易参同契分章通真义》卷下《鼎器歌明镜图》，《道藏》第20册，北京：文物出版社、上海书店、天津古籍出版社，1988年影印本，第160页；朱熹：《周易参同契考异》，丛书集成初编本，第1页；无名氏：《周易参同契注》卷上，《道藏》第20册，北京：文物出版社、上海书店、天津古籍出版社，1988年影印本，第161页。

③ 俞琰：《周易参同契发挥》卷九，《下篇第二》，《道藏》第20册，北京：文物出版社、上海书店、天津古籍出版社，1988年影印本，第259页。

④ 俞琰：《周易参同契发挥》卷九，《下篇第二》，《道藏》第20册，北京：文物出版社、上海书店、天津古籍出版社，1988年影印本，第259页。

老”、“黄老自然”之语，乃说金丹养生，是黄老自然之道。另如毂轴、橐籥、有无、上德、下德、动静等也是《老子》书中的概念。书中阐述了炼丹原料的性质、配方比例、炼丹的设备、炼丹火候以及炼丹过程中药物转化等问题。认为外丹烧炼，铅和汞最好，二物具有神奇的服食效果：

金砂（按：即铅汞）入五内（按：五脏），雾散若风雨。

熏烝（蒸）达四肢，颜色悦泽好。

发白更生黑，齿落生旧所。

老翁复丁壮，耆妪成姹女。

改形免世厄，号之曰真人。①

作者还大力提倡服饵还丹（九鼎神丹之第四丹，此泛指丹药）和药金，认为“巨胜（按：胡麻）尚延年，还丹可入口。金性不败朽，故为万物宝。术士服食之，寿命得长久”②。《参同契》为汉以后外丹黄白术的大发展奠定了理论基础，甚至在内丹术出现后，人们转奉此书为内丹术的理论经典，从中汲取营养。

中国的外丹黄白术之所以能产生，是多方面因素促成的。首先，我国古代冶金制造业高度发达，战国时出现了总结青铜冶炼工艺的《考工记》，人们已经积累了丰富的化学变化规律的知识和经验；其次，五行学说的生克变化理论，为物质的转化提供了理论基础；③再次，服食派对服用矿石药物所积累的经验，催生了进一步精加工的需求。汉代的炼丹，原材料比较少，炼丹设备比较简陋，程式比较简略。魏晋以后，炼丹渐趋复杂化和神秘化，成为道教界的最高级学问，炼丹家和炼丹著作也越来越多。从魏晋开始，外丹黄白术迈入了黄金期。

---

① 魏伯阳：《周易参同契》，朱熹：《周易参同契考异》上篇，丛书集成初编本，长沙：商务印书馆，1937年，第11～12页。

② 魏伯阳：《周易参同契》，朱熹：《周易参同契考异》上篇，丛书集成初编本，长沙：商务印书馆，1937年，第11页。

③ 参见卿希泰、詹石窗主编：《道教文化新典》，上海：上海文艺出版社，1999年，第213页。

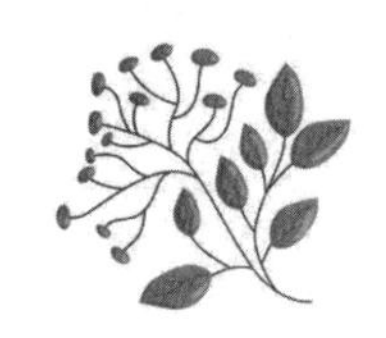

第四节　战国秦汉服食文献概述

历代都有很多服食著作问世，但我们现在看不到几本汉以前的服食派作品了。究其原因，一是此类著作皆为隐秘之书，师徒间多私下秘授，不可能在社会上公开流行；二是年移代革，岁月既久，逐渐失传。笔者搜罗文献，条列战国秦汉服食派著作如下。

一、《史记》、《汉书》著录文献

1.《邹衍重道延命方》

已佚。书名题为战国邹衍，若果为邹衍所著，则此书当是已知最早的服食派作品（当然也不排除汉代学者托名著书的可能性）。

此书本为西汉淮南王刘安所藏。刘安因谋反身死，刘德治狱而得书，后其子刘向将此书与《枕中鸿宝苑秘书》一并进献汉宣帝，事见《汉书·刘向传》。[①]《抱朴子·遐览》著录有"《邹生延命经》一卷"[②]，王明先生疑为一书，说："案《汉书·刘向传》云：淮南有《邹衍重道延命方》。后人依托为《邹生延命经》欤！"[③]

2.《药论》

已佚。著者不详，成书不晚于西汉初期。

据《史记·扁鹊仓公列传》记载，高后八年（前180年），齐国医生阳庆将自己珍藏的一批医书授给弟子淳于意。这些书是"《脉书上下经》、《五色诊》、《奇咳术》、《揆度阴阳外变》、《药论》、《石神》、《接阴阳禁书》"[④]，《药论》乃其中一部。后来淳于意诊病时曾引用过《药论》中的话，"《论》曰'中热不

---

① 《汉书》卷三六，《楚元王传附刘向传》，北京：中华书局，1962年，第1928页。

② 葛洪：《抱朴子内篇·遐览》，王明：《抱朴子内篇校释》（增订本），北京：中华书局，1986年，第334页。

③ 王明：《抱朴子内篇校释·遐览》（增订本），北京：中华书局，1986年，第342页。

④ 《史记》卷一〇五，《扁鹊仓公列传》，北京：中华书局，1959年，第2796页。

溲者，不可服五石'"[①]，这里所说的《论》就是《药论》。可见这是一部临床用药书，类似后世的本草，内容涉及服食石药问题，可归于服食派作品。

3.《淮南中篇》八卷

西汉淮南王刘安撰，书虽佚但有佚文存世。亦名《枕中鸿宝苑秘书》、《鸿宝经》、《淮南鸿宝万毕》、《鸿宝枕中书》、《枕中鸿宝》、《淮南万毕经》、《淮南王万毕术》、《鸿宝万毕经》。

淮南王刘安曾"招致宾客方术之士数千人，作为《内书》二十一篇，《外书》甚众。又有《中篇》八卷，言神仙黄白之术，亦二十余万言"[②]。《淮南中篇》在《汉书·刘向传》中称为《枕中鸿宝苑秘书》。[③] 该书在流传过程中，产生很多别名：《抱朴子·遐览》著录有《鸿宝经》一卷，同篇又云《淮南鸿宝万毕》。[④]《抱朴子·论仙》则说："夫作金皆在神仙集中，淮南王抄出，以作《鸿宝枕中书》"[⑤]；《抱朴子·黄白》引桓谭说"汉黄门郎程伟，好黄白术……按《枕中鸿宝》，作金不成。"[⑥]《隋书·经籍志》著录《淮南万毕经》一卷，[⑦]《新唐书·艺文志》著录为"《淮南王万毕术》一卷"[⑧]，宋代郑樵《通志·艺文略》著录为"《鸿宝万毕经》六卷"[⑨]。以上都是同书异名。

唐《艺文类聚》、宋《太平御览》等类书中都有很多《淮南万毕术》的佚文，

---

① 《史记》卷一〇五，《扁鹊仓公列传》，北京：中华书局，1959 年，第 2811 页。

② 《汉书》卷四四，《淮南衡山济北王传》，北京：中华书局，1962 年，第 2145 页。

③ 《汉书》卷三六，《楚元王传附刘向传》，北京：中华书局，1962 年，第 1928 页。

④ 葛洪：《抱朴子内篇·遐览》，王明：《抱朴子内篇校释》（增订本），北京：中华书局，1986 年，第 334、337 页。

⑤ 葛洪：《抱朴子内篇·论仙》，王明：《抱朴子内篇校释》（增订本），北京：中华书局，1986 年，第 21 页。

⑥ 葛洪：《抱朴子内篇·黄白》，王明：《抱朴子内篇校释》（增订本），北京：中华书局，1986 年，第 285 页。

⑦ 《隋书》卷三四，《经籍志三·五行类》，北京：中华书局，1973 年，第 1038 页。按，《隋书·经籍志》此处说梁有"《淮南万毕经》、《淮南变化术》、《陶朱变化术》各一卷……《淮南中经》四卷……亡"。则此《淮南中经》是何来路，不甚清楚。

⑧ 《新唐书》卷五九，《艺文志三·五行类》，北京：中华书局，1975 年，第 1556 页。

⑨ 郑樵：《通志》卷六七，《艺文略五·诸子类·道家二》，北京：中华书局，1987 年影印本，第 790 页。

清代学者对其进行了辑佚，可观者有孙冯翼、丁晏、茆泮林所作的三种辑佚本[①]。但所辑内容，多是巫术变化之内容，服食内容亦有一些，如"白青得铁，即化为铜"[②]，是属黄白术的。涉及服食药物的如"曾青为药，令人不老"、"八月榆檽，令人不饥"、"天雄雄鸡，志气益"[③]。可见《淮南万毕术》是一本神仙道家的综合性书籍，非黄白法专著，故其名称初由"中篇"，一变而为"鸿宝"，再变为"万毕"之名，《通雅》曰："万毕，言万法毕于此也。"[④]

4.《黄帝杂子芝菌》十八卷

5.《黄帝杂子十九家方》二十一卷

6.《泰壹杂子十五家方》二十二卷

7.《泰壹杂子黄冶》三十一卷

8.《神农杂子技道》二十三卷

以上五书，著录于《汉书·艺文志·方技略》之神仙类[⑤]，作者不详，早已亡佚。《黄帝杂子芝菌》，讲服食芝菌之法。《黄帝杂子十九家方》，托名黄帝，荟萃十九家服食法。《泰壹杂子十五家方》，托名泰壹（太一神），荟萃十五家服食法。《泰壹杂子黄冶》，亦托名泰壹，讲黄白之术。最后一本《神农杂子技道》，陈国符先生在《中国外丹黄白术考论略稿》中将之归入服食书目，但随后又说了一句两可之语："中国各种方术，渊源甚古，其书籍《汉书·艺文志》多见著录。盖非徒服食而已。"[⑥]这本书实际是一本神仙家综合性方术书，服食乃其中一项内容，一如《淮南中篇》。

---

① 孙冯翼、茆泮林所辑的《淮南万毕术》并见丛书集成初编本（长沙：商务印书馆，1939年），丁晏辑本《淮南万毕术》见《续修四库全书》子部第1121册。

② 刘安：《淮南万毕术》，茆泮林辑，长沙：商务印书馆，1939年，第5页。

③ 刘安：《淮南万毕术》，茆泮林辑，长沙：商务印书馆，1939年，第2、5、15页。

④ 方以智：《通雅》卷三，《释诂》，《影印文渊阁四库全书》第857册，台北：台湾商务印书馆，1983年影印本，第120页。

⑤ 《汉书》卷三十，《艺文志》，北京：中华书局，1962年，第1779页。

⑥ 陈国符：《中国外丹黄白术考论略稿》，《道藏源流考》（增订版），北京：中华书局，1963年，第399页。

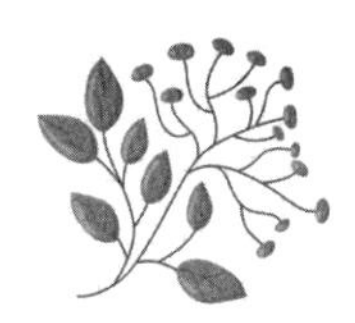

二、《抱朴子》著录文献

9.《三十六水经》一卷

著者不详，成书当不晚于西汉初期。亦称《三十六水法》。这是现存最早的一部炼丹学专著。

《抱朴子·遐览》著录有《三十六水经》一卷。陈国符先生认为是汉代作品，即今《道藏》洞神部众术类《三十六水法》一卷。① 孟乃昌先生则认为《三十六水经》至迟为东汉著作，乃今《道藏》中《三十六水法》之祖本。今本《三十六水法》的59个药方，可分为两个系统，而方中有“纳华池中”之语者，当为古本，其余为后人以别本附之而成今本。②《黄帝九鼎神丹经诀》卷八明化石序中提到八公三十六水法时说：“昔太极真人以此神经及水石法授东海青童君，君授金楼先生，先生授八公，八公授淮南王刘安，安升天之日授左吴”③。据此，三十六水法在淮南王之前很久便流传了。

10.《九鼎丹经》一卷

全称《黄帝九鼎神丹经》。成书于西汉末东汉初，撰人不详。书叙述玄女向黄帝传授还丹至道情况。

《抱朴子·金丹》曾引《黄帝九鼎神丹经》部分文字，叙述黄帝九鼎神丹之神效，并介绍了三本丹经的传授情况：“昔左元放（按：左慈）于天柱山中精思，而神人授之金丹仙经。会汉末乱，不遑合作，而避地来渡江东，志欲投名山以修斯道。余从祖仙公（按：即葛玄，是葛洪的从祖），又从元放受之。凡受《太清丹经》三卷，及《九鼎丹经》一卷、《金液丹经》一卷。余师郑君者（按：指郑隐，乃葛玄弟子），则余从祖仙公之弟子也。又于从祖受之，而家贫无用买药。余亲事之，洒扫积久，乃于马迹山中立坛盟受之，并诸口诀诀之不书者。江东先无此书，书出于左元放，元放以授余从祖，从祖以授郑君，郑君以

① 参见陈国符：《中国外丹黄白法经诀出世朝代表》，《道藏源流续考》，北京：中华书局，1963年，第302页。

② 参见孟乃昌：《道藏炼丹原著评述（续）》，《宗教学研究》1990年第Z2期，第11页。

③ 《黄帝九鼎神丹经诀》卷八，《道藏》第18册，北京：文物出版社、上海书店、天津古籍出版社，1988年影印本，第817页。

授余。故他道士了无知者也。”[1]这三本书的传承顺序是：仙人→左慈→葛玄→郑隐→葛洪。陈国符先生指出，今《道藏》洞神部众术类有《黄帝九鼎神丹经诀》二十卷，其第一卷即《黄帝九鼎神丹经》原文，卷二以下为唐人所撰。并根据用韵等情况考证出《黄帝九鼎神丹经》于西汉末东汉初出世，其后东汉末左慈、张陵（张道陵）皆得之，左慈往江东，此书始流传于江东。[2]

11.《太清丹经》三卷

全称《太清金液神气经》，西汉王褒（清虚真人）撰。

葛洪在《抱朴子·金丹》中说，自己从师处得三本丹经“《太清丹经》三卷，及《九鼎丹经》一卷、《金液丹经》一卷”[3]。笔者认为其《太清丹经》三卷或即《道藏》中《太清金液神气经》祖本。今《道藏》洞神部众术类有《太清金液神气经》三卷，卷上录有大篇幅的清虚真人歌诀，陈国符先生根据韵脚考证，认为“《太清金液神气经》卷上大概于西汉出世”[4]。认为书原撰者为清虚真人，后世增益而成今本《太清金液神气经》，但陈国符先生未将此书与葛洪所提到的《太清丹经》联系在一起。清虚真人即西汉王褒，据《清虚真人王君内传》（弟子南岳夫人魏华存撰）：“华存师清虚真人王君，讳褒字子登，范阳襄平人也，安国侯（按：王陵）七世之孙。君以汉元帝建昭三年九月二十七日诞焉。”[5]王褒与刘向同朝为官，皆因精通神仙方术而得皇帝器重。

12.《金液丹经》一卷

亦称《太清神丹经》[6]，全称《太清金液神丹经》。著者不详，成书于西汉

---

① 葛洪：《抱朴子内篇·金丹》，王明：《抱朴子内篇校释》（增订本），北京：中华书局，1986年，第71页。

② 参见陈国符：《中国外丹黄白法经诀出世朝代表》，《道藏源流续考》，北京：中华书局，1963年，第292～297页。

③ 葛洪：《抱朴子内篇·金丹》，王明：《抱朴子内篇校释》（增订本），北京：中华书局，1986年，第71页。

④ 陈国符：《中国外丹黄白法经诀出世朝代表》，《道藏源流续考》，北京：中华书局，1963年，第300页。

⑤ 张君房编：《云笈七签》卷一〇六，《纪传部·清虚真人王君内传》，李永晟点校，北京：中华书局，2003年，第2288页。

⑥ 在葛洪的《抱朴子》和《神仙传》中，以“太清”为名的丹经书，只有两本，一是《太清丹经》，一是《太清神丹经》，但二者非一本书，前者或是道藏本《太清金液神气经》的祖本，后者是道藏本《太清金液神丹经》（简称《金液丹经》）的祖本。

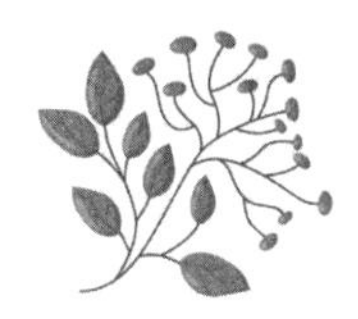

末东汉初。

《金液丹经》一卷，是葛洪从郑隐处所继承的三本丹书之一，当即道藏本《太清金液神丹经》。《道藏》洞神部众术类有《太清金液神丹经》三卷，卷上前面一部分为"正一天师张道陵序"，卷中题为"长生阴真人撰"。陈国符先生认为"卷上，卷中第一至第四页"为古经原文，自"郑君曰"以后，为后人搀入之本。并根据用韵情况，认为古经是西汉末东汉初出世，原著者不详。[①]据《神仙传》记载，汉时齐国临淄人马鸣生(一作马明生，本姓和)曾从其师处"受《太清神丹经》三卷"而为地仙[②]，鸣生复传书于弟子阴长生[③]。阴长生传下来的《太清神丹经》，即《抱朴子·金丹》中提到的《金液丹经》(非《太清丹经》)。古人亦有此认识，如唐王松年《仙苑编珠》说马明生所受书为"太清金液丹经"[④]，明李贤《明一统志》亦说马明生授阴长生为"太清金液神丹"[⑤]，可为佐证。《金液丹经》在东汉末年传到左慈和张陵之手，左慈那本辗转传给葛洪了。

13.《灵宝经》三卷

著者不详，成书不晚于东汉末，亦称《灵宝五符经》、《仙隐灵宝方》。包括《正机》、《平衡》和《飞龟授袟》各一卷。

《抱朴子·辨问》："《灵宝经》有《正机》、《平衡》、《飞龟授帙》凡三篇，皆仙术也。"[⑥]《抱朴子·遐览》著录三书则称为：《正机经》一卷，《平衡经》一

---

① 参见陈国符：《中国外丹黄白法经诀出世朝代表》，《道藏源流续考》，北京：中华书局，1963年，第289～292页。

② 参见葛洪：《神仙传》卷五，《马鸣生传》，《影印文渊阁四库全书》第1059册，台北：台湾商务印书馆，1983年影印本，第279页。

③ 阴长生闻马鸣生有度世之道，乃师事鸣生二十余年，最后鸣生于延光元年"乃将长生入青城山中，煮黄土而为金以示之，立坛四面，以《太清神丹经》受之，乃别去"，后来长生"于平都山白日升天，临去时，著书九篇"。参见葛洪：《神仙传》卷五，《阴长生传》，《影印文渊阁四库全书》第1059册，台北：台湾商务印书馆，1983年影印本，第279～280页。

④ 参见《道藏》第11册，北京：文物出版社、上海书店、天津古籍出版社，1988年影印本，第30页。

⑤ 参见李贤：《明一统志》卷三十，《南阳府·仙释》"阴长生"条，《影印文渊阁四库全书》，台北：台湾商务印书馆，1983年影印本，第472册。

⑥ 葛洪：《抱朴子内篇·辨问》，王明：《抱朴子内篇校释》(增订本)，北京：中华书局，1986年，第229页。

卷，《飞龟振经》一卷。[①] 今本《神仙传》卷一《华子期传》云："华子期，淮南人也。师禄(角)里先生，受《仙隐灵宝方》，一曰伊洛飞龟秩，二曰伯禹正机，三曰平衡方。"[②]这种《仙隐灵宝方》也是《灵宝经》。

陈国符先生对《灵宝经》的来龙去脉考证甚详，称葛洪所说的《灵宝经》为古本《灵宝经》，"古之《灵宝经》，见东晋葛洪《抱朴子》，即今之《五符经》(《灵宝五符经》之简称)"[③]。认为今道藏本《太上灵宝五符经序》(书名衍一"序"字)，即葛洪所说的古本《灵宝经》。该书在道藏中归入五符经系统，而道藏中"今之《灵宝经》，东晋末叶葛巢甫(葛洪从孙)所造。至宋文明二帝时，陆修静更增修，立成仪轨。于是《灵宝》之教，大行于世"[④]。后出的《灵宝经》反倒成了《灵宝经》的正宗。今道藏本《太上灵宝五符经序》卷上前半部分的序，为汉末天师张陵所撰，可见古本《灵宝经》成书不晚于汉末。[⑤]

三、出土文献

14.《五十二病方》

15.《养生方》

16.《杂疗方》

17.《万物》

前三书为马王堆汉墓出土的帛书，三书除了治病内容外，亦有相当多的药物养生内容。[⑥] 后一书《万物》，是1977年于安徽阜阳汉墓中出土的医方书[⑦]，下葬年代为汉文帝十五年(前165)，墓主为汝阴侯夏侯灶(夏侯婴之

---

① 葛洪：《抱朴子内篇·遐览》，王明：《抱朴子内篇校释》(增订本)，北京：中华书局，1986年，第333页。

② 葛洪：《神仙传》卷二，《华子期传》，《影印文渊阁四库全书》第1059册，台北：台湾商务印书馆，1983年影印本，第265页。王明先生以为可能存在脱文误字。参见王明：《抱朴子内篇校释》(增订本)，北京：中华书局，1986年，第237页。

③ 陈国符：《道藏源流考》(增订版)，北京：中华书局，1963年，第63页。

④ 陈国符：《道藏源流考》(增订版)，北京：中华书局，1963年，第66页。

⑤ 参见陈国符：《道藏源流考》(增订版)，北京：中华书局，1963年，第64页。

⑥ 参见周一谋、萧佐桃：《马王堆医书考注》，天津：天津科学技术出版社，1988年。

⑦ 参见文化部古文献研究室、安徽阜阳地区博物馆阜阳汉简整理组：《阜阳汉简〈万物〉》，《文物》1988年第4期，第36～47页；胡平生、韩自强：《〈万物〉略说》，《文物》1988年第4期，第48～54页。

子)。《万物》简破损严重,所载方药内容涉及约110种药物,有一些是服食方药。

四、其他文献

18.《神农本草经》三卷

《神农本草经》,简称《本草经》、《本经》,三卷,单行本早佚,清以来有多家辑佚本。本章第二节已讨论过该书。《神农本草经》虽为医家之本草书,但所谈药物服食养生内容甚多,可视为服食文献。另《抱朴子内篇·仙药》中曾提及一本叫《神农四经》的书,也是采用上、中、下三品分类法,有学者认为就是《神农本草经》,亦有人持不同意见。

19.《周易参同契》

《周易参同契》,东汉道士魏伯阳著,王明先生认为撰著时间约当东汉顺帝至桓帝之间(126—167年)[①]。古单行本已佚,现存世为其注本,是我国历史上第一部外丹理论著作,被誉为"万古丹经王"。因文辞古奥晦涩,后世注者见仁见智。朱越利先生认为"《周易参同契》既包括内丹、外丹,也包括房中术"[②],但晋葛洪和当代学者王明先生都认为该书只是修炼金丹而已。

除此之外,尚有一些服食派著作,仍有待考证是否为汉以前成书,这些是:

《抱朴子·遐览》著录:《木芝图》一卷,《菌芝图》一卷,《肉芝图》一卷,《石芝图》一卷,《大魄杂芝图》一卷,《黄白要经》一卷,《八公黄白经》一卷,《枕中黄白经》五卷,《箕山经》十卷,《凤纲经》一卷,《小饵经》一卷,《采神药治作秘法》三卷,《服食禁忌经》一卷等。

《抱朴子·金丹》著录:《五灵丹经》一卷,《岷山丹法》、《务成子丹法》、《羡门子丹法》、《立成丹》、《赤松子丹法》、《石先生丹法》、《康风子丹法》、《崔文子丹法》、《刘元丹法》、《乐子长丹法》、《李文丹法》、《尹子丹法》、《太乙招魂魄丹法》、《采女丹法》、《稷丘子丹法》、《墨子丹法》、《张子和丹法》、《绮里

---

① 参见王明:《〈周易参同契〉考证》,《道家和道教思想研究》,北京:中国社会科学出版社,1984年,第243页。

② 朱越利:《道经总论》,沈阳:辽宁教育出版社,1991年,第63页。

丹法》、《玉柱丹法》、《李公丹法》、《刘生丹法》、《王君丹法》、《陈生丹法》、《韩终丹法》等。

唐梅彪《石药尔雅·叙诸经传歌诀名目》著录:《陵阳子经》、《角里先生诀》、《八公枕中记》、《李少君诀》等。

本章小结

服食派,是指通过服食仙药、药金药银、神丹以求长生的流派。其养生方术可细分为寻仙术、服药术、炼金术(黄白术)和炼丹术(外丹术)四种。服食派是古老的养生流派,它随着神仙信仰的形成而产生。战国之时,神仙信仰最终形成,方士鼓动诸侯入海寻仙,求取仙药,这些寻仙方士成为最早的服食派。此后经历秦皇汉武的多番寻仙候神,服食派队伍越来越大。在汉武末期,服食派终于放弃了无望的寻仙活动,另寻出路,他们在周围的大山中寻找人间的仙药。服食派吸收了药物学的成果,并在服食过程中不断摸索新经验,补充和发展了药物学,《神农本草经》就是医学家和服食派养生家合作的结晶。服食派最初尝试服食植物药,以及少量动物药和矿物药。由于医家用于治病的植物药越来越广泛,植物药的知识也越来越丰富,服食派认识到植物药用于治病和延年是可以的,但想靠服食普通植物药来不死成仙,可能性并不大。于是服食派转而开发矿石药。

战国时期,人们已经形成共识,得道的神仙是服食玉石的。但这些神仙主要是通过点化、尸解或天生的某种机缘而得道升仙,而不是靠服食难以下咽的玉石。到了汉代,随着冶金工艺和药物学的发展,一些矿石药也被引入临床。受此启发,服食派终于毅然决然地开始服石。在服石的过程中,服食派认为金银较其他矿石坚固,不会败朽,可以假之以自坚。但贫穷的服食派方士根本无此财力来服用昂贵的金银,于是他们发明了用其他矿石加工转为药金药银的黄白术。在加工药金药银之时,他们发现无论用火法,还是水法,矿石的变化(化学反应)都很奇妙。而古老的矿石——丹砂更被重点利用,丹砂在加热之后的神奇化学反应,加之其卓越的防腐性能,使服食派相信,这就是他们苦苦寻觅的仙药。于是围绕加工丹砂的炼丹术诞生了。

汉以前的炼丹术是水法和火法并用的，但后世水法衰落，被融入火法之中，只作为火法炼丹过程中的一个环节。炼丹所用的原料，也从丹砂扩大到几十种矿石。在汉代中晚期以前，外丹黄白术还处于技术经验的原始积累阶段，魏伯阳的《周易参同契》以《周易》阴阳之道来诠释炼丹的理论问题，将太易、黄老与炉火三道合一，奠定了炼丹术的理论基础，为魏晋时代的炼丹术大发展创造了条件。

在养生流派中，服食派声势浩大，人员庞杂。从战国寻仙开始，方士从一开始就拉拢帝王贵族进入服食派团队。服食派方士之所以要拉拢帝王诸侯加盟，一方面是为了个人的富贵荣华，另一方面也是因为服食技术需要很多费用，从当初的入海寻仙、山庙候神，到后来为了服石而进行的寻矿开矿活动，以及炼丹的原料设备，都必须得到实力雄厚的帝王诸侯的支持才可能实现。上有所好，下必甚焉。在秦皇、汉武的示范和影响下，皇亲国戚、士大夫纷纷加入服食派。在所有养生术中，外丹黄白术的技术含量是最高的，方士秘而不宣，非其人不传。所以方士与帝王的默认合作方式是方士提供技术，而帝王贵胄提供人、财、物等配套条件。

服食派方术的多次变迁是与服食效果息息相关的。寻仙告败，是因为找不到神仙。服植物药虽有益于身体，养生效果明显，但服食派不满足于此，因为他们的目标是成仙。服玉石后，又因其强烈的毒副作用而不得不罢手。“服食求神仙，多为药所误”①，服食派最终将成仙希望寄托在丹药上。《黄帝九鼎神丹经》说：“凡欲长生而不得神丹金液，徒自苦耳。虽呼吸导引、吐故纳新，及服草木之药，可得延年，不免于死也。”②此后外丹术经历了魏晋和唐代的两次大发展，唐代无数帝胄士人以身试丹，求生而丧生。直到唐末，外丹术才最终被抛弃。外丹术之所以能绵延千年方绝，这与炼丹方术越来越复杂化，炼丹的成本越来越高，有机会尝食仙丹的人越来越少有很大关系。得不到大众的实践检验，所以炼丹术只能长久地苟延于世。

---

① 《驱车上东门行》，郭茂倩编：《乐府诗集》卷六一，北京：中华书局，1979 年，第 889 页。

② 《黄帝九鼎神丹经诀》卷一，《道藏》第 18 册，北京：文物出版社、上海书店、天津古籍出版社，1988 年影印本，第 795 页。

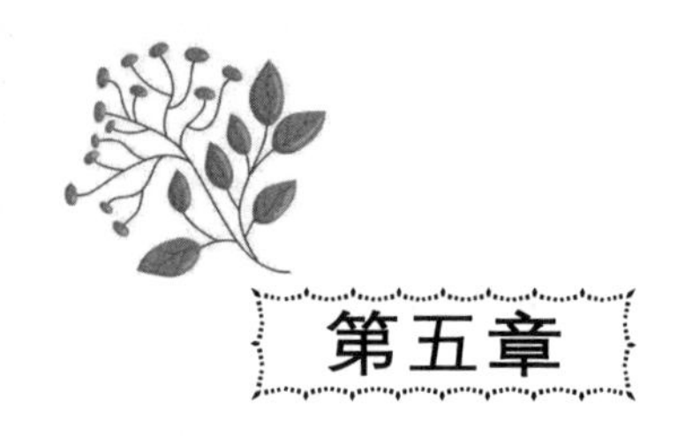

第五章

静修派养生方术探源

静修派养生方术，主要包括行气、辟谷、守一。行气，也称吐纳、食气、服气，是通过呼吸吐纳，以服食天地日月等外物的精气来养生的方术。辟谷，即通过不食五谷，转而以服药和服气来养生的方术。守一，属于意念养生术，也称抱一、守三一、守意、守神、存神、存思、存想，是指将意念集中于体内某一部位或体外某物，以养神的养生方术。以上三术，通过调息（呼吸）和调神来养生，以静为特征，与导引按摩以动为特征的运动养生法不同，故笔者统称此三术为静修派养生方术。本章将主要讨论此三术的理论基础、起源、发展和演变。

第一节　行气术探源

一、行气术的理论基础

行气，也称服气、食气、吐纳、吐故纳新、呼吸精气，是通过吐出体内浊气，吸入外界新气以养生的方法。行气术可能始于春秋末期，因为《老子》书中有些地方透露出这方面信息。《老子・十章》曰："专气致柔，能婴儿乎？”[①]“专气”即结聚精气，正是后世行气术的一个术语。后世养生家也大多认为《老子·十章》就是行气术。现存的资料显示，战国时行气术已经真正开始了。

战国、秦汉行气术服食的气，主要是天地之气和日精月华。行气术者一般朝着日月，以鼻或肌肤吸入想象中的精气，吸入后会在体内运行、加工、贮藏和吸收，废气会通过口吐出体外。

行气术的哲学基础是精气论。战国时精气论已经形成，精气论认为“天地合气”而化生万物和人，万物和人都是天气和地气交媾的产物，人生下来后，仍然要上仰天之清气以呼吸，下赖大地出产的五谷之气以果腹。因此选择性地吸入天地之优质精气，便成了行气术人士的努力目标。《素问·生气通天论》曰：

> 夫自古通天者，生之本，本于阴阳。天地之间，六合（按：四方上下）之内，其气九州（按：二字衍）、九窍、五藏（脏）、十二节（按：左右肩、肘、腕、髋、膝、踝关节），皆通乎天气。……此寿命之本也……圣人传（抟）精神，服天气。[②]

战国秦汉时，人认为服气可以通神明。《素问·生气通天论》曰：“圣人传（抟）精神，服天气，而通神明。”[③]《淮南子·地形训》曰：“食气者，神明而寿。”[④]《太平经》说：“食气者神明达。”[⑤]古人认为人的神志意识和思维活动，也似一种玄妙的神在主持，所以称精神思维活动为“神”、“神明”，这种“神”常驻心脏。《素问·灵兰秘典论》：“心者，君主之官也，神明出焉。”唐王冰注：“任治于物，故为君主之官。清静栖灵，故曰神明出焉。”[⑥]“心形如未敷

---

① 陈鼓应：《老子今注今译》（修订版），北京：商务印书馆，2003年，第108页。

② 《黄帝内经·素问》卷一，《生气通天论》，北京：人民卫生出版社，1956年影印本，第11页。

③ 《黄帝内经·素问》卷一，《生气通天论》，北京：人民卫生出版社，1956年影印本，第11页。

④ 《淮南子·地形训》，何宁：《淮南子集释》，北京：中华书局，1998年，第345页。

⑤ 王明编：《太平经合校》卷一二〇～一三六，《太平经钞辛部》，北京：中华书局，1960年，第700页。

⑥ 《黄帝内经·素问》卷三，《灵兰秘典论》，北京：人民卫生出版社，1956年影印本，第25页。

(按：开也)莲花，中有九空(孔)，以导引天真之气，神之宇(按：居也)也。为君主之官，神明出焉"。[①] 服食之天气，可以通过心窍进入，以供养神明。

汉代人又认为龟能通过行气而长寿，因此纷纷开始学龟行气。司马迁在《史记·龟策列传》中说："江傍家人常畜龟饮食之，以为能导引致气，有益于助衰养老，岂不信哉！"[②]说江边人养龟并食用，认为龟能帮自己调节呼吸增加元气，有益于抗衰养老。古人认为龟的寿命很长，《淮南子·诠言训》甚至说"龟三千岁"，为了学龟的长寿技术，人们努力探寻龟的长寿之谜，终于"发现"了奥秘：原来龟会服气，龟在伸缩脖子时就是在服食天气。龟能行气的传说，在典籍中可找到数例，《艺文类聚》引《抱朴子》曰：

> 城阳郄俭，少时行猎，堕空冢中。饥饿，见冢中先有大龟，数数回转，所向无常，张口吞气，或俯或仰。俭素亦闻龟能导引，乃试随龟所为，遂不复饥。百余日，颇苦极。后人有偶窥冢中，见俭而出之。后竟能咽气(按：服气)断谷。[③]

陈寔《异闻记》亦记载类似故事，说张广定四岁女儿陷墓中，三年不死，也是学龟伸颈吞气而得以幸存。[④]

二、战国行气术

(一)战国行气术概述

战国时，已经有一些人开始吐故纳新了。《庄子·刻意》篇曰："吹响呼吸，吐故纳新，熊经鸟申(伸)，为寿而已矣。此道(导)引之士，养形之人，彭祖寿考者之所好也。"[⑤]《庄子》所说的"吹响呼吸"就是吐故纳新，而其中

---

① 《黄帝内经·素问》卷十九，《五运行大论》王冰注，北京：人民卫生出版社，1956年影印本，第142页。

② 《史记》卷一二八，《龟策列传》，北京：中华书局，1959年，第3225页。

③ 欧阳询：《艺文类聚》卷七五，《方术部·养生》，汪绍楹校，上海：上海古籍出版社，1982年，第1284页。按：今本《抱朴子》无此内容。

④ 参见葛洪：《抱朴子内篇·杂应》引《异闻记》，王明：《抱朴子内篇校释》(增订本)，北京：中华书局，1986年，第48页。

⑤ 《庄子·刻意》，郭庆藩：《庄子集释》，王孝鱼点校，北京：中华书局，1961年，第535页。

“吸”是用鼻吸入外界新气。“吹”、“呴”和“呼”都是口吐浊气，三词稍有不同，“呼”为吐出热气，“呴”为吐出温气（没有“呼”那样热），“吹”为吐出冷气（详参下文第四节的考证）。之所以要吐出浊气，是因为古人认为人体吸入的气被利用后就变成了“宿气”，留在体内有害无益，所以必须主动地吐出来，然后再吸入新气。

吸入的新气，主要是天地日月之精气，实际即是空气。战国时已将所吸之气分为“六气”。屈原在《楚辞・远游》中云：“吾将从王乔而娱戏！餐六气而饮沆瀣兮，漱正阳而含朝霞。保神明之清澄兮，精气入而粗秽除。”[①]东汉王逸注曰：

> 餐吞日精，食元符也。《陵阳子明经》言：“春食朝霞。”朝霞者，日始欲出赤黄气也。秋食沦阴，沦阴者，日没以后赤黄气也。冬饮沆瀣，沆瀣者，北方夜半气也。夏食正阳，正阳者，南方日中气也。并天地玄黄之气，是为六气也。[②]

根据《陵阳子明经》[③]所述，六气为朝霞、沦阴、沆瀣、正阳、天玄和地黄，正好对应天、地和四时。朝霞、沦阴、沆瀣、正阳四时之气宜在相应季节服食，而天玄和地黄则没有限制（参见表 4“行气术‘六气’对照表”）。

神仙家认为彭祖为行气术的鼻祖。前举《庄子・刻意》说导引行气术乃“彭祖寿考者之所好”；张家山西汉墓出土的《引书》，是一本有关导引行气的养生书，书中亦言行气导引术是彭祖之道，其文曰：“春产（生）、夏长、秋收、冬臧（藏），此彭祖之道也。”[④]据《列仙传》记载，彭祖为殷大夫，姓籛名铿，帝

---

① 屈原：《楚辞・远游》，洪兴祖：《楚辞补注》，白化文等点校，北京：中华书局，1983年，第 166 页。

② 屈原：《楚辞・远游》王逸注，洪兴祖：《楚辞补注》，白化文等点校，北京：中华书局，1983 年，第 166 页。

③ 据西汉刘向《列仙传》载，陵阳子明是一位在陵阳山（在安徽境内）上服食得道的仙人，名叫子明，家在铚乡（今安徽宿县）。陵阳子明既为《列仙传》所载，则其人当在西汉或更前。《列仙传》未著其姓氏，南北朝时始冠其姓“窦”（如《无上秘要》卷四三），唐《元和郡县志》卷三十、宋《太平御览》卷六七，4《地部・池》亦引作“窦子明”。

④ 张家山二四七号汉墓竹简整理小组编著：《张家山汉墓竹简（二四七号墓）》（释文修订本），成都：巴蜀书社，1995 年，第 171 页。

颛顼之孙陆终氏之中子，到殷末时已八百余岁，“常食桂芝，善导引行气”[①]。《列仙传》描述的彭祖既会导引行气，也会服食桂芝等药物。而葛洪《神仙传》记载的彭祖传则曰：

> 彭祖者，姓籛，名铿……善于补养导引之术，并服水桂、云母粉、麋鹿角……常闭气内息，从平日至日中，乃危坐拭目，摩搦身体，舐唇咽唾，服气数十，乃起行，言笑如故。其体中或有疲倦不安，便导引闭气，以攻其患。心存其身，头面九窍，五藏（脏）四肢，至于毛发，皆令其存。觉其气行体中，起于鼻口中，达十指末，寻即平和也。……
>
> 采女再拜，请问延年益寿之法。彭祖曰：“欲举行登天，上补仙官者，当用金丹。此元君太一所服，白日升天也。然此道至大，非君王所为。其次当爱精养神，服饵至药，可以长生，但不能役使鬼神，乘虚飞行耳。不知交接之道，虽服药，无益也。”[②]

《神仙传》代表东汉和魏晋人的神仙思想，这时的彭祖已被塑造成全能的养生术士，博通服药、金丹、行气、导引、存思和房中诸术。

战国时修炼行气术的主力，主要来自两个阶层，一是神仙方士，一是医生。《素问·上古天真论》说：“上古有真人者，提挈天地，把握阴阳，呼吸精气，独立守神，肌肉若一。”[③]《素问·生气通天论》则说：“圣人传（抟）精神，服天气而通神明。”[④]这里的“真人”和“圣人”，实际都是修炼的神仙方士，不过前者的道行深一些。医学界也普遍使用行气术，医生自己不但用此术养生，还教患者锻炼以祛病。据《灵枢·病传》记载，那时医生治病的手段多样，除了九针、祝由，“或有导引、行气、乔摩、灸、熨、刺、焫、饮药”[⑤]。《灵枢·官能》还提到不同潜质的医生应扬长避短地学习适合的专科技术，谓

---

① 刘向：《列仙传》卷上《彭祖传》，《道藏》第5册，北京：文物出版社、上海书店、天津古籍出版社，1988年影印本，第66页。

② 葛洪：《神仙传》卷一，《彭祖传》，《影印文渊阁四库全书》第1059册，台北：台湾商务印书馆，1983年影印本，第259～261页。

③ 《黄帝内经·素问》卷一，《上古天真论》，北京：人民卫生出版社，1956年影印本，第8～9页。

④ 《黄帝内经·素问》卷一，《生气通天论》，北京：人民卫生出版社，1956年影印本，第11页。

⑤ 《灵枢经》卷七，《病传》，北京：人民卫生出版社，1956年影印本，第76页。

"缓节柔筋而心和调者，可使导引行气"①，即那些关节灵活的人宜学导引，而心气和调的人宜学行气。

(二)战国《行气玉铭》述评

战国的《行气玉铭》是现存最早的行气文献。铭文刻在一件寸许长的玉器上，玉器为帽状中空的十二面棱状体，每面刻3个篆文，加上重文符号9个，共45字(见下图)。玉器现藏于天津博物馆，为李鸿章后人所赠。玉器本无名，邹安、罗振玉等人认为是刀剑之珌(刀剑鞘末端的玉饰)，故被命名为"玉刀珌"、"剑珌"。郭沫若先生认为不是剑珌，而是带在身上的佩玉，改称为"行气玉佩"。此名一度用人最多。此后又有学者认为是手杖把上的装饰玉，天津博物馆遂命名玉器为"行气铭玉杖饰"②。但学者为了避免卷入玉器功用的纷争，多径称之为"行气玉"，称其铭文为《行气玉铭》，本书姑从之。

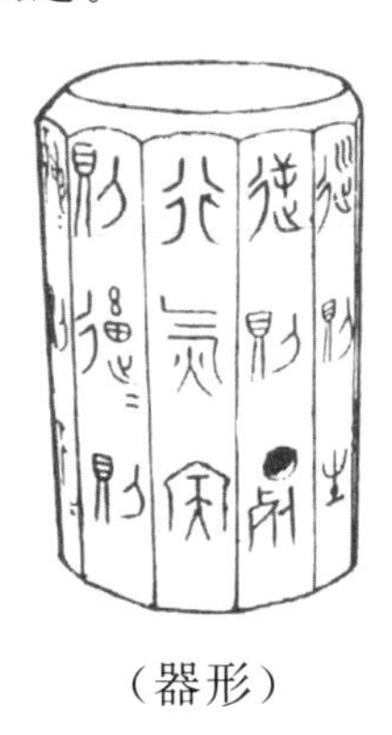

(器形)

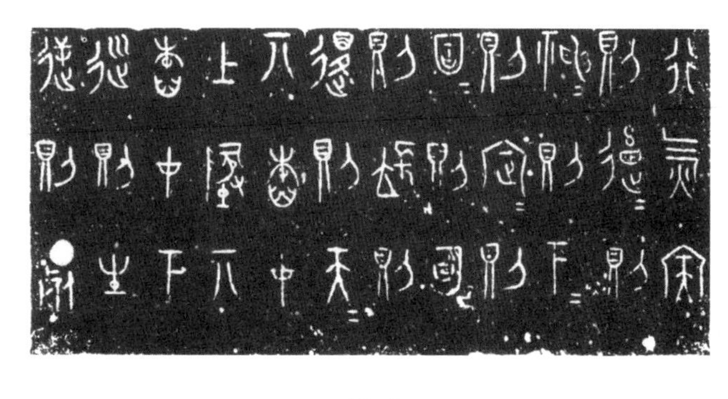

(铭文)

图14 战国《行气玉铭》

资料来源：转采自：《郭沫若全集·考古编·第十卷》，第168、172页。原载《中国文物报》1991年第35期和《三代吉金文存》。

① 《灵枢经》卷十一，《官能》，北京：人民卫生出版社，1956年影印本，第118页。

② 参见陈邦怀：《战国〈行气玉铭〉考释》，《古文字研究》第7辑，北京：中华书局，1980年，第187页；李戎：《战国玉杖首〈行气铭〉集考及其铭文新释》，《医古文知识》2001年第1期，第27页。

铭文创作的年代，郭沫若等人认为是公元前380年左右[1]，中国中医研究院医史文献研究所认为是公元前500—前380年左右[2]，而陈邦怀等人认为是战国后期[3]。目前学界一般认为是战国时期三晋文物。《行气铭文》最早著录于邹安的《艺賸》，二十多年后又编入罗振玉主编的《三代吉金文存》（1937年）。对铭文的释义研究，从1933年于省吾的《双剑誃吉金文选》开始，70多年来陆续有郭沫若、王季星、陈世辉、张光裕、陈邦怀、沈寿、宋书功、李戎等50多位专家学者从不同角度对其进行解读，黄耀明先生曾述评了1933—2009年间的49位学者的研究成果（其中缺漏几位学者）[4]。尽管诸家在解字释义上众说纷纭，但《行气玉铭》是一篇行气文献已成定论。今综合郭沫若和陈邦怀两家释文，斟酌其宜，录铭文如下：

> 行氣（气），実（深）则適（蓄），適（蓄）则神（伸），神（伸）则下，下则定，定则固，固则明（萌），明（萌）则張（长），張（长）则复，复则天（按：头也）。天其（按：之也）本才（在）上，墬（地）其本才（在）下。巡（顺）则生，逆则死。[5]

铭文共十四句，讲一个行气回合的要领。大义是吸入精气要深而多，吸气深多之后方能蓄积起来。气蓄积到一定程度才能延伸下行，下行到一定部位则停止，气停下来后固守一段时间则会萌生新气。新气成长后，再向上折返，直灌头脑。头的本源在头顶之天，足的本源在足下之地。顺应此规律则生，违背此规律则死。铭文内容虽简略，但已经说明了气吸入后的大致循行路径和加工、输送的过程：气是从鼻吸入，下行到一定部位（主要是小腹

---

① 参见郭沫若：《奴隶制时代》（第2版），北京：人民出版社，1973年，第262页；汤余惠：《战国铭文选》，长春：吉林大学出版社，1993年，第194页；宋书功：《战国时期房中学著作〈行气铭玉杖饰〉》，《中国性科学》2009年第5期，第40页。

② 参见李戎：《战国玉杖首〈行气铭〉集考及其铭文新释》，《医古文知识》2001年第1期，第27页。

③ 参见陈邦怀：《战国〈行气玉铭〉考释》，《古文字研究》第7辑，北京：中华书局，1980年，第191页。

④ 参见黄耀明：《〈行气玉铭〉释义集评及新解》，《励耘学刊》2010年第2期，北京：学苑出版社，第94～122页。

⑤ 参见郭沫若：《奴隶制时代》（第2版），第262页；陈邦怀：《战国〈行气玉铭〉考释》，《古文字研究》第7辑，北京：中华书局，1980年，第187页。

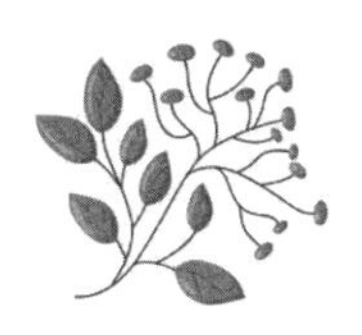

部)，然后酝酿产生新气，最后再上行输送到脑。

前贤时人有关铭文考证的文章有50余篇，成果较丰，本书不再赘叙。以下只讨论笔者提出的管见：

1. 气的进入口

学者多认为这是一篇服外气的铭文，既服外气，则从口鼻而入。实际上，战国秦汉时服外气的进入通道有很多地方。可从脚后跟吸，如《庄子・大宗师》说："真人之息(按：呼吸)以踵，众人之息以喉。"成玄英疏："踵，足跟也。真人心性和缓，智照凝寂，至于气息，亦复徐迟。脚跟中来，明其深静也。"[①]也可从皮肤腠理吸，如《十问》"黄帝问于容成"章说："将欲寿神，必以奏(腠)理息。"[②]也可用阴茎吸，在房中术中，男子采阴补阳(采女子的精气)，主要方法就是将阴茎放入女阴中吸食女子精气(参第七章第四节)。所谓脚跟、皮肤、阴茎吸气，实际是用意念，还需要同时用鼻子微微呼吸的。

2. 呼吸的深浅

《行气玉铭》的第三字"宎"，诸家共有"天"、"阒"、"深"、"完"、"居"、"军"、"吞"、"寘"、"宎"、"内"等十多种解释。郭沫若先生释作"深"，笔者认为此说法比较符合当时的实际情况。因为呼吸的深浅调节是行气术的重要原则，战国、秦汉时的行气术以深呼吸居多。铭文中行气的第一要领是"深则蓄"。行气时，吸气要深，吸足一定量后才能炼气。马王堆医书《十问》"黄帝问于容成"章亦云："息必探(深)而久，新气易守……乃棎(深)息以为寿。"[③]吸气深，才能把新气留住，也容易长寿。《庄子・大宗师》也说"古之真人，其寝不梦，其觉无忧，其食不甘，其息深深"[④]。

3. 气吸入后的运行路径

有学者认为《行气玉铭》中吸入的气是从任脉下行，到达会阴后再沿督

---

① 并见郭庆藩：《庄子集释》，王孝鱼点校，北京：中华书局，1961年，第228页。

② 周一谋、萧佐桃：《马王堆医书考注》，天津：天津科学技术出版社，1988年，第375页。

③ 周一谋、萧佐桃：《马王堆医书考注》，天津：天津科学技术出版社，1988年，第375页。

④ 《庄子・大宗师》，郭庆藩：《庄子集释》，王孝鱼点校，北京：中华书局，1961年，第228页。

脉上行达脑。这没有文献依据。因为张家山和马王堆汉墓出土的行气导引书，都有配套的经脉书一起出土，如张家山汉墓的《引书》配《脉书》，马王堆汉墓的《导引图》配《足臂十一脉灸经》和《阴阳十一脉灸经》。但在这些配套的经脉书中只有十一脉，没有任、督二脉[①]。《行气玉铭》较这些汉墓医书更早，更不可能有任督二脉。"周天"的概念，也是晚出，学者或引以为据，不足为训。具体的循行路径仍有待进一步的考证。

4. 气吸入后的加工

铭文有"定则固，固则萌"句，是说天地之精气被吸入体后，要在人体内进一步加工，方能转化为人体可用的精气，相当于《十问》所说的"抟精"[②]。抟是聚集之义，抟精则是将天地之气凝结，并提炼出精华来，以便于进一步浓缩成液态之精。《行气玉铭》和《十问》都没有提及体内加工气的地方，而《引书》则有把吸入的气送"填少腹"的记载，少腹(小腹)是后世丹田所在之处。丹田学说是内丹术的理论，而"丹田"之名虽早在东汉晚期桓帝之时的《老子铭》和《仙人王子乔碑》就已出现[③]，但内丹术实际在唐末五代时才开始在社会上广泛流行。另有一些学者认为抟精的部位是肾或阴部，但并没有提出证据。

5. 关于"天地之本"

铭文中有"长则复，复则天。天其本在上，地其本在下"四句，这里出现两个"天"，学者多释前一"天"为头，而释后一"天"为天地之天。窃以为此不合古人行文思路，很难想象用了重文符号的前后紧挨着的两个相同的字，竟然会表示两个完全不同的意思。第二个"天"也应是"头"的意思。战国秦汉时讲天人相应，人身为小宇宙，人体也分天地，其中头为天，足为地。《素问·阴阳应象大论》曰："惟贤人上配天以养头，下象地以养足，中傍人事以

① 《黄帝内经》为十二条经脉，《脉书》少一条手厥阴心包脉，所以尽管《黄帝内经》被认为主体部分成书于战国，但其经脉理论晚于《脉书》已成定论。《黄帝内经》中已出现完整的任督脉。

② 参见周一谋、萧佐桃：《马王堆医书考注》，天津：天津科学技术出版社，1988 年，第 374、375 页。

③ 参见李零：《中国方术考》(修订本)，上海：上海人民出版社，1990 年，第 345、380 页。

养五藏(脏)。"唐王冰注:"头圆,故配天;足方,故象地。人事更易,五藏(脏)递迁,故从而养也。"[①]头以口鼻呼吸,足也可以用足跟呼吸(用意念),口鼻呼吸天气,足跟呼吸地气。因此铭文的"天其本在上,地其本在下"可以这样理解:头与天相应,本源在头上之天;足与地相应,本源在足下之地。

三、秦代行气术

秦代国祚短暂,本无相关行气之资料,但笔者在研读马王堆医书时发现,帛书《却谷食气》应是秦代之作品。[②]《却谷食气》是讲辟谷和食气(行气)的帛书,原书无名,书名系帛书整理小组根据内容拟定。全文当有四百余字,残缺二百多字,今能识别者共272字。[③] 笔者之所以断定该书是秦代作品,是因为书中提及的"六气"名称与前述《陵阳子明经》不同,尤其是《陵阳子明经》中的"正阳"在《却谷食气》中被改称为"端阳",这是避秦始皇名讳之故。秦始皇名政,同音之"正"在秦代皆须避讳,如"正月"改称"端月"。所以"正阳"依例改称"端阳"也是避讳。既避秦讳,则不可能是秦始皇之前或汉代作品[④]。现将《却谷食气》中行气内容述评如下:

1. 纳新之六气

前述《陵阳子明经》"六气"是朝霞、沦阴、沆瀣、正阳、天玄和地黄,而《却谷食气》提出了"六气"的另一版本:

> 春食……和以〔銧〕光、朝暇(霞),〔昏清〕可。夏食……和以朝暇(霞)、行暨,昏〔清可。秋食〕……和以输阳、銧〔光〕,昏清可。冬食……〔和以〕□〈端〉阳、銧光、输阳、输阴,〔昏清可〕。[⑤]

---

① 《黄帝内经素问》卷二,《阴阳应象大论》,北京:人民卫生出版社,1956年影印本,第20页。

② 此前周世荣先生曾言:"《却谷食气》的写作年代,约相当高祖至惠帝时期。但根据内容分析,似属于先秦时期流传下来的古佚书。"参见周世荣:《马王堆养生气功》,武汉:湖北科学技术出版社,1990年,第148~149页。

③ 参见周一谋、萧佐桃:《马王堆医书考注》,天津:天津科学技术出版社,1988年,第228页。

④ 周一谋、马继兴等注家已提出避秦讳之说,但未提出断代之结论。

⑤ 参见周一谋、萧佐桃:《马王堆医书考注》,天津:天津科学技术出版社,1988年,第229页。

《却谷食气》的"六气"是朝霞、端阳、行暨、输阴、输阳和銧光。尽管学者对六气名称的考证结果并未统一，但多认为此"六气"与《陵阳子明经》"六气"可以完全对应起来[①]：端阳即正阳，行暨即沆瀣，输阴即沦阴，输阳即天玄，銧光即地黄。现将两种"六气"列表对比如下。经过对比发现，两种"六气"，不但名称差异较大，而且所宜服食的季节和时间也截然不同。因此两书可能属于不同的行气流派。

表 4　行气术"六气"对照表

<table>
<tr><td rowspan="3">《陵阳子明经》</td><td>六气名</td><td>朝霞</td><td>正阳</td><td>沦阴</td><td>沆瀣</td><td>天玄</td><td>地黄</td></tr>
<tr><td>宜食季节</td><td>春</td><td>夏</td><td>秋</td><td>冬</td><td>不限</td><td>不限</td></tr>
<tr><td>宜食时段</td><td>日始欲出</td><td>日中</td><td>日没以后</td><td>夜半</td><td>—</td><td>—</td></tr>
<tr><td rowspan="3">《却谷食气》</td><td>六气名</td><td>朝霞</td><td>端阳</td><td>输阴</td><td>行暨</td><td>输阳</td><td>銧光</td></tr>
<tr><td>宜食季节</td><td>春夏</td><td>冬</td><td>冬</td><td>夏</td><td>秋冬</td><td>春秋冬</td></tr>
<tr><td>宜食时段</td><td colspan="4">昏清可（黄昏和清晨都可以）</td><td>——</td><td>——</td></tr>
</table>

2. 食气的宜忌

《却谷食气》提出"五不食"论，即食气所要避开五种环境：清风、汤风、霜雾、浊阳和凌阴。清风，即冷风，因为"清风折首"，可伤人头部；汤风，指夏季之暑热之风；霜雾，即指霜雾之天，也要避免。浊阳，指尘埃四塞、乌云蔽日的阴天。凌阴，指冬季冰封的夜晚，这种天气里，邪易"入骨"。服食时要避免这五种有害因素，应该随季节变化而重点防范：

> 春食一去(按：完全避开)浊阳……夏食一去汤风……〔秋食一去〕□□〈清风〉、霜雺(雾)……冬食一去凌阴。[②]

3. 吐故之两法

《却谷食气》提出行气之法，主要分吸气和呼气，吸气为纳新(吸进新气)，呼气为吐故(即吐出陈气)。文中提出吐故之法有两种：呴和吹。原

---

① 参见马继兴：《马王堆古医书考释》，第 841 页；魏启鹏、胡翔骅：《马王堆汉墓医书校释(贰)》，成都：成都出版社，1992 年，第 8 页。

② 参见周一谋、萧佐桃：《马王堆医书考注》，天津：天津科学技术出版社，1988 年，第 229 页。

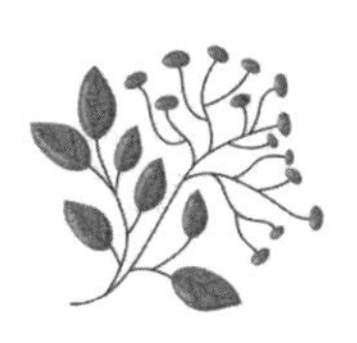

文曰：

> 食谷者食质而□，食□〈气〉者为眗(呴)炊(吹)，则以始卧与始兴。凡眗(呴)中息而炊(吹)。①

呴和吹是用口呼气的两种方法。河上公本《老子》第二十九章有"或呴或吹，或强或羸"，注曰："呴，温也；吹，寒也。"呴出温气，吹出寒气，在汉代很常见，如《论衡·变动》曰："故以口气吹人，人不能寒；吁人，人不能温。"②"吁"即读作"呴"。"呴"亦可写作"嘘"、"歔"，《老子》王弼本"呴"字即作"歔"，易顺鼎说："按'歔'本字当作'嘘'……《玉篇》引《声类》云：'出气急曰吹，缓曰嘘'。此'吹'、'嘘'之别，即《老子》古义也。"③可见呴和吹是两种相反的呼气方法，呴是张口缓缓地哈气，所以呼出的是暖气；吹是撮口急速地吹气，所以呼出的冷气。《庄子·刻意》说："吹呴呼吸，吐故纳新，熊经鸟申(伸)，为寿而已矣。此道(导)引之士，养形之人，彭祖寿考者之所好也。"④可见在战国时代，呴吹吐故之法已经非常流行了。

《却谷食气》的呴、吹二法，也有一定的程式，即"呴中息而吹"。"息"是呼吸之义，古称一呼一吸为一息。"呴中息而吹"即呼吸要慢而深，合上"呴"的节奏，中间穿插以"吹"。呴、吹的时间也有讲究，在"始卧与始兴"之时，即晚上临睡前和早上刚起床后这两个时间段。

4. 吐故的年龄与频次

《却谷食气》对于呴吹虽没有年龄限制，但各个年龄段每次练习的强度却不一样。原文曰：

> 年廿〔者朝廿暮廿，二日之〕莫(暮)二百，年卅者朝卅莫(暮)卅，三

---

① 参见周一谋、萧佐桃：《马王堆医书考注》，天津：天津科学技术出版社，1988年，第228～229页。按：古文多"食谷"与"食气"对举，所以"食□"者必为"食气"。"眗炊"即呴和吹。

② 王充：《论衡》卷十五，《变动》，黄晖校释：《论衡校释》，北京：中华书局，1990年，第653页。

③ 转引自陈鼓应：《老子今注今译》(修订版)，北京：商务印书馆，2003年，第189页。

④ 《庄子·刻意》，郭庆藩：《庄子集释》，王孝鱼点校，北京：中华书局，1961年，第535页。唐成玄英在此处疏曰："吹，冷呼而吐故；呴，暖吸而纳新"，但其说未为后人信从。

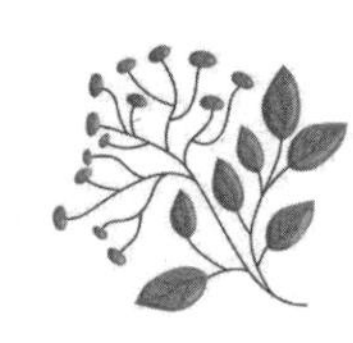

日之莫(暮)三百,以此数谁(推)之。[①]

做响吹时的年龄,凡年满二十岁的每天早晚各做二十次,每隔两天改为晚上做二百次。年满三十岁的每天早晚各三十次,每隔三天改成晚上做三百次。其他年龄的人都可以照此类推。为什么年龄越大而练功强度越大呢?因为行气派认为人随着年龄的增加,体内精气日衰,陈气会越积越多,所以必须加快清理旧气,吸入新气。所以年龄越大,反而锻炼需越勤。

四、西汉行气术

20世纪出土了一些汉代的行气文献:马王堆汉墓出土的房中书《十问》中谈到行气内容;张家山汉墓《引书》虽主要讲导引术,但也涉及不少行气术的内容。此外,1977年阜阳双古堆汝阴侯墓汉简《行气》,数量不多,多已残坏[②],内容仍未公布。1988年张家山一三六号汉墓出土了有关食气辟谷的竹简,共93枚,内容与马王堆帛书中的《却谷食气》篇相同,且较之内容更完整[③],具体内容也未公布。马王堆汉墓出土了帛画《导引图》(参见图16),图上有44人在练习导引,有些学者认为其中有些术式是在练习行气[④]。但因为只有部分图的旁边注有术式名称,而没有其他文字说明,所以学者臆测的结果不能引以为据。下面主要通过分析《十问》和《引书》来了解西汉的行气术。

(一)《十问》行气内容述评

马王堆汉墓竹书《十问》是一部房中术著作,内容是十组有关房中术的问题,但其中穿插讲了不少行气的内容,尤其是"黄帝问于容成"章有关行气的内容较多。

---

① 参见周一谋、萧佐桃:《马王堆医书考注》,天津:天津科学技术出版社,1988年,第229页。

② 文物局古文献研究室、安徽省阜阳地区博物馆阜阳汉简整理组:《阜阳汉简简介》,《文物》1983年第2期,第21~22页。

③ 参见荆州地区博物馆:《江陵张家山两座汉墓出土大批竹简》,《文物》1992年第9期,第1~11页。

④ 参见周世荣:《马王堆养生气功》,武汉:湖北科学技术出版社,1990年,第179页。

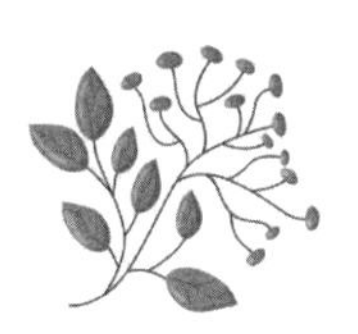

1. 强调天地之精的重要

《十问》"黄帝问于容成"章，提出行气需模仿天地之道，"君若欲寿，则顺察天地之道。天气月尽月盈，故能长生。地气岁有寒暑，险易相取，故地久而不腐。君必察天地之请(情)，而行之以身"①。而模仿天地之道的主要方法就是吸食天地之"至精"，《十问》云："天地之至精，生于无征，长于无刑(形)，成于无體(体)。得者寿长，失者夭死。"天地有甘露，吸之有益。人体也有甘露，即唾液，它是人体的"瑶泉灵尊"，人平时应该"翕(吸)甘潞(露)以为积，饮榣(瑶)泉灵尊以为经(按：常也)，去恶好俗，神乃溜(流)刑(形)"②。

2. 食气的"四咎"

《十问》"黄帝问于容成"章曰：

> 食气有禁，春辟(避)浊阳，夏辟(避)汤风，秋辟(避)霜潸(雾)，冬辟(避)凌阴，必去四咎，乃探(深)息以为寿。③

这里所说的"四咎"与《却谷食气》"五不食"中的四项禁忌雷同。"五不食"当与"四咎"一脉相承，是"四咎"思想的发展。

3. 宿气与新气

《十问》指出，人体内的精气会老化成为宿气，宿气会令人衰老，应该及时更新。"黄帝问于容成"章曰：

> 宿气为老，新气为寿。善治气者，使宿气夜散，新气朝最(聚)。以彻九徼(窍)，而实六府(腑)。④

善于治气的人总是在夜间散发陈气，而在早晨让新气聚集，并且能利九窍(指耳目口鼻七窍和前后阴)，充实于六腑。而治气之道，主要就在于"出死入生"，即吐出宿气，吸入天地之新气。

---

① 周一谋、萧佐桃：《马王堆医书考注》，天津：天津科学技术出版社，1988年，第374页。

② 并见周一谋、萧佐桃：《马王堆医书考注》，天津：天津科学技术出版社，1988年，第374页。

③ 周一谋、萧佐桃：《马王堆医书考注》，天津：天津科学技术出版社，1988年，第375页。

④ 周一谋、萧佐桃：《马王堆医书考注》，天津：天津科学技术出版社，1988年，第375页。

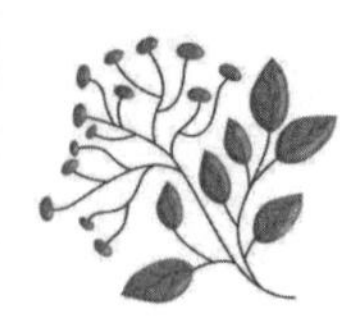

4. 呼吸的标准

《十问》说每天早晨、白天、傍晚和夜半时行气，这四个时段行气的标准和方法皆不同，分别是：

朝息之志（按：标准），亓（其）出也濸（务）合于天，亓（其）入也楑（揆）坡（彼）闺（润）誗（满），如臧（藏）于渊。则陈气日尽，而新气日盈……昼息之志，虖（呼）吸必微……莫（暮）息之志，深息长徐，使耳勿闻……夜半之息也，觉牾（寤）毋变侵（寝）刑（形），探（深）余（徐）去埶（势）。①

早晨呼吸的标准是：呼出要与天道运行的方向和节律一致，吸入要以肺中充满为度，再深深藏入人体小腹下部。白天呼吸的标准是呼吸要细微，傍晚则要深长徐缓，两耳不能听到呼吸之声。夜半的呼吸标准是深而缓，不要用力，即使在睡醒时也不要改变入睡时的体位。只有这样才能做到“刑（形）有云光”、“耳目葱（聪）明”、“中不荟（溃）腐”（内脏不腐烂），易于“安侵（寝）”。

5. 成品气的去向

《行气玉铭》中吸入的精气，经加工后只是输送到脑部（天）。但《十问》记载的行气术，吸入的天地之精气主要输送到三个地方：五脏、脑和四肢。

五脏可受精气。《十问》“王期见秦昭王”章曰：“翕（吸）其神稽（雾），饮夫天将（浆），致之五臧（脏），欲其深臧（藏）。”②此描述的是房中行气术，“神雾”乃天地之精气③，“天浆”是舌津，都是送达五脏的。五脏藏精气是中医学的基本观点。《素问 · 五藏别论》曰：“所谓五藏（脏）者，藏精气而不写（泻）也。”④

---

① 周一谋、萧佐桃：《马王堆医书考注》，天津：天津科学技术出版社，1988 年，第 375 页。

② 周一谋、萧佐桃：《马王堆医书考注》，天津：天津科学技术出版社，1988 年，第 395 页。

③ 周一谋、萧佐桃：《马王堆医书考注》，天津：天津科学技术出版社，1988 年，第 397 页。

④ 《黄帝内经素问》卷三，《五藏别论》，北京：人民卫生出版社，1956 年影印本，第 31 页。

脑可受精气。《十问》“帝盘庚问于耇老”章云“合疌(睫)毋听,翕(吸)气以充膶(脑)”[①],这也是房中行气术,吸气时要闭目塞听,全神贯注,然后将所吸之气直接送入脑部。汉代纬书《春秋元命苞》云“人精在脑”[②],既然如此,吸入之气需要输送,以滋养大脑。

四肢可受精气。《十问》“黄帝问于容成”章:“翕(吸)气之道,必致之末,精生而不厥(缺)。”[③]“末”一般指四末,即四肢[④]。西汉董仲舒《春秋繁露·循天之道》曰:“天气常下施于地,是故道者亦引气于足。”[⑤]说明足部也是精气的去处。

(二)《引书》行气内容述评

《引书》是1984年从湖北江陵张家山M247号西汉墓出土的竹简,书题在首简背面。《引书》之“引”即导引,内容主要是导引,但其中也涉及了一些行气的内容。

1.行气的前后步骤

《引书》第一部分是讲四季的养生之道,其春季部分阐述了行气术的术前术后步骤:

> 春日,蚤(早)起之后,弃水,澡漱(漱),洒(洗)齿,泃(呴),被(披)发。游堂下,逆(按:迎)露(露)之清,受天之精,歙(饮)水一棓(杯),所以益雠(寿)也。[⑥]

---

① 周一谋、萧佐桃:《马王堆医书考注》,天津:天津科学技术出版社,1988年,第386页。

② 李昉等:《太平御览》卷三七五,《人事部·脑》,北京:中华书局,1960年影印本,第1731页。

③ 周一谋、萧佐桃:《马王堆医书考注》,天津:天津科学技术出版社,1988年,第374页。

④ 或有注家认为“末”所指除四末外,还应包括前后阴或毛发末端。参见魏启鹏、胡翔骅:《马王堆汉墓医书校释(贰)》,第106页;周一谋、萧佐桃:《马王堆医书考注》,天津:天津科学技术出版社,1988年,第377页。

⑤ (汉)董仲舒:《春秋繁露》,苏舆:《春秋繁露义证》,钟哲点校,北京:中华书局,1992年,第449页。

⑥ 张家山二四七号汉墓竹简整理小组编著:《张家山汉墓竹简(二四七号墓)》(释文修订本),北京:文物出版社,2006年,第171页。

是说春天早起之后，须先排尿、洗面、漱口、刷牙，然后再进行“呴”，也就是吐陈气，以上从弃水（排尿）、澡漱、洗齿，到“呴”，都是去除夜间产生的陈旧代谢物。吐完陈气后，再披发在庭前行走，然后迎接晨露中的冲和之气，服食天地之精气。食气完毕，饮水一杯。由此可见，古人行气时，是先吐故后纳新的。

2. 吐故之法分类更细

《引书》记载了行气的吹呴呼吸四法：

> 是以春夏秋冬之间，乱气相薄遝也。而人不能自免其间，故得病。是以必治八经之引，炊（吹）眗（呴）虖（呼）吸天地之精气。[①]

《庄子·刻意》亦提到“吹呴呼吸”四法，与《引书》一致，而比《却谷食气》多一“呼”法。《引书》既说“呼”，也说“口呼”，显然呼是以口呼气，不是鼻呼。[②] 古人行气强调“鼻纳口吐”[③]，鼻纳是用鼻“吸”新气，口吐是用口吐陈气，包括“吹”、“呴”、“呼”三法。高大伦先生释“呼”为“吐热气”，而释“呴”也是“吐热气”[④]，颇为混乱。

窃以为“呼”为吐出热气，“呴”为吐出温气（没有“呼”热），“吹”为吐出冷气。证据如下，《山海经·海外北经》曰：“钟山之神，名曰烛阴。视为昼，瞑为夜，吹为冬，呼为夏，不饮，不食，不息，息为风。”[⑤]钟山的烛阴神（烛龙）人首蛇身，神通广大，吹出冷气即成冬天，呼出热气即为夏天，吹与呼相对。此外，《引书》谓季节防病之法曰：“春日再眗（呴），壹虖（呼），壹炊（吹）；夏日再

---

① 参见张家山二四七号汉墓竹简整理小组编著：《张家山汉墓竹简（二四七号墓）》（释文修订本），北京：文物出版社，2006年，第185页。

② 今人或以为“吹呴呼吸”一词中，“吹呴”为口的动作，“呼吸”为鼻的动作，实是误解。

③ 梁陶弘景《养性延命录》引《服气经》曰：“凡行气，以鼻纳气，以口吐气……纳气有一，吐气有六。纳气一者，谓吸也。吐气有六者，吹、呼、唏、呵、嘘、呬，皆出气也。”《服气经》较《引书》为晚，其吐气法更细分为六种，其中“嘘”相当于“呴”。参见陶弘景：《养性延命录》，《道藏》第18册，北京：文物出版社、上海书店、天津古籍出版社，1988年影印本，第481～482页。

④ 参见高大伦：《张家山汉简〈引书〉研究》，成都：巴蜀书社，1995年，第140页。

⑤ 《山海经·海外北经》，袁珂：《山海经校注》（增补修订版），成都：巴蜀书社，1993年，第277页。

虖(呼),壹昫(呴),壹炊(吹);冬日再炊(吹),壹昫(呴),壹虖(呼)。"[①]按:竹简整理小组的《张家山汉墓竹简》释文,此段话原标点作"春日再昫(呴),壹虖(呼)壹炊(吹);夏日再虖(呼),壹昫(呴)壹炊(吹);冬日再炊(吹),壹昫(呴)壹虖(呼)",三处均未点断,显然是未认识到呼、吹、呴为并列的三法。所说的行气防病方法和节奏是:春天二呴一呼一吹,夏天二呼一呴一吹,冬天二吹一呴一呼。因为春天温,所以要用加倍的呴法以吐体内的温性陈气;夏天热,所以加倍用更热的呼法,以吐体内暑热陈气;冬季寒,所以加倍用寒冷的吹法以吐体内寒凉的陈气。吹、呴、呼三法与季节之性理通义顺。

《引书》呼气法除吹、呴、呼三种外,另有急呴、急呼、精呴、精吹、精呼等名称。显然"精"与"急"词义相反,"精"为缓义[②]。据此,《引书》的呼气法实际可分为三类九种,三类即吹、呴、呼。而每类可根据吐气速度的快慢,再细分为三种,列如表5。

表5　《引书》三类九种呼气法

按速度分	按温度分		
	吹类	呴类	呼类
急速	急吹	急呴	急呼
中速	吹	呴	呼
慢速	精吹	精呴	精呼

3. 提出行气术治病

《引书》记载了行气术治病法,主要是吐法,即吐故法以"吐"出疾病。有些疾病,甚至需要吐法中的三类方法轮流上阵,如:

苦(按:患也)腹胀,夜日谈(偃)卧(按:仰卧)而精炊(吹)之卅。无益,精嘑(呼)之十;无益,精昫(呴)之十;无益,复精炊(吹)之卅;无益,

① 参见张家山二四七号汉墓竹简整理小组编著:《张家山汉墓竹简(二四七号墓)》(释文修订本),北京:文物出版社,2006年,第185页。

② 高大伦先生释"精"为"小口",精呴即小口吐出热气。参见高大伦:《张家山汉简〈引书〉研究》,成都:巴蜀书社,1995年,第140页。

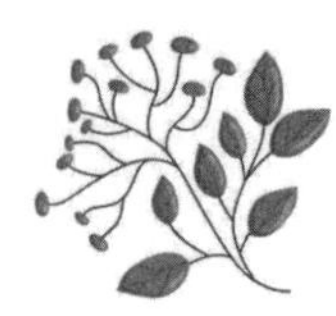

起，治八经之引。①

也可同时杂用三法，如“□□上□”之病，导引后需“因呴之三十，去卧，据则(侧)精呼之三十，精呴之三十，吹三十”②。

有些疾病是用行气术配合导引术一起治疗，如治疗“内瘅”病：

> 引内瘅，危坐，□尻，左手无(抚)项，右手无(抚)左手，上扼(?)，(俯)，极。因余(徐)纵而精昫(呴)之，端印(仰)而已。定，有(又)复之五，而▨左右皆十而已。③

此外，治“瘅病之始”，除了急行“八经之引”外，还要“急虖(呼)急呴”和“引阴”，以冷水浸颜后，还有摇头“口謼(呼)”④。肠病腹胀之时，要“属意少腹而精炊(吹)之，百而已”⑤，这是仅靠存想和行气以治病之法，没有肢体动作；治“夜日卧厥，学(觉)心腹及匈(胸)中有痛者，无(抚)之以手而精炊(吹)之，卅而已”⑥。

综合全书可以发现，行气术主要治疗脏腑疾病，治病范围没有导引术广泛。因为导引术可治疗全身疾病。

4.提出行气与季节、气候、情绪的关系

《引书》说四季皆有“乱气相薄遻”而致人疾病，因此要行气导引以防病。预防之法是“偃卧炊(吹)昫(呴)、引阴。春日再昫(呴)，壹虖(呼)，壹炊(吹)；夏日再虖(呼)，壹昫(呴)，壹炊(吹)；冬日再炊(吹)，壹昫(呴)，壹虖

---

① 参见张家山二四七号汉墓竹简整理小组编著：《张家山汉墓竹简(二四七号墓)》(释文修订本)，北京：文物出版社，2006年，第181页。

② 参见张家山二四七号汉墓竹简整理小组编著：《张家山汉墓竹简(二四七号墓)》(释文修订本)，北京：文物出版社，2006年，第180页。

③ 张家山二四七号汉墓竹简整理小组编著：《张家山汉墓竹简(二四七号墓)》(释文修订本)，北京：文物出版社，2006年，第175页。

④ 参见张家山二四七号汉墓竹简整理小组编著：《张家山汉墓竹简(二四七号墓)》(释文修订本)，北京：文物出版社，2006年，第176页。

⑤ 参见张家山二四七号汉墓竹简整理小组编著：《张家山汉墓竹简(二四七号墓)》(释文修订本)，北京：文物出版社，2006年，第176页。

⑥ 参见张家山二四七号汉墓竹简整理小组编著：《张家山汉墓竹简(二四七号墓)》(释文修订本)，北京：文物出版社，2006年，第180页。

(呼)”[1]。通过仰卧行气和引阴[2]来预防,实施细则是根据不同的季节使用不同的吐故法。

《引书》说“治身欲与天地相求”,需根据气候燥湿寒暑的变化来调整行气和导引之法,“燥则娄(数)虖(呼)娄(数)卧,湿则娄(数)炊(吹)毋卧实阴,暑则精娄(数)昫(呴),寒则劳身,此与燥湿寒暑相应之道也”[3]。

《引书》说人“喜则阳气多,怒则阴气多。是以道者喜则急昫(呴)、怒则剧炊(按:剧炊指急吹)以和之,吸天地之精气,实其阴,故能毋病”[4]。阴阳偏盛偏衰都不好,对于因喜而阳气偏多的人,用急呴法以消减过多阳气。而因怒而阴气多之人,则通过急吹法以消减过多阴气。除了驱邪之法外,还需要以吸法以固其本,实其阴,才能不生病。

5.提出闭息法的防病治病作用

闭息法,即屏住呼吸,《引书》中的闭息法是后世胎息法的雏形。《引书》说闭息可以防病,如“闭息以利交筋”[5],就是说男女交合时,运用屏息法,有益于下体的交脉(可畅通经脉、输送精气)。其中“交筋”一词,在马王堆医书《合阴阳》中出现过,谓“凡将合阴阳之方……入玄门,御交筋”,周一谋、萧佐桃先生认为玄门为女子外阴,交筋为女子阴蒂[6]。但因后文隔两句即有“交筋者,玄门中交脉也”之定义(玄门即阴门),所以周、萧之说有误,交筋既非阴蒂,也非筋(肌腱),而是负责交合时输送血液精气的经脉。交筋不唯女人有,男人亦有。

---

① 参见张家山二四七号汉墓竹简整理小组编著:《张家山汉墓竹简(二四七号墓)》(释文修订本),北京:文物出版社,2006年,第185页。

② 六九简释“引阴”之定义:“引阴,端坐,张两股,左手承下,右手无(抚)上,折要(腰),信(伸)少腹,力引尻。”参见张家山二四七号汉墓竹简整理小组编著:《张家山汉墓竹简(二四七号墓)》(释文修订本),北京:文物出版社,2006年,第181页。

③ 参见张家山二四七号汉墓竹简整理小组编著:《张家山汉墓竹简(二四七号墓)》(释文修订本),北京:文物出版社,2006年,第185页。

④ 参见张家山二四七号汉墓竹简整理小组编著:《张家山汉墓竹简(二四七号墓)》(释文修订本),北京:文物出版社,2006年,第186页。

⑤ 参见张家山二四七号汉墓竹简整理小组编著:《张家山汉墓竹简(二四七号墓)》(释文修订本),北京:文物出版社,2006年,第184页。

⑥ 参见周一谋、萧佐桃:《马王堆医书考注》,天津:天津科学技术出版社,1988年,第400页。

《引书》中也称闭息法为“毋息”，书中有很多治病导引术需配合以“毋息”，如导引治疗项痛不可以顾、瘳瘧、肠辟（痢疾）、癃（尿潴留）[1]，皆需“毋息”以配合。

6. 提出小腹为储气、存思之所

《行气玉铭》和《却谷食气》都没有提到储气之中心，而《引书》则曰：“吸精气而咽之，瞋（填）少腹，以力引阴，三而已。”[2]吸入精气而填入少腹（小腹），并用力做三次伸腹折腰引尻的“引阴”导引术，以使气固实。这说明《引书》已明确小腹为储气炼气之中心，这是后世丹田说之前身。《引书》还说，肠病腹胀之时，要“属意少腹而精炊（吹）之，百而已”[3]，这也是存思丹田法之先声。

五、东汉行气术

东汉时行气术仍很盛行，古文献《太平经》记载有关行气的资料较多。《太平经》是早期道教的重要经典，成书于东汉中、晚期。原一百七十卷，现存《太平经》仅五十七卷，王明先生的《太平经合校》是当今研究该书的主要读本。该书内容庞杂，部分篇章涉及医学、养生的内容。书中强调食气的作用，认为“食气者神明达”[4]，而“古者上真睹天神食炁（气），象之为行，乃学食炁（气）”[5]。书中也提到了食气之法[6]：

> 夫人，天且使其和调气，必先食气。故上士将入道，先不食有形而食气，是且与元气合。故当养置茅室中，使其斋戒，不睹邪恶，日练

---

① 参见张家山二四七号汉墓竹简整理小组编著：《张家山汉墓竹简（二四七号墓）》（释文修订本），北京：文物出版社，2006年，第175、176、178、179页。

② 参见张家山二四七号汉墓竹简整理小组编著：《张家山汉墓竹简（二四七号墓）》（释文修订本），北京：文物出版社，2006年，第180页。

③ 参见张家山二四七号汉墓竹简整理小组编著：《张家山汉墓竹简（二四七号墓）》（释文修订本），北京：文物出版社，2006年，第176页。

④ 王明编：《太平经合校》卷一二〇～一三六，《太平经钞辛部》，北京：中华书局，1960年，第700页。

⑤ 王明编：《太平经合校》附录《太平经佚文》，北京：中华书局，1960年，第739页。

⑥ 王明编：《太平经合校》卷四二，《九天消先王灾法》，北京：中华书局，1960年，第90页。

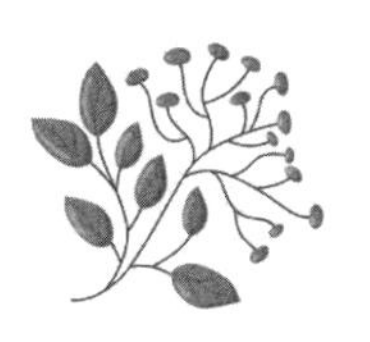

其形。

认为食气前需先辟谷，要静处茅屋之中，斋戒净心，每日还要导引练形。所食之气，主要是日、月、云霞，原文提到“吞光服霞，咀嚼日根”，及“采飞根，吞日精……服月华”①。

行气术在东汉时也受到一些学者的非议，尤以王充的异议最为激烈。其在《论衡·道虚》中说：

> 道家相夸曰：“真人食气，以气而为食。”故《传》曰：“食气者寿而不死。”此又虚也，夫气谓何气也？如谓阴阳之气，阴阳之气不能饱人。人或咽气，气满腹胀，不能餍饱。如谓百药之气，人或服药，食一合（按：一合为十分之一升）屑，吞数十丸，药力烈盛，胸中愦毒，不能饱人。食气者必谓吹呴呼吸，吐故纳新也。昔有彭祖尝行之矣，不能久寿，病而死矣。②

王充的言论在当时并非主流观点，而且他也未能善始善终地坚持自己的观点，老年时还练起行气导引之术。

第二节　辟谷术探源

一、辟谷术的理论基础

辟谷是通过不吃五谷（谷麦饭食），而改以食气、服药、饮水、服石等代粮方法养生的一门养生方术。辟谷有时也称去谷、却谷、绝谷、享谷、断谷、止谷、避谷、绝粒、却粒、休粮、停厨等。

在各种养生术中，房中术是享受型的，而辟谷术是清苦型的。因此历代修炼辟谷术的人不是太多，但社会上都有共识，认为辟谷术确实有效，能令

---

① 王明编：《太平经合校》卷一～十七，《太平经钞甲部》，北京：中华书局，1960年，第2、8页。

② 王充：《论衡》卷七，《道虚篇》，黄晖校释：《论衡校释》，北京：中华书局，1990年，第336页。

人长生不死。《淮南子·地形训》曰:“食气者神明而寿,食谷者知(智)慧而夭,不食者不死而神。”[①]认为食五谷虽能使人聪明智慧,但寿命也会缩短,只有辟谷不食才能“不死而神”。《地形训》的这几句话流传甚广,《大戴礼记·易本命》等著作都有记载。

东汉末年,统治阶级横征暴敛,淫欲无度,而百姓饥穷流迁,贫富分化严重,加之蝗螟水旱,人民饿死已是常见之事。[②] 而辟谷术在此时大兴,自有其深刻的社会背景。《太平经》说辟谷术是“富国存民之道”,因为学成斯术后,“君臣民足以安身心,理其职。富者足以存财,贫者足以度躯。君子行之,善乐岁,凶年不危亡”[③]。辟谷术在某种程度上成了凶年的救命术,缓解了粮食匮乏问题。

二、辟谷术的起源和发展

辟谷之术,源于神仙思想。早在东周时,社会上神仙信仰兴起,人们认为神山上有仙人,这些人不食五谷,而是吸风饮露。《庄子·逍遥游》描述道:

> 藐姑射之山,有神人居焉。肌肤若冰雪,绰约若处子,不食五谷,吸风饮露,乘云气,御飞龙,而游乎四海之外。[④]

神仙很潇洒,方士很羡慕,便也学神仙不食五谷,遂开启辟谷之肇端。

古籍没有著录战国、秦汉的辟谷文献,在出土文献中仅马王堆帛书《却谷食气》谈到一些辟谷内容,文中有关辟谷的内容集中在开篇一段:

> 去(却)谷者食石韦,朔日食质(按:有形质的食物),日驾(加)一节,旬五而〔止;旬〕六始銚(匡);日□〔一〕节,至晦而复质,与月进退。为(按:如也)首重足轻軆(体)轸(胗),则眗(呴)炊(吹)之,视利止。[⑤]

---

① 《淮南子·地形训》,何宁:《淮南子集释》,北京:中华书局,1998年,第345页。

② 林剑鸣:《秦汉史》,上海:上海人民出版社,2003年,第926~927页。

③ 王明编:《太平经合校》,北京:中华书局,1960年,第684页。

④ 《庄子·逍遥游》,郭庆藩:《庄子集释》,王孝鱼点校,北京:中华书局,1961年,第28页。

⑤ 周一谋、萧佐桃:《马王堆医书考注》,天津:天津科学技术出版社,1988年,第228页。

此段话指出了辟谷的替代物、辟谷步骤以及出现不适后的调理等问题。首句说辟谷者不食五谷但要食石韦，石韦是《神农本草经》记载的一味药物，虽有益气之功，但无“不饥”之效，所以后世很少用作辟谷之代粮。因此有人疑此处“石韦”不是药物，而是一种气。在辟谷过程中有严格的食用五谷规则，要根据每月不同日期递增递减，从初一（朔日）开始只吃一点，第二天开始每日加一份，到月中十五日达到最大量，十六日开始再每日减少一份，到月底（晦日）恢复到一份，如此循环不断。这种循环增减五谷食物的方法，实际上没有完全绝食五谷。文中提到如果出现不适症状，如头重脚轻、身体疼痛或出疹，则需用行气术的呴、吹二法以治疗，见效乃止。《却谷食气》的主体部分是谈食气的问题，但这里食气与辟谷密不可分，是一个功法中的两个部分。

西汉时，最著名的辟谷人士是张良。《史记·留侯世家》谓张良晚年“乃学辟谷，道（导）引轻身”，已经辟谷有了好几年，并无大碍。但吕太后不忍心张良如此清苦，曰：“人生一世间，如白驹过隙，何至自苦如此乎？”[①]乃强令之食，张良不得已，中断了辟谷，不久死去。

东汉时，辟谷术开始渐兴。社会上练习辟谷的人士越来越多，鲁女生、王真、甘始、封衡（封君达）、郄俭等人都是辟谷专家。《汉武内传》说：“鲁女生，长乐人。初饵胡麻及术，绝谷八十余年。日少壮，色如桃花，日能行三百里，走及獐鹿。”[②]王真“断谷二百余日，肉色光美，力并数人”[③]。郄俭（字孟节）的辟谷技术更是厉害，曹操闻而召之，使领诸方士。曹操为了测试郄俭的辟谷是否为真功夫，将之“置土室中闲〈闭〉试之，一年不食，颜色悦泽，气力自若（按：自如）”[④]。曹操儿子曹植同样不信辟谷术，也是亲自测试后才信服，曹植《辨道论》载有此事：

余尝试郄俭，绝谷百日，躬（按：亲自）与之寝处，行步起居自若也。

---

① 《史记》卷五五，《留侯世家》，北京：中华书局，1959年，第2048页。

② 《后汉书》卷八二下，《方术列传》李贤注引，北京：中华书局，1965年，第2741页。

③ 《后汉书》卷八二下，《方术列传》李贤注引，北京：中华书局，1965年，第2751页。

④ 欧阳询：《艺文类聚》卷七五，《方术部·养生》引《抱朴子》，北京：中华书局，1986年，第1284页。按：《太平御览》卷七二〇、九三一亦载此事，但今本《抱朴子》无此内容。

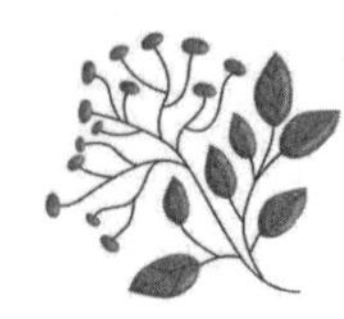

夫人不食七日则死，而俭乃如是。然不必益寿，可以疗疾，而不惮饥馑焉！①

东汉时，许多辟谷的代用药物也被开发出来。《神农本草经》中收载了许多久服“不饥”的药物，这此药物都是为辟谷术开发出来的。笔者统计了一下，《神农本草经》中具有“不饥”、“不饥渴”、“耐饥”功效的药物共30味：玉泉、滑石、禹余粮、太一余粮、五色石脂、术、麦门冬、署豫（山药）、泽泻、蓍实、旋华（花）、青蘘（胡麻苗）、柏实、伏苓（茯苓）、榆皮、蕤核（桵核）、熊脂、雁肪、石蜜、蜜蜡、龟甲、藕实茎、蒲萄（葡萄）、鸡头实（芡实）、苋实、瓜子（冬瓜子）、凝水石（寒水石）、长石、五木耳、藷（薤）。② 该书共载365味药，而辟谷代用药已近一成，可见比例是相当大的。

东汉末年，道教开始产生。道教的经典著作《太平经》也大力提倡辟谷，说“食者命有期，不食者与神谋。食气者神明达，不饮不食，与天地相卒也”③，辟谷能“令人病悉除去，颜色更好，无所禁防。古者得道老者，皆由不食”。④ 并提出了辟谷之原则和方法：

> 比欲不食，先以导命之方居前，因以留气。服气药之后，三日小饥，七日微饥。十日之外，为小成无惑矣，已死去就生（按：即去死就生）也。服气药之后，诸食有形之物坚难消者，以一食为度。食无形之物，节少为善……少者为吉，多者为凶，全不食亦凶，肠胃不通。⑤

欲辟谷者，先要服药方以留气。服气、服药后，会有一些反应，但十日之外就没事了。辟谷对于吃五谷等食物的原则是，有形之物每日一食，无形之物以少为善。但全不食也不行，会导致肠胃不通。

---

① 赵幼文：《曹植集校注》，北京：人民文学出版社，1984年，第188页。

② 《神农本草经》，孙星衍等辑，丛书集成初编本。

③ 王明编：《太平经合校》卷一二〇～一三六，《太平经钞辛部》，北京：中华书局，1960年，第700页。

④ 王明编：《太平经合校》卷一二〇～一三六，《太平经钞辛部》，北京：中华书局，1960年，第684页。

⑤ 王明编：《太平经合校》卷一二〇～一三六，《太平经钞辛部》，北京：中华书局，1960年，第684页。

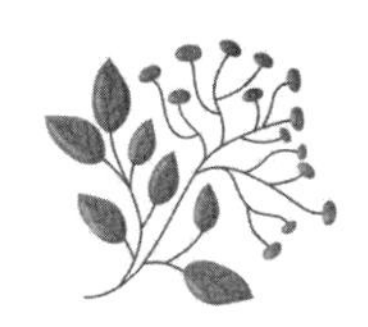

第三节　守一术探源

一、守一术的理论基础

守一术是指通过精思凝想，使形神相亲，从而实现"长生久视"的养生方法。这是一种意念的修炼，其特点是思念体内或体外的事物，或想象中的神。[①] "守一"之名，最早见于《庄子·在宥》，其在汉以前其他文献中的名称还有抱一(《老子·十章》)、守三一(《汉武帝内传》)、守神(《太平经·钞癸部第十》)、存神(《关尹子·六匕》)、守意(佛教多用，如东汉安世高《大安般守意经》)。

古人认为人是由形(肉体)和神(精神)组成。神是生命力的表现，神存则人存，神亡则人死。神由气而生，道家典籍《太平经》描述了神的性质：

> 夫人本生混沌之气，气生精，精生神……本于阴阳之气，气转为精，精转为神……欲寿者，当守气而合神。精不去其形，念此三合以为一。[②]

神不能擅离人体，因此让形神合一的守一术自然成为一种养生术。守一术就是存思人体的某一部位不分心，使神留在体内。

古人还将神分为魂和魄，魂为阳，魄为阴，"魂为主宰人体思维计度方面之精神力，魄为主宰人体肢体动作之精神力"[③]。二者不可分离，分离则人亡。因此通过精思凝想，使魂魄不分也是守一法的内容。

二、老庄的守一术

守一术的源头可以追溯到春秋时期的《老子》。《老子·十章》："载营魄

---

① 参见胡孚琛主编：《中华道教大辞典》"守一"条，北京：中国社会科学出版社，1995年，第984页。

② 王明编：《太平经合校》附录《太平经佚文》，北京：中华书局，1960年，第739页。

③ 萧登福：《道教"守一"修持法之源起及其演变》，《宗教学研究》2006年第1期，第1页。

抱一，能无离乎？"[①]这里的"营魄"指魂魄，二者相合构成神（精神），而"一"即形（肉体），所以老子的"抱一"就是使形神不分的方法。这是中国历史上守一术的最早记载。《庄子》认为《老子》的抱一是"卫生之经"（养生之道）。《庄子·庚桑楚》曰："《老子》曰：卫生之经，能抱一乎！能勿失乎！"[②]认为养生的道理要做到抱一，要形神勿失。老子的"抱一"，后世改称为"守一"。《老子·二十二章》："圣人抱一为天下式。"河上公注云："抱，守也。法，式也。圣人守一，乃知万事，故能为天下法式也。"[③]可见抱一即守一。

"守一"之名，出于《庄子·在宥》。《庄子·在宥》描述了黄帝欲长生，向广成子请教治身长生之道的故事：

> 广成子南首而卧，黄帝顺下风（按：从下方），膝行而进，再拜稽首而问曰："闻吾子（按：先生）达于至道，敢问治身奈何而可以长久（按：修身如何才能长久）？"广成子蹶然而起，曰："善哉问乎！来！吾语女（汝）至道。至道之精，窈窈冥冥；至道之极，昏昏默默。无视无听，抱神以静，形将自正。必静必清，无劳女（汝）形，无摇女（汝）精（按：指精神），乃可以长生。目无所见，耳无所闻，心无所知，女（汝）神将守形，形乃长生。慎女（汝）内，闭女（汝）外，多知为败。……慎守女（汝）身，物将自壮。我守其一，以处其和。故我修身千二百岁矣，吾形未尝衰。"[④]

广成子向黄帝讲授了治身的"至道"："至道"的精髓就是"窈窈冥冥"（深远暗昧），"至道"的极致就是"昏昏默默"（静默沉潜）。而总的原则是保持神的"静"和"清"，具体做法是"目无所见，耳无所闻，心无所知"（眼睛不要被身外物质所迷惑，耳朵不要被淫乐杂音所骚扰，内心不要多计较谋虑），这样精神才能清静，形体才能长生，精神守住形体，二者和谐，这就是"守一"。所以自己能修身一千二百岁而形未衰。

---

① 陈鼓应：《老子今注今译》（修订版），北京：商务印书馆，2003年，第108页。

② 《庄子·庚桑楚》，郭庆藩：《庄子集释》，王孝鱼点校，北京：中华书局，1961年，第785页。

③ 《老子道德经河上公章句·谦德第六十一》，王卡点校，北京：中华书局，1993年，第90页。

④ 《庄子·在宥》，郭庆藩：《庄子集释》，王孝鱼点校，北京：中华书局，1961年，第381页。

综合《庄子》全书，《庄子》所守之“一”，不但包括形神的和谐统一，还包括身体与自然、道的和谐统一。《达生》篇首章即点明“达生”（通达生命之情）者，应不重视财物、名位和权势，认为健全的生命，当求“形全精复”（形体健全、精神充足），达到“与天为一”（与自然为一）①。

《庄子》守一术，主要是通过精神集中、心志专一的方法来实现。《达生》篇第二章通过关尹与列子对话，提到“纯气之守”（保守纯和的精神）和“神全”，认为精神凝聚即可神全。第三、四、八、九章分别写承蜩（tiáo）者（捕蝉人）、操舟者，斗鸡、游水者等，心志专一，外重内拙，掌握了神暇与专一之功，从而发挥了高超的技艺。

除了凝神专一，《庄子・大宗师》又介绍一种“坐忘”法：

> 他日，复见，曰：“回益矣（按：我进步了）。”
>
> （仲尼）曰：“何谓也？”
>
> 曰：“回坐忘矣。”
>
> 仲尼蹴然（按：恭敬貌。）曰：“何谓坐忘？”
>
> 颜回曰：“堕肢体，黜聪明，离形去知（智），同于大通（按：大道）。此谓坐忘。”②

此庄子假借颜回与孔子的问答，提出“坐忘”的养神思想。所谓“堕形体”、“离形”，即摆脱形体的束缚；“黜聪明”与“去智”，即摆脱知识的束缚。这样便能和大道通融为一，达到端坐而忘的境界。《达生》篇还描述巧匠梓庆善于削木为鐻（似夹钟的乐器）的故事，梓庆所做的鐻，见者皆惊为鬼斧神工。鲁侯问其术，梓庆答曰：

> 臣工人，何术之有！虽然，有一焉。臣将为鐻，未尝敢以耗气也，必齐（斋）以静心。齐（斋）三日，而不敢怀庆赏爵禄。齐（斋）五日，不敢怀非誉巧拙。齐（斋）七日，辄然忘吾有四枝（肢）形体也。当是时也，无公朝，其巧专而外骨（按：同“滑”，乱也）消。然后入山林，观天性。形躯至矣，然后成见鐻，然后加手焉。不然则已。则以天合天，器之所以疑神

---

① 参见陈鼓应：《庄子今注今译》（修订本），北京：商务印书馆，2007 年，第 541 页。

② 《庄子・大宗师》，郭庆藩：《庄子集释》，王孝鱼点校，北京：中华书局，1961 年，第 284 页。

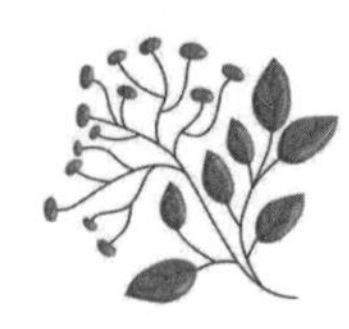

者，其是与(欤)!①

这里强调静心而忘，不要怀有庆吊赏罚、官爵利禄之心，也不要想到别人的非誉褒贬之辞，忘掉自己的形体四肢。这个时候，还须忘记朝廷，如此才能技巧专一而外扰方消。

《庄子》提出养神需要内外兼修，《达生》篇借田开之之口，举了单豹和张毅两个没有内外兼修而丧生的反面例子：单豹虽养神，但不幸为饿虎所食，养神变成一场空。而“张毅养其外，而病攻其内”，得了内热之病而死。②《达生》篇第七章指出气在养神方面的重要作用，认为“忿滀之气”(郁气)，散而不返，则使人精力不足；上而不下，则使人善怒；下而不上，则使人善忘；不上不下，郁于心中，则使人生病。③ 齐桓公畋猎时见鬼，以致气郁病生，皇子告敖认为见到的不是鬼，是“委蛇”神，“见之者殆乎霸”(看到的人要成为霸主)。破解了心结后，齐桓公于是“不终日而不知病之去也”。④

三、《太平经》守一术

《太平经》继承发展了前贤精气论思想，认为天地万物和人都是由元气组成的：

> 元气行道，以生万物。⑤
>
> 夫物始于元气。⑥
>
> 夫气者，所以通天地万物之命也。⑦

---

① 《庄子·达生》，郭庆藩：《庄子集释》，王孝鱼点校，北京：中华书局，1961年，第658～659页。

② 《庄子·达生》，郭庆藩：《庄子集释》，王孝鱼点校，北京：中华书局，1961年，第646页。

③ 参见陈鼓应：《庄子今注今译》(修订本)，北京：商务印书馆，2007年，第541～542、560页。

④ 《庄子·达生》，郭庆藩：《庄子集释》，王孝鱼点校，北京：中华书局，1961年，第652页。

⑤ 王明编：《太平经合校》卷十八～三四，《太平经钞乙部·守一明法》，北京：中华书局，1960年，第16页。

⑥ 王明编：《太平经合校》卷六七，《六罪十治诀》，北京：中华书局，1960年，第254页。

⑦ 王明编：《太平经合校》卷八六，《来善集三道文书诀》，北京：中华书局，1960年，第317页。

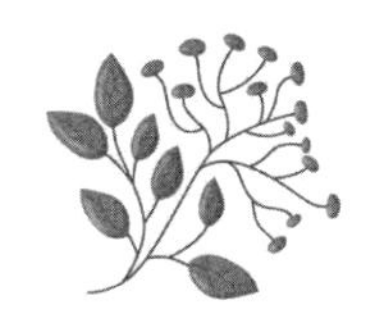

元气乃包裹天地八方，莫不受其气而生。①

一气为天，一气为地，一气为人，余气散备万物。②

《太平经》重视元气，认为人之神亦源于元气，“夫人本生混沌之气，气生精，精生神，神生明。本于阴阳之气，气转为精，精转为神，神转为明……欲寿者当守气而合神，精不去其形，念此三合以为一”③。这里的所说的守一，就是存思精、气、神三者而合于一身，所产生的“洞明绝远”的心理幻觉与幻境就是“明”。而守一的关键是守神：

子知守一，万事毕……一者，心也，意也，志也。念此一身中之神也。④

守一之法，内常专神。爱之如赤子，百祸何敢干。⑤

精神不可不常守之，守之即长寿，失之即命穷。人之得道志，志念耳；失道者，亦志念耳。⑥

古今要道，皆言守一，可长存而不老。人知守一，名为无极之道。人有一身，与精神常合并也。形者乃主死，精神者乃主生。常合即吉，去则凶。无精神则死，有精神则生。常合即为一，可以长存也。常患精神离散，不聚于身中，反令使随人念而游行也。故圣人教其守一，言当守一身也。念而不休，精神自来，莫不相应，百病自除。此即长生久视之符也……守一者，真真合为一也。人生精神，悉皆具足，而守之不散，乃至度世。⑦

《太平经》所述的守一养神之具体操作方法，较为零散，大抵先须辟谷斋

① 王明编：《太平经合校》卷四十，《分解本末法》，北京：中华书局，1960年，第78页。

② 王明编：《太平经合校》卷一五四～一七〇，《利尊上延命法》，北京：中华书局，1960年，第726页。

③ 王明编：《太平经合校》附录《太平经佚文》，北京：中华书局，1960年，第739页。

④ 王明编：《太平经合校》卷九二，《万二千国始火始气诀》，北京：中华书局，1960年，第369页。

⑤ 王明编：《太平经合校》附录《太平经佚文》，北京：中华书局，1960年，第743页。

⑥ 王明编：《太平经合校》卷一五四～一七〇，《是神去留效道法》，北京：中华书局，1960年，第731页。

⑦ 王明编：《太平经合校》卷一三七～一五三，《太平经钞壬部》，北京：中华书局，1960年，第716页。

戒,"守一之法,少食为根,真神好洁,粪秽气昏"[①]。练功时要选择一间"幽室",然后安形。安形之法主要是端坐和安卧两种,根据书末《东壁图》所知,坐法主要是盘坐[②]。意守的部位主要是脐、头顶、心、目、手足心和脊[③]。守一的时间以子时最好,子时之后阳气渐生,也是后世养生家练功的最佳时间。原文曰"若且向旦时,身为安著席"(向旦时卧于席上开始练功)[④],"向旦时"即是子时到黎明这段时间。

《太平经》亦描绘了守一过程中出现的感觉,"于此时筋骨不欲见动,口不欲言语。每屈伸者益快意,心中忻忻,有混润之意,鼻中通风,口中生甘,是其候也"[⑤]。长期守一,会达到"明"或"精明"的境界:

> 守一精明之时,若火始生时,急守之勿失。始正赤,终正白,久久正青。洞明绝远复远,还以治一,内无不明也,百病除去。守之无懈,可谓万岁之术也。[⑥]

守一到了"明"或"精明"的境界,就像火刚燃起,须急守之勿失。开始时是纯赤一片,最终变成纯白一片,久则变成纯青一片。通明到极远处而又远上加远,收拢回来后再调适身体,这样体内没有不通明了,百病会除去,认为坚持守一不懈就是万岁之术。

《太平经》还介绍一种存思五脏神法。认为人的五脏均有神灵驻守,是为五脏之神。五脏神来源于体外的四时五行神,"天地自有神宝……四时五行之气来入人腹中,为人五藏(脏)精神(按:成为人的五脏神)。其色与天地

---

① 王明编:《太平经合校》附录《太平经佚文》,北京:中华书局,1960年,第742页。

② 参见丁贻庄、刘冬梅:《〈太平经〉中"守一"浅释》,《宗教学研究》1986年增刊,第69页。

③ 参见丁贻庄、刘冬梅:《〈太平经〉中"守一"浅释》,《宗教学研究》1986年增刊,第69～70页。

④ 王明编:《太平经合校》卷十八～三四,《太平经钞乙部·合阴阳顺道法》,北京:中华书局,1960年,第11页。

⑤ 王明编:《太平经合校》卷十八～三四,《太平经钞乙部·合阴阳顺道法》,北京:中华书局,1960年,第11页。

⑥ 王明编:《太平经合校》卷十八～三四,《太平经钞乙部·守一明法》,北京:中华书局,1960年,第16页。

四时色相应也”[①]。五脏神会经常“返之于外，游不以时，还为身害”，所以要“追之以还”。方法是画五脏神的神像悬于空室内，“思之不止”，便可“万疾皆愈”。[②]

《太平经》中有关守一术的论述很多，六朝道士从中吸收营养，为上清派养生术的形成和发展奠定了基础。

本章小结

静修派养生方术，主要包括行气、辟谷、守一三种养生方术。这是通过调息（呼吸）、调神以养生的方术，以静为特征，不同于导引派以肢体动作进行养生的方术。

行气术，也称服气、食气、吐纳，是通过吐出体内浊气，吸入外界新气以养生。行气术的理论基础是精气论。战国时的精气论认为万物和人都是天地之气交合的产物，人生下来后仍要上仰天之清气以呼吸，下赖地之五谷之气以果腹。因此主动选择性地吸入天地之精气成为行气术的哲学基础。汉代行气术流行，跟模仿乌龟行气也有很大关系，因为当时人普遍认为龟因行气而长寿。行气养生家认为“食气者寿而不死”，这种观点当时也受到一些学者的抨击，王充曾在《论衡·道虚》中论行气术之谬。

现存最早的行气文献是战国的《行气玉铭》，铭文描述了一个完整的行气循环，阐述了行气术的运行、加工、输送的过程和要领。战国时，从事行气术的主力，主要是神仙方士和医生，行气术者所吸之天地日月精气已细分为六气，吐纳之法也有吹、呴、呼、吸四法之分。秦代的行气术发展水平，以马王堆医书《却谷食气》为代表，该竹书提出了纳新之六气、食气之宜忌、吐故之两法、吐故的年龄与频次。马王堆医书《十问》和张家山汉简《引书》代表了西汉行气术的发展水平。《十问》虽为房中术，但其中涉及很多行气的内

---

① 王明编：《太平经合校》卷七二，《斋戒思神救死诀》，北京：中华书局，1960 年，第 292 页。

② 参见王明编：《太平经合校》卷十八～三四，《太平经钞乙部·守一明法》，北京：中华书局，1960 年，第 14 页。

容，强调了天地之精的重要性，提出了食气的“四咎”、宿气与新气、呼吸的标准、成品气的去向等观点。《引书》内容虽以导引为主，但也涉及了一些行气内容。书中介绍了行气的前后步骤、行气术治病问题以及吐故之法，还提出行气与四季、气候、情绪的关系，以及闭息法防病治病、小腹为储气存思之所的问题。东汉的《太平经》也涉及行气术，认为“食气者神明达”，强调食气要斋戒和辟谷，还要配合导引练形。

辟谷术，是通过不食五谷，改为服气、服药、饮水、服石的养生方法。辟谷术源于神仙思想。战国时人认为神仙不食五谷，吸风饮露，飞翔遨游于高山大海，很是潇洒。于是也学神仙辟谷起来。根据秦时文献《却谷食气》所知，辟谷时须配合食气和服药，食气和服药的方法都非常讲究，这些调适技术都能有效地应对辟谷过程中出现的不适症状。西汉时，已经有养生家进行辟谷实践，留侯张良是最著名的一位。东汉时辟谷渐兴，出现了鲁女生、王真、甘始、封衡（封君达）、郄俭等一大批辟谷专家。这些人深得其中微妙，辟谷时不但不会饿坏，反而“肉色光美”，气力自若。东汉的辟谷家还开发了很多代粮的药物，东汉的《神农本草经》记载了30味服后可以令人“不饥”的药物。辟谷术能在东汉流行起来，与当时的社会背景不无关系。东汉末年，百姓饥穷，屡遭天灾人祸，饿死是常见之事。因此辟谷在当时不失为一种救命之术。

守一术是通过存思使形神相亲合一的养生术，这是一种通过意念养神之法。古人认为人是由形（肉体）和神（精神）组成，神去则人亡。因此要让形神始终合一。守一术始于《老子》，发展于《庄子》。《庄子》守一术，主要是通过精神集中、心志专一的方法来实现，此外还提出“坐忘”法以养神。东汉中晚期的《太平经》则大大丰富了守一术的理论和实践，对守一术的精、气、神、明做了理论上的阐述，提出练功的环境、姿势、时间和达到的境界感觉，并新提出存思五脏神法。这些理论为魏晋守一存思术的大发展奠定了基础。

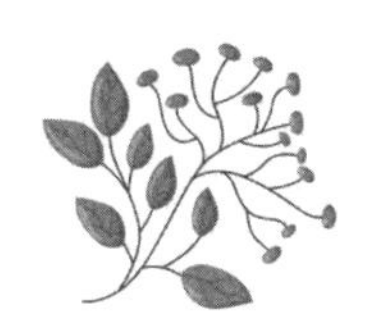

第六章

导引派养生方术探源

导引派养生方术，主要指导引。导引是以肢体运动为主的古代养生术，相当于气功中的动功。著名学者李约瑟先生称导引术为“中国的医疗体操”。导引有广义和狭义之分，广义的导引所指范围广泛，包括上章所讲的行气术，而狭义导引仅指肢体运动(包括自我按摩)，不包括呼吸运动(行气术)。本章主要探讨狭义导引的起源、形成、发展和演变。

第一节　导引术的起源、形成与理论基础

一、导引术的源头——原始舞蹈

中国古代导引之术，源远流长，其源头可上溯至远古，肇始于古人的原始舞蹈①。舞蹈产生于原始社会，这是个不争的事实。传世文献记有原始社会的乐舞，《周礼·春官宗伯·大司乐》：“以乐舞教国子，舞《云门大卷》、

① 导引源于原始舞蹈之说，学界已有多人提及。参见周一谋、萧佐桃：《马王堆医书考注》，天津：天津科学技术出版社，1988 年，第 252～255 页；高大伦：《张家山汉简〈引书〉研究》，成都：巴蜀书社，1995 年，第 22～24 页。

《大咸》、《大韶》、《大夏》、《大濩》、《大武》。”[1]汉郑玄注云，此乃周代所存六代之舞，《云门大卷》是黄帝之舞，《大咸》是尧之舞，《大韶》是舜之舞、《大夏》是禹之舞，《大濩》是汤之舞，《大武》是周武王之舞。这些都是彼时著名的宫廷舞蹈，其中黄帝、尧和舜之舞属于原始舞蹈。

出土的文献也可证明原始社会确有舞蹈。1973 年秋，在青海大通县上孙家寨汉墓出土了一只舞蹈纹饰彩陶盆[2]。经碳-14 测定，彩陶盆大约制作于 5800 年前的新石器时代。盆内壁绘有四道平行带纹，带纹上绘有三组舞人形象，每组五人，面部和身体稍侧。他们手牵手，朝相同方向，踏地而舞（见下图）。这个属于马家窑文化的彩陶盆，记录了当时氏族部落成员舞蹈活动的情景。[3] 此外，我国多处发现的原始社会岩画中的舞蹈图，也同样印证了中国舞蹈的悠久历史。

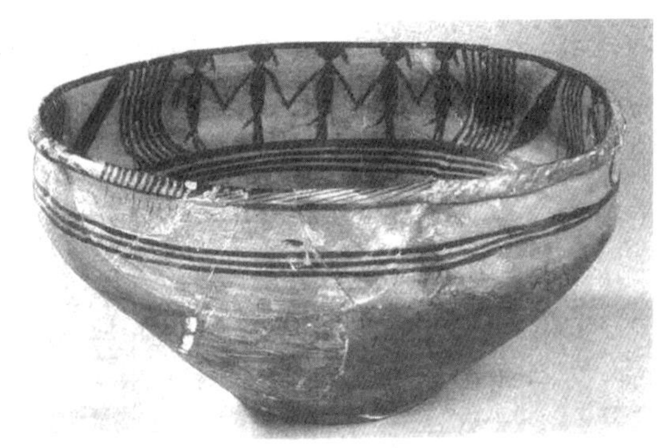

图 15　新石器时代的舞蹈纹饰彩陶盆

资料来源：冯双白等：《图说中国舞蹈史》，杭州：浙江教育出版社，2001 年，第 1 页。

古人认为先民发明舞蹈的目的是为了养生保健，《吕氏春秋・古乐》叙述舞蹈的起源云：

---

① 《周礼・春官宗伯・大司乐》，阮元校刻：《十三经注疏》，北京：中华书局，1980 年影印本，第 787 页。

② 参见青海省文物管理处考古队：《青海大通县上孙家寨出土的舞蹈纹彩陶盆》，《文物》1978 年第 3 期，第 48～49 页。

③ 参见冯双白、王宁宁、刘晓真：《图说中国舞蹈史》，杭州：浙江教育出版社，2001 年，第 1 页。

昔陶唐氏之始，阴多滞伏而湛积，水道壅塞，不行其原，民气郁阏而滞着，筋骨瑟缩不达，故作为舞以宣导之。①

谓原始社会先民为了防治因水患所致的筋骨关节疾病，才发明了舞蹈。这种具有“宣导”功效的舞蹈，便是后世导引术的滥觞。《古乐》篇的这句话，常被引为导引起源的经典证据。当然，古人发明舞蹈的目的，健体只能是其中一个目的。原始舞蹈具有强烈的功利目的，比如巫师的祭祀舞，或是为了吸引恭候神灵，或是与神灵沟通。北美洲的狩猎舞是为了成功逮住猎物，阴山崖画和乌兰察布崖画的性爱舞是为了刺激生殖欲望。战争舞或是战前的军事演习，刺激斗志，或是战后的庆贺胜利。有些舞蹈则纯粹就是为了表现生命情调，“感于物而动”②。

古人所跳的舞蹈有多种类型，鸟兽舞是其中一种。该种舞蹈模仿动物形象来舞蹈。《尚书・益稷》描写舜举行朝会时乐舞之盛况，“百兽率舞”（按：百兽相率而舞）、“鸟兽跄跄”（按：鸟兽有节奏地步趋。）、“凤皇（凰）来仪”（按：凤凰来舞而有容仪），③这些会跳舞的鸟兽都是舞者扮演的。战国兽衔环狩猎画像纹壶，上刻着一排人，扮成鸟形在舞蹈，舞者头上装饰如长翎，手臂如鸟羽，身后有尾饰。④

舞蹈的发明者是谁呢？有人认为是陶唐氏，即帝尧。前文提及的《吕氏春秋・古乐》首提此说，以后《史记》、《汉书》及后世众多学者皆因其说。其实这是一个乌龙事件，《古乐》篇“陶唐氏”乃“阴康氏”之形误。此误由来甚古，汉代高诱给《吕氏春秋》作注时底本已错，所以《史记》、《汉书》、《文选》所引皆沿其误。直至清代毕沅，及宋慈袌、蒋维乔、杨昭儁、陈奇猷诸先生方揭其谬。陈奇猷曰：“毕沅云：‘孙云“陶唐”，乃阴康之误。颜师古注《汉书・司马相如传》云：“《古今人名表》葛天氏、阴康氏，（高）诱不观《古今人表》，妄改《吕氏》本书。”案李善注《文选》竟沿其误，唯章怀注《后汉书・马融传》引作

---

① 《吕氏春秋》卷五，《仲夏纪・古乐》，陈奇猷：《吕氏春秋新校释》，上海：上海古籍出版社，2002 年，第 288 页。

② 参见袁禾：《中国古代舞蹈史教程》，上海：上海音乐出版社，2004 年，第 8～14 页。

③ 《尚书・益稷》，阮元校刻：《十三经注疏》，北京：中华书局，1980 年影印本，第 144 页。

④ 参见王克芬：《中国古代舞蹈史话》，北京：人民音乐出版社，1980 年，第 3 页。

"阴康"。'奇猷案：'孙说是，宋慈袌、蒋维乔、杨昭儁说同。"阴"与"陶"形近，康、唐同声通同，故唐叔虞亦作康侯。《汉书·古今人表》有阴康氏与葛天氏相接，此当为阴康氏甚明。然《史记》、《汉书》、《文选》所引《上林赋》云"奏陶唐氏之舞，听葛天氏之歌"，则司马相如所见之《吕氏春秋》已误作"陶唐"矣。颜师古谓高诱改吕氏，未允。'"①

阴康氏，相传为上古帝王，是伏羲后第十四个继位者。晋皇甫谧《帝王世纪》云：

> 女娲氏，亦风姓也，承庖牺（按：伏羲）制度……及女娲氏没（殁），次有大庭氏、柏皇氏、中央氏、栗陆氏、骊连氏、赫胥氏、尊卢氏、浑混〈沌〉氏、昊英氏、有巢氏、朱襄氏、葛天氏、阴康氏、无怀氏，凡十五世，皆袭庖牺之号。（《礼记正义》一，《初学记》九，《御览》七十八）②

但上古史事，仍属神话，是否有阴康氏其人，抑或阴康氏是一个长袖善舞的部落，均不可考。舞蹈的发明者，除了阴康氏一说外，亦有归于黄帝者，说黄帝以云为图腾，发明了《云门》之舞。更有归于舜之八子者，此说源于《山海经·海内经》"帝俊有子八人，是始为歌舞"③，郭璞云："俊，亦舜字假借音也。"帝俊即帝舜。依据这些神话传说，是难以认定舞蹈究竟是谁发明的，但根据历史唯物主义观点，应该是原始劳动人民创造了舞蹈。但不排除擅长此技的帝王亲自参与总结和编排舞蹈。

二、巫师推动舞蹈向导引转变

原始舞蹈形成后，是巫师有意识地把原始舞蹈改编发展成导引术的。

巫是人与鬼神沟通的媒介，请神必须歌舞，巫舞是巫师最擅长的技能之一。在祈神降福、酬神还愿或是超度亡灵的过程中，巫师往往通过个人或带领他人跳巫舞来求神酬神。"巫"字造字原意即本于舞，《说文·巫部》："巫，

---

① 平心：《周易史事索隐》，《历史研究》1963年第1期；陈奇猷：《吕氏春秋新校释》，上海：上海古籍出版社，2002年，第293页。

② 皇甫谧：《帝王世纪》卷一，宋翔凤集校，《续修四库全书》第301册，第3页。

③ 《山海经·海内经》，袁珂：《山海经校注》（增补修订版），成都：巴蜀书社，1993年，第532页。

祝也。女能事无形，以舞降神者也。象人两褎(袖)舞形。”[①]甲骨文中记录有许多巫舞，大多是用来求雨的乐舞[②]。卜辞中出现的“舞河”、“舞华”，表示向黄河神、华山神献舞以祈雨。古代管旱时祈雨的祭祀叫“雩”，《说文・雨部》：“雩，夏祭，乐于赤帝，以祈甘雨也。”[③]认为雩是夏朝时就有的祈雨祭祀。殷代甲骨文“雩”字，是在象形字“舞”(像人两手执物而舞)上冠以“雨”。陈梦家先生说：“巫之所事，乃舞号以降神求雨，名其舞者曰巫，名其动作曰舞，名其求雨之祭祀行为曰雩。”[④]周代仍沿袭舞雩之传统，《周礼・春官宗伯・司巫》：“掌群巫之政令。若国大旱，则帅(率)巫而舞雩。”又《女巫》：“掌岁时祓除(按：除灾去邪之祭)衅(熏)浴。旱暵(按：旱暵，不雨干热)则舞雩。”[⑤]

那时的巫不仅是专业的舞者，还是能治病的巫医。古人认为病由鬼神所致，所以能通鬼神的巫师理所当然地成为治病者。会治病的巫师，人们称为巫医。“医”或写作“毉”，从“巫”造字，说明医生本属巫之阵营。先秦史籍《世本》云“巫彭作医”[⑥]，《说文・酉部》也说“古者巫彭初作医”[⑦]，都认为是巫彭发明了医学。巫医治病除了运用巫术外，也会运用医药手段。《山海经・海内西经》记载巫彭、巫抵、巫阳、巫履、巫凡、巫相等巫师不仅上山采药，而且手中操有“不死之药”。到春秋时代，医生才从巫医中分化出来，但是兼擅医术和巫术的巫医角色一直存在。汉武帝时，有一次“天子病鼎湖甚，巫医无所不致，不愈”[⑧]，那时的巫医仍很活跃，还能获准给皇帝治病。

巫既是专业的舞者，又是会治病的巫医，本身又都是那个时代的智者。所以改编保健性舞蹈，开发出导引术，最初主要是巫之功。按《吕氏春秋・古乐》说法，是阴康氏发明了能除湿利关节的消肿舞。如果阴康氏确有其

---

① 许慎：《说文解字・巫部》，第100页。

② 参见陈梦家：《殷墟卜辞综述》，北京：中华书局，1988年，第599～604页。

③ 许慎：《说文解字・雨部》，第242页。

④ 陈梦家：《殷墟卜辞综述》，北京：中华书局，1988年，第600页。

⑤ 《周礼・春官宗伯・司巫》，阮元校刻：《十三经注疏》，北京：中华书局，1980年影印本，第816页。

⑥ 秦嘉谟：《世本辑补》卷九，《作篇》，《世本八种》，第360页。

⑦ 许慎：《说文解字・酉部》“医”字条，第313页。

⑧ 《史记》卷十二，《孝武本纪》，北京：中华书局，1959年，第459页。

人，本身肯定就是一名巫师，因为远古帝王往往兼做巫师角色。约在春秋战国时，原始舞蹈已经演变成为具有固定术式和成套动作，并可以健身治病的导引术，而原始舞蹈中的鸟兽舞则发展成导引术中的禽戏。禽戏亦被今人称为仿生导引，是模仿动物的某种动作、姿态而成。将原始舞蹈改编成导引术，最初主要是巫师的手笔，接着方士、医家和道家接过巫师的衣钵，使导引术得以继续传承发展。

三、导引术的理论基础

导引养生家在大量实践的基础上，逐渐将精气论用于解释导引术的治病原理。《吕氏春秋》说，人之精气血脉以通利流畅为贵，若郁而不畅达，则百病由之而生。《吕氏春秋·达郁》篇指出：

> 凡人三百六十节，九窍五藏(脏)六府(腑)。肌肤欲其比(按：密)也，血脉欲其通也，筋骨欲其固也，心志欲其和也，精气欲其行也。若此则病无所居而恶无所由生矣。病之留，恶之生也，精气郁也。[①]

认为人的肌肤要密致，血脉要通利，筋骨要坚固，精神要和调，精气要畅行。如此则疾病无处藏身，恶候无由产生，而精气郁滞是生病的关键病因。精气郁滞引起的疾病很多，《吕氏春秋·尽数》说：

> 郁处头则为肿为风，处耳则为挶(按：耳疾)为聋，处目则为䁾(按：眼眶红肿病)为盲，处鼻则为鼽(按：鼻塞不通病)为窒，处腹则为张(胀)为府[②]，处足则为痿为蹷(厥)。[③]

精气郁滞引起的疾病，如此之多，因此达郁才是解决之道。而达郁之法，就是运动。《吕氏春秋·尽数》说："流水不腐，户枢不蝼，动也。形气亦然，形不动则精不流，精不流则气郁。"[④]身体不运动，精气就不流通，不流通

---

① 《吕氏春秋》卷二十，《恃君览·达郁》，陈奇猷校释：《吕氏春秋新校释》，上海：上海古籍出版社，2002年，第1383页。

② "为府"，高诱如是，高注："府，跳动，皆腹疾。"毕沅改作"为疛"，亦通。

③ 《吕氏春秋》卷三，《季春纪·尽数》，陈奇猷校释：《吕氏春秋新校释》，上海：上海古籍出版社，2002年，第139页。

④ 《吕氏春秋》卷三，《季春纪·尽数》，陈奇猷校释：《吕氏春秋新校释》，上海：上海古籍出版社，2002年，第139页。

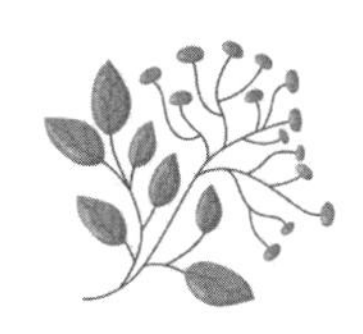

则气郁而病。

导引家认为人的精气正常藏于体内五脏，流通较少，《素问·五藏别论》曰："所谓五藏（脏）者，藏精气而不写（泻）也。"[①]四肢远离躯干，很难享受到精气的滋润，要想让五脏分配一些精气给四肢，只有通过运动之法，将精气通过血脉传送四肢。张家山汉墓《脉书》说：

> 夫留（流）水不腐，户貙（枢）不橐（蠹），以其勭（动）。勭（动）则实四支（肢）而虚五臧（脏），五臧（脏）虚则玉体利矣。[②]

这种通过运动来流通气血的思想为后世所继承，东汉末年的华佗说："人体欲得劳动（按：运动），但不当使极耳。动摇则谷气得销（消），血脉流通，病不得生，譬犹户枢，终不朽也。"[③]而运动的方法就是做导引术，华佗接着说："是以古之仙者为导引之事，熊经鸱顾，引挽腰体，动诸关节，以求难老。"[④]

对于导引运动以达郁的思想，东汉前期的哲学家王充曾在《论衡·道虚》中提出异议：

> 道家或以导气养性，度世而不死，以为血脉在形体之中，不动摇屈伸，则闭塞不通；不通积聚，则为病而死。此又虚也，夫人之形，犹草木之体也。草木在高山之巅，当疾风之冲，昼夜动摇者，能复胜彼隐在山谷间，障于疾风者乎？案草木之生，动摇者伤而不畅，人之导引，动摇形体者，何故寿而不死？夫血脉之藏于身也，犹江河之流地。江河之流，浊而不清；血脉之动，亦扰不安。不安，则犹人勤苦无聊也，安能得久生乎？[⑤]

这段话透露一个信息，彼时导引术被神仙家利用并被夸大其词，声称导引达郁可以长生不死。王充这里既批驳了导引能"寿而不死"的思想，也批

---

① 《黄帝内经素问》卷三，《五藏别论》，北京：人民卫生出版社，1956 年影印本，第 31 页。

② 张家山二四七号汉墓竹简整理小组编著：《张家山汉墓竹简（二四七号墓）》（释文修订本），北京：文物出版社，2006 年，第 124 页。

③ 《后汉书》卷八二下，《方术列传·华佗传》，北京：中华书局，1965 年，第 2739 页。

④ 《后汉书》卷八二下，《方术列传·华佗传》，北京：中华书局，1965 年，第 2739 页。

⑤ 王充：《论衡》卷七，《道虚》，黄晖：《论衡校释》，北京：中华书局，1990 年，第 337 页。

驳了导引“达郁”的理论。但在当时，王充的观点并非主流思想，而且他的理论和实践完全脱钩。实际上他本人精通导引，是一个不折不扣的养生家，其《论衡·自纪》谓自己暮年“乃作《养性》之书，凡十六篇。养气自守，适食则(节)酒，闭明塞聪，爱精自保，适辅服药引导(按：导引)，庶冀性命可延。斯须不老”①。

对于运动养生，术士文人似乎都有一个共同的观念，即人体不能安逸不动，要“小劳”，但莫“大疲”。安逸不动是不利身体健康的，《吕氏春秋·本生》将不运动、酒肉、声色并称为养生之“三患”，谓“出则以车，入则以辇，务以自佚(逸)，命(名)之曰招蹷(按：病名)之机”②。但运动过度，过犹不及，同样不妥。《素问·上古天真论》说上古圣人提出的养生要点是“志闲而少欲，心安而不惧，形劳而不倦”③，认为形体需要“劳”，但要以“不倦”为度。《素问·宣明五气篇》还提出“五劳所伤”，认为持久地重复一个姿势会伤害人体的气血筋肉骨：

> 五劳所伤：久视伤血，久卧伤气，久坐伤肉，久立伤骨，久行伤筋。是谓五劳所伤。④

董仲舒在《春秋繁露·通国身》中也说：“形体无所苦，然后身可得而安也。”⑤华佗更明确指出，“人体欲得劳动，但不当使极耳”⑥，“极”就是过度运动而劳累之义。古人认为人体应形神合一，形和神都不能太过劳累，劳形和劳神同样不利健康，如司马迁在《史记·太史公自序》中即说：“凡人所生者

---

① 王充：《论衡》卷三十，《自纪》，黄晖：《论衡校释》，北京：中华书局，1990年，第1208～1209页。

② 《吕氏春秋》卷一，《孟春纪·本生》，陈奇猷校释：《吕氏春秋新校释》，上海：上海古籍出版社，2002年，第22页。

③ 《黄帝内经·素问》卷一，《上古天真论》，北京：人民卫生出版社，1956年影印本，第7页。

④ 《黄帝内经·素问》卷七，《宣明五气篇》，北京：人民卫生出版社，1956年影印本，第58页。

⑤ (汉)董仲舒：《春秋繁露》，苏舆：《春秋繁露义证》，钟哲点校，北京：中华书局，1992年，第182页。

⑥ 《后汉书》卷八二下，《方术列传·华佗传》，北京：中华书局，1965年，第2739页。

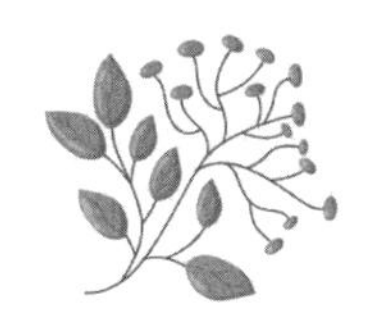

神也，所托者形也。神大用则竭，形大劳则敝，形神离则死。”①

第二节　导引术式的发展与演变

一、导引术式的最早记载

导引的术式，即导引的姿势和动作。导引的术式有多种分类方法：根据练功者坐立的姿势，可分为立式、坐式和卧式，如《隋书·经籍志》在“医方”类下收有《道引图》三卷（道，同导），原注曰“立一，坐一，卧一”②，意为立式、坐式、卧式各一卷。根据是否使用道具，可分为徒手式和持械式，马王堆帛画《导引图》中的术式大多为徒手导引，只有几张持械式（下面将论及）。根据动作是否模仿动物，而分为禽戏和非禽戏。这里的禽是广义的，不仅包括鸟类，也包括熊、虎、狼、猿、鹿等兽类。当然还可以根据术式锻炼的主要身体部位进行分类，如上肢、下肢、颈项、腰身的导引等。

最早记载导引术式的文献是《庄子·刻意》：

> 吹呴呼吸，吐故纳新，熊经鸟申（伸），为寿而已矣。此道（导）引之士，养形之人，彭祖寿考者之所好也。③

这些行彭祖术的养生家，除了行气吐纳之外，还做引体养形之“熊经鸟伸”。熊经和鸟伸为两种古老的导引术式，乃是模仿熊的直立行走和鸟的展翅伸腿之状而锻炼。在古代文献中，“熊经鸟伸”出现频率较高，俨然成导引术的代名词，如东汉崔寔所著的《政论》：“夫熊经鸟伸，虽延厤（历）之术，非伤寒之理；呼吸吐纳，虽度纪之道，非续骨之膏。”④模仿动物的术式，或称禽戏，也称仿生导引。因为资料所限，我们能看到的战国导引术式仅限于此。

---

① 《史记》卷一三〇，《太史公自序》，北京：中华书局，1959年，第3292页。

② 《隋书》卷三四，《经籍志三》，北京：中华书局，1973年，第1049页。

③ 《庄子·刻意》，郭庆藩：《庄子集释》，王孝鱼点校，北京：中华书局，1961年，第535页。

④ 崔寔：《政论》，严可均校辑：《全上古三代秦汉三国六朝文》之《全后汉文》卷四六，北京：中华书局，1958年，第723页。

到了西汉，因为马王堆西汉帛画《导引图》和张家山西汉墓竹书《引书》的先后出土，我们发现西汉初期的导引术式丰富多彩，精细而复杂。

二、《导引图》的导引术式

1973 年，马王堆汉墓出土了十四种医书，其中的帛画《导引图》使我们对导引的术式有了更多的认识。《导引图》原图在出土时破损严重，整理小组拼合后，发现图中共有 44 幅小型彩绘全身像（见图 16），共分为上下四层，每层各 11 幅小图，44 人都是在做导引。①

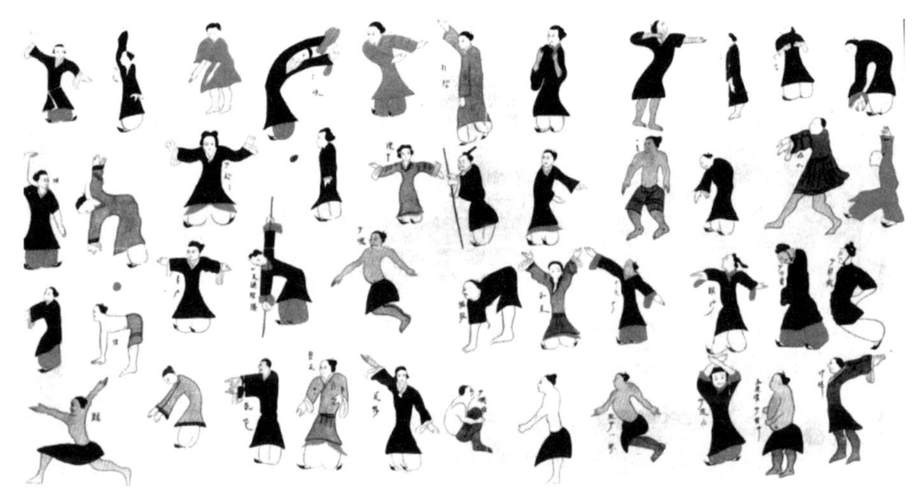

图 16　马王堆汉墓帛画《导引图》（复原图）

资料来源：采自马王堆汉墓帛书整理小组编：《导引图》，北京：文物出版社，1979 年。

在 44 幅小图中，男女各一半，22 幅男图分别是第 2、9、12～15、17、23～24、28～29、32、34～42、44 小图（每层小图从右到左为序），说明那时导引术男女都参与其中。图中人物，形态各异，或著衣，或裸背，或立式，或坐式，或徒手，或执杖。这些术式，既有上肢运动，也有下肢运动；既有弯腰俯身动

① 参见马王堆汉墓帛书整理小组编：《马王堆汉墓帛书（肆）》，北京：文物出版社，1985 年，第 47～52 页。

作，也有仰身后引动作。沈寿先生甚至怀疑这44式是“由四式连缀而成的十一套四段功”①。帛画中有三十余幅小图旁边有文字的简注，整理者称之为题记。题记文字清晰可辨者有二十余图，其中八图是模仿动物的禽戏，分别是：

1. 螳狼(螂)：第8式，模仿螳螂动作的导引术式。

2. 鸖(鹤)□：第25式，模仿鹤动作的导引术式。

3. 龘(龙)登：第27式，模仿龙腾的导引术式。

4. 녑(鹞)北(背)：第31式，模仿鹞背负青天而飞行的导引术式。鹞为猛禽，似鹰而小。

5. 木(沐)猴讙引炅(热)中：第35式，此是模仿猕猴喧闹之态，以治热中之病。沐猴即猕猴，讙乃喧闹之义。热中，即热于中，内热之病。

6. 猨(猿)墟(呼)：第40式，乃是模仿猿猴之呼啸。或有学者疑“墟”为“据”，认为与《抱朴子》“猿据”式同。②

7. 熊经：第41式，《庄子·刻意》已载此动作，熊经为模仿熊直立行走之貌。

8. 鹯：第44式，模仿鹯的动作，鹯是属于鹰鹞一类的猛禽。③

在以上八种动物中，有能飞之龙、鹤、鹞、鹯，有善攀缘的沐猴和猿，有行于地之熊和螳螂。

《导引图》中第32式或以为是禽戏。此式的题记作“信”，学者多以为“信”字前应脱一“鸟”字，“鸟信”即“鸟伸”(信，通伸)，亦属禽戏④。笔者以为此说不可取，理由有二：首先，“信”前不必强加“鸟”字，因原图残缺，“信”前是否有字、有几字都不可能弄清楚，妄加一字，失之牵强，即便“信”前有脱

---

① 沈寿：《导引养生图说》，北京：人民体育出版社，1992年，第96页。

② 参见周一谋、萧佐桃：《马王堆医书考注》，天津：天津科学技术出版社，1988年，第251页；沈寿：《导引养生图说》，北京：人民体育出版社，1992年，第95页。

③ 参见周一谋、萧佐桃：《马王堆医书考注》，天津：天津科学技术出版社，1988年，第245页。

④ 参见湖南省博物馆、中医研究院医史文献研究室：《马王堆三号汉墓帛画导引图的初步研究》，第21页；周一谋、萧佐桃：《马王堆医书考注》，天津：天津科学技术出版社，1988年，第249页；马继兴：《马王堆古医书考释》，第859页；沈寿：《导引养生图说》，北京：人民体育出版社，1992年，第102页。

文，也不一定非“鸟”不可，张家山汉简《引书》中就有“旋信（伸）”式；其次，《导引图》中“鹤□”、“鹞背”和“鹯”这三个模仿飞禽的术式，均张开双臂，如飞翔状，以双臂象征翅膀，而反观此“信”式的练功者，四肢撑地，不像鸟态，倒像兽形。因此，第32式“信”，不可能是“鸟伸”。此外，唐兰先生认为“信，当读为‘呻’……这里题的信字，只是指所治的病”[①]，此说有待进一步考证。

《导引图》还有五式为手持器械的术式（第8、17、21、24、30式）：第8小图“螳螂”式，乃双手举盘作导引工具；第17、30式持棍，第30式题记为“以丈（杖）通阴阳”。第21式为单手拾球状（脚下有一球状物已残缺），可能是持球做折腰转体运动；第24式题记是“引胠责（积）”，为持袋状重物。[②] 可见汉时的持械式导引不少，但是后世持器械的术式渐衰，而仿动物形象的术式则大兴。

三、《引书》的导引术式

在帛画《导引图》出土十年后，湖北江陵的张家山M247号汉墓出土了竹简《引书》，全书抄在112支竹简上，内容是讲行气导引的，有字无图。墓主乃汉初一名低级官吏，根据墓葬年代推断，竹简抄写不晚于吕后二年（前186）。整理小组将《引书》内容分为三部分：第一部分阐述四季的养生之道，第二部分记载导引术式及导引治病之法，第三部分着重说明导引养生的理论。[③]

《引书》所记载的术式既多且详，其基本导引术式，可以分为六类：

第一类，屈伸下肢

1. 交股：动作是“举胻交股，更上更下卅”[④]，股指大腿，胻指小腿。即小

---

① 参见唐兰：《试论马王堆三号墓出土导引图》，马王堆汉墓帛书整理小组编：《导引图论文集》，北京：文物出版社，1979年，第9页。

② 参见湖南省博物馆、中医研究院医史文献研究室：《马王堆三号汉墓帛画导引图的初步研究》，马王堆汉墓帛书整理小组编：《导引图论文集》，北京：文物出版社，1979年，第22页。

③ 参见张家山二四七号汉墓竹简整理小组编著：《张家山汉墓竹简（二四七号墓）》（释文修订本）《引书》说明，北京：文物出版社，2006年，第171页。

④ 张家山二四七号汉墓竹简整理小组编著：《张家山汉墓竹简（二四七号墓）》（释文修订本），北京：文物出版社，2006年，第172页。

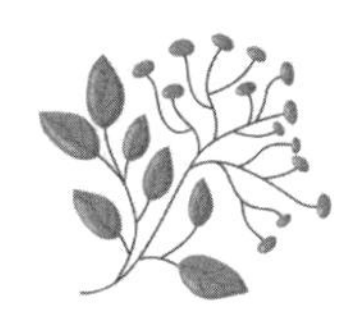

腿轮流交叉放于大腿上，左右各三十次。

2. 尺汙(蠖)：伸小腿，屈脚趾三十次。这是模仿尺蠖的屈伸式爬行。

3. 袭前：动作是“左右诎(屈)胻，更进退卅”[①]。应该是屈膝，以交叉步前进和后退各三十次。高大伦先生释为“左右屈腿，交替进退三十次”[②]，而李零先生则释作“其式是双腿一前一后蹬踏”[③]，与笔者理解略异。

4. 引阳筋：动作是“正信(伸)两足卅”[④]。伸直两足，以锻炼小腿的阳筋(外侧筋)。

第二类，直脚跳跃

1. 佥指：动作是“傅(搏)足离翕(合)，䍃(踰)卅”[⑤]。整理小组读“傅”为“搏”，曰“搏，拍击”，并读“䍃”为“踰”，曰“踰，跳也”。即先以脚掌拍击地面，然后再弹跳三十次。李零先生却解释说“是把双腿绑起，跳跃，共 30 遍”[⑥]。其将“佥”释为“敛”，“傅”可能被读作“缚”。高大伦先生释“佥”为用力多[⑦]，义理难顺(指为趾义)。

2. 埤堄：埤堄本为城上女墙，此引申为导引之术式名，动作是“信(伸)胻直踵(踵)，并䍃(踰)卅”[⑧]。即伸直小退，以脚跟着地跳跃。李零先生认为是踮起脚跟，“脚掌着地”，值得商榷。[⑨]

3. 累童(动)：动作是“累足指，上摇之，更上更下三下”[⑩]。李零先生说

---

① 张家山二四七号汉墓竹简整理小组编著：《张家山汉墓竹简(二四七号墓)》(释文修订本)，北京：文物出版社，2006 年，第 172 页。

② 参见高大伦：《张家山汉简〈引书〉研究》，成都：巴蜀书社，1995 年，第 101 页。

③ 参见李零：《中国方术考》(修订本)，北京：东方出版社，2001 年，第 361 页。

④ 张家山二四七号汉墓竹简整理小组编著：《张家山汉墓竹简(二四七号墓)》(释文修订本)，北京：文物出版社，2006 年，第 172 页。

⑤ 张家山二四七号汉墓竹简整理小组编著：《张家山汉墓竹简(二四七号墓)》(释文修订本)，北京：文物出版社，2006 年，第 172 页。

⑥ 李零：《中国方术考》(修订本)，北京：东方出版社，2001 年，第 361 页。

⑦ 参见高大伦：《张家山汉简〈引书〉研究》，成都：巴蜀书社，1995 年，第 99 页。

⑧ 张家山二四七号汉墓竹简整理小组编著：《张家山汉墓竹简(二四七号墓)》(释文修订本)，北京：文物出版社，2006 年，第 172 页。

⑨ 参见李零：《中国方术考》(修订本)，北京：东方出版社，2001 年，第 361 页。

⑩ 张家山二四七号汉墓竹简整理小组编著：《张家山汉墓竹简(二四七号墓)》(释文修订本)，北京：文物出版社，2006 年，第 172 页。

"指一脚踩另一脚。其式是轮流用一脚踩在另一脚上跳跃,共30遍"①。盖释"摇"为"蹈"也,其动作与前式"埤堄"近似。高大伦先生释为"并拢足趾,向上摇动,交替上下做三十次"②,殊不可解。

第三类,头颈项运动(此式兼有明目聪耳之功)

1.引厖:双手交叉于背后,身体前倾,低头。整理小组释"厖"为尻(臀),而李零先生释为颈部③。今从后者。

2.阳见:双手交叉于背后,身体后仰,扭头后顾。后文注"阳见以利目"④。

3.穷视:双手交叉于背后,身体前倾,扭头后顾。

4.则(侧)比:双手交叉于背后低位,侧视双肩。亦作"厕比",后文有"厕比以利耳"⑤,说明此功法有聪耳之功用。李零先生释"比"为"睥",看义⑥。

5.凫沃:"反昔(错)手北(背)而挥头"⑦,即双手交叉于背后,左右摇头。凫为野鸭,凫沃即凫浴(像凫戏水)。后文谓"蛇甄以利距脑,凫沃以利首軵"⑧。"軵",字书不载,高大伦先生认为是"轴"字,释"首軵"为头部病⑨。

6.旋信(伸):原文作"昔(错)手,挢而后挥"⑩。乃头先伸后旋的动作,即"旋伸"。下一式"枭栗"是缩头缩颈的术式,与之正好相反。此外,整理小组据《说文》释"挢"为举手,高大伦先生亦持是说,李零先生说"其式作五指

---

① 李零:《中国方术考》(修订本),北京:东方出版社,2001年,第361页。

② 参见高大伦:《张家山汉简〈引书〉研究》,成都:巴蜀书社,1995年,第101页。

③ 参见李零:《中国方术考》(修订本),北京:东方出版社,2001年,第361页。

④ 张家山二四七号汉墓竹简整理小组编著:《张家山汉墓竹简(二四七号墓)》(释文修订本),北京:文物出版社,2006年,第184页。

⑤ 张家山二四七号汉墓竹简整理小组编著:《张家山汉墓竹简(二四七号墓)》(释文修订本),北京:文物出版社,2006年,第184页。

⑥ 参见李零:《中国方术考》(修订本),北京:东方出版社,2001年,第362页。

⑦ 张家山二四七号汉墓竹简整理小组编著:《张家山汉墓竹简(二四七号墓)》(释文修订本),北京:文物出版社,2006年,第173页。

⑧ 张家山二四七号汉墓竹简整理小组编著:《张家山汉墓竹简(二四七号墓)》(释文修订本),北京:文物出版社,2006年,第173页。

⑨ 高大伦:《张家山汉简〈引书〉研究》,成都:巴蜀书社,1995年,第164~165页。

⑩ 张家山二四七号汉墓竹简整理小组编著:《张家山汉墓竹简(二四七号墓)》(释文修订本),北京:文物出版社,2006年,第173页。

交错而握,向上和向后挥”[1]。笔者不同意上述三种说法,因为本式之前五式及下一式“枭栗”,皆颈项运动。所以这一式中“挢而后挥”的不是手,而是头。

7.枭栗:原文作“反昔(错)手北(背)而宿(缩)颈垔(湮)头”[2]。其动作无疑义,唯术式之名“枭栗”争论较大。高大伦先生认为“枭”当为“枭”字之讹,因形近而误。枭即鸱鸮,俗称猫头鹰,而栗为竦缩义。[3] 李零先生认为“枭”与“啮”古音相同,“栗”与“垔”字形相近,“枭栗”是“啮咽”之误。李氏言下之意是“垔”通“咽”,而吞咽食物时会缩头缩颈,故得是名。此式也是锻炼颈项的功法,后文注其功效曰“枭栗以利柎项”[4],或释柎为拊,保护之义。

8.蛇垔(咽):双手交叉于背后,如蛇一样咬牙缩颈。这是模仿蛇的吞咽动作,动作类似上一式“枭栗”。后文叙述导引所治病时,说“蛇甄以利距脑”[5],“蛇甄”与“蛇垔”是一个术式,“垔”、“甄”二字通假。

第四类,腰背运动

1.折阴:伸前一足,交叉双手于身前,弯腰向足背摸去。

2.回周:两手交叉而举,俯仰和回旋腰部。

3.龘(龙)兴:屈前膝,伸后膝(即弓步),手按前膝而人往向仰。

4.引腜(脢):屈前膝,伸后膝,两手交叉而上举回旋,以锻炼腰背部。脢指背肉(《说文》),后文有“熊经以利腜(脢)背”[6]。

5.大决:两手按地,两足前后在两手之间出入运动。

6.□□:“大决足,右手据左足而俯(俯)左右”[7],张开两腿,右手按左足

---

① 李零:《中国方术考》(修订本),北京:东方出版社,2001年,第362页。

② 张家山二四七号汉墓竹简整理小组编著:《张家山汉墓竹简(二四七号墓)》(释文修订本),北京:文物出版社,2006年,第173页。

③ 参见高大伦:《张家山汉简〈引书〉研究》,成都:巴蜀书社,1995年,第104~105页。

④ 张家山二四七号汉墓竹简整理小组编著:《张家山汉墓竹简(二四七号墓)》(释文修订本),北京:文物出版社,2006年,第184页。

⑤ 张家山二四七号汉墓竹简整理小组编著:《张家山汉墓竹简(二四七号墓)》(释文修订本),北京:文物出版社,2006年,第184页。

⑥ 张家山二四七号汉墓竹简整理小组编著:《张家山汉墓竹简(二四七号墓)》(释文修订本),北京:文物出版社,2006年,第184页。

⑦ 张家山二四七号汉墓竹简整理小组编著:《张家山汉墓竹简(二四七号墓)》(释文修订本),北京:文物出版社,2006年,第174页。

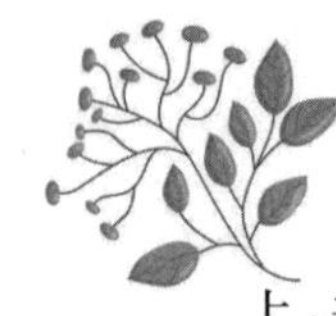

上,并左右前屈身体。

7. 支落:“以手□要(腰),挢一臂与足□而屈(?)”,后文注其功效云“支落以利夜(腋)下”①。李零先生认为“支落”即“肢落”②;陈斯鹏先生认为当是“支胳”,《说文》:“胳,腋下。”③

8. 受(爰)据:“右手据左足,挢左手负而俛(俯)左右”④,即右手按左足上,同时伸左手放后背上而俯身,左右交替。“据”为按义,《引书》频见。整理小组以为“受”为“爰”之讹,读为“猨(猿)”,《抱朴子·杂应》有“猿据”之式。⑤ 李零先生则以为“受”是“复”之误。⑥

第五类,上肢运动

1. 参倍:两手上捧,到胸前而向两旁推出。

2. 县(悬)前:两臂先下垂,继抬起,举而后仰。

3. 反指:两手并拢,继抬起,举而后仰,极之。此与“悬前”式,两手一分一合。

4. 榣(摇)弘(肱):前挥两臂,如击打状。

5. 其下:作弓步,高抬一臂,并极力向上伸展。

6. 虎引:模仿虎的动作,作弓步,高抬一臂,并向后伸展。

7. 引阴:两手交叉于身后,俯身,双手极力上抬。

8. 引阳:两手交叉于身前,仰身,双手极力上抬。

9. 复(伏)鹿:模仿鹿的俯首,弯腰低头,两手极力后举,如背物状。

10. 虎匽(偃):两臂并拢,向肩后上下左右挥舞,模仿虎仰而挥爪状。

11. 甬(踊)莫(蟆):两手并拢,上下左右挥舞。这是模仿虾蟆跳跃的动作。

---

① 张家山二四七号汉墓竹简整理小组编著:《张家山汉墓竹简(二四七号墓)》(释文修订本),北京:文物出版社,2006年,第174、184页。

② 参见李零:《中国方术考》(修订本),北京:东方出版社,2001年,第363页。

③ 参见陈斯鹏:《张家山汉简〈引书〉补释》,《江汉考古》2004年第1期,第74~75页。

④ 张家山二四七号汉墓竹简整理小组编著:《张家山汉墓竹简(二四七号墓)》(释文修订本),北京:文物出版社,2006年,第174页。

⑤ 参见张家山二四七号汉墓竹简整理小组编著:《张家山汉墓竹简(二四七号墓)》(释文修订本),北京:文物出版社,2006年,第174页。

⑥ 参见李零:《中国方术考》(修订本),北京:东方出版社,2001年,第363页。

12.复(覆)车:原文动作是“并两臂,左右危挥,下正挥之”[①],高大伦先生解释说“合拢两臂,向左右两方用力挥动,又向正下方挥动”[②]。

13.鼻胃:俯身,两臂向左右伸展而摇动,如今之游泳状。

14.度狼:两手抚两腋下,扭转胸部。“度狼”,高大伦先生释为踱狼,李零先生释为螳螂,但此式与《导引图》螳螂动作不同。[③]

15.武指:行步时,左足迈前,右手指前,手臂尽量伸展,左右交替。

第六类,自我按摩

1.靡(摩)胻:用足心按摩对侧小腿,左右各三十次。

2.摩足跗:足跗即足背,即用足心按摩对侧脚背,交替各30遍。

3.□□:此式只残存四字,曰“傅尻,手傅☐”[④]。“傅”,通拊,拍击意。此式盖为拍臀(或兼及拍腰)的自我按摩动作。

以上六类,共四十一种基本术式。诸术式锻炼的部位非常全面,从足趾、足背、足心、小腿、膝关节、腰胯,到腹背胸、颈项,再到上肢。在上述基本术式后,《引书》接着叙述了基本术式的实践应用,即组合各式以防治病症。在这一部分内容中,《引书》又补充一些前面基本术式漏提的术式名和无名称的套路,漏提的术式名是熊经、前据、闭息、堂落、周脉、虎顾、伸(信)倍、鸡信(伸)、反摇、反旋、复据、禹步、前厥、反**擘**、**跌**指、敦指等。[⑤]

《引书》的术式多以肢体动作为名,另有十四式是以动物为名的,即尺蠖、凫沃、枭(枭)栗、蛇垔、龘(龙)兴、受(猿)据、虎引、复鹿、虎偃、甬莫(踊蟆)、度狼、熊经、虎顾、鸡信(伸)。这十四种禽戏,加之帛画《导引图》的八种,已足以说明西汉初期禽戏正在逐渐发展壮大。

---

① 参见张家山二四七号汉墓竹简整理小组编著:《张家山汉墓竹简(二四七号墓)》(释文修订本),北京:文物出版社,2006年,第175页。

② 高大伦:《张家山汉简〈引书〉研究》,成都:巴蜀书社,1995年,第114～115页。

③ 参见高大伦:《张家山汉简〈引书〉研究》,成都:巴蜀书社,1995年,第115页;李零:《中国方术考》(修订本),北京:东方出版社,2001年,第364页。

④ 张家山二四七号汉墓竹简整理小组编著:《张家山汉墓竹简(二四七号墓)》(释文修订本),北京:文物出版社,2006年,第174页。

⑤ 参见张家山二四七号汉墓竹简整理小组编著:《张家山汉墓竹简(二四七号墓)》(释文修订本),北京:文物出版社,2006年,第178、180、184页。

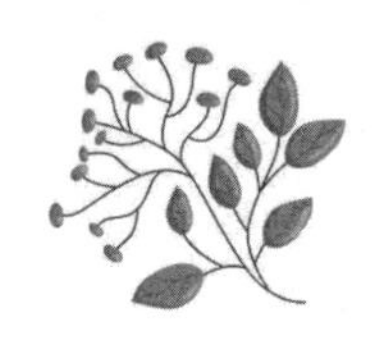

四、《淮南子》的导引术式

汉初的导引术式繁杂，难记难练，因此社会上有人开始对导引术式进行简化。《淮南子·精神训》说：

> 若吹呴呼吸，吐故内（纳）新，熊经鸟伸，凫浴蝯（猿）躩，鸱视虎顾，是养形之人也。①

这段话似乎是照着前文所举的《庄子·刻意》那段话写的，但《刻意》篇只提出熊经和鸟伸两种术式，而《淮南子》则提出六式。六式已较马王堆帛画《导引图》和张家山《引书》的四十余式简化了很多。这六式都是分别模仿六种动物形象而成，对于此六式的具体含义，历来有争论，下面试讨论之。

1. 熊经

此式最早见于《庄子·刻意》，晋司马彪释"熊经"曰："若熊之攀枝而引气也。"②唐成玄英疏曰："如熊攀树而自经。"③在华佗五禽戏的五式中，亦有"熊经"式，《后汉书·华佗传》李贤注曰："熊经，若熊之攀枝自悬也。"④三种注释是传统说法，义亦明朗，即"经"为悬吊义（表示上吊的"自经"一词中的"经"亦用此义）。熊经就是学着熊攀树自悬以锻炼（熊确实有爬树的本领）。但自从马王堆帛画《导引图》出土后，人们开始对此解释产生怀疑。因为《导引图》中第41式旁即标注了"熊经"（参见图16中第四行右起第8小图），但图中动作不像爬树之状，导引者双手下垂，两足一前一后，正在行走，不可能是攀缘之动作。因此唐兰先生认为"经"通"径"，当作经过的经讲，有行走的意思。⑤ 李怀之先生进一步认为"经"有行义，经之行为直行，"'熊经'是模仿熊直立行走，且身体动摇"。⑥ 李说无论从字面上，还是从图画上看，都讲

---

① 《淮南子·精神训》，何宁：《淮南子集释》，北京：中华书局，1998年，第527页。

② 郭庆藩：《庄子集释》卷六上，《刻意》引司马彪注，王孝鱼点校，北京：中华书局，1961年，第537页。

③ 郭庆藩：《庄子集释》卷六上，《刻意》引成玄英疏，王孝鱼点校，北京：中华书局，1961年，第536页。

④ 《后汉书》卷八二下，《方术列传·华佗传》，北京：中华书局，1965年，第2740页。

⑤ 参见唐兰：《试论马王堆三号墓出土导引图》，马王堆汉墓帛书整理小组编：《导引图论文集》，北京：文物出版社，1979年，第6、10页。

⑥ 参见李怀之：《"熊经"新解》，《古汉语研究》1994年第4期，第69页。

得通。熊常会直立行走，因为笨重，走路确实会左右摇晃，《淮南子·精神训》高诱注“熊经”条说“经，动摇也”[①]，也佐证了李氏的观点。

但也有学者为传统的“攀吊”说张本。沈寿先生说，该术式是“仿效熊攀树之低枝自悬而摇晃做戏”，“悬”是想象中的动作，且《古本华佗五禽戏》画有一棕熊直立山间，前肢按攀在横生的低枝上，晃身做戏。[②] 沈氏所说的《古本华佗五禽戏》即陶弘景《养性延命录》中记载的五禽戏，而所引证的图非出陶氏原著，乃是晚近之人所画，且《养性延命录》中“熊戏”之文更是一个彻底的坐式，与攀吊之立式相去不啻霄壤。沈从文先生亦曾撰文说，汉代出土车器、漆盘、墓葬中的熊图案都是“熊经”图，认为“‘熊经’在汉代已远不止‘攀树而引气’一种姿式，很可能已经完成了包括各种姿式在内的套路”。[③]

笔者认为沈从文先生所举的例图，图中的动物有一些究竟是不是熊，值得商榷。《淮南子》与马王堆帛书作于同一时代[④]，因此二书中的熊经当为一式，属于立式功法。直行而摇晃主要锻炼腰背和下肢。张家山《引书》数处出现“熊经”之名，曰：“熊经以利脢（脢）背。”[⑤]脢背即后背。“引北（背）甬（痛），熊经十，前据十”[⑥]，这是用“熊经”、“前据”来治疗背痛。

2. 鸟伸

此式首见于《庄子·刻意》，作“鸟申”。围绕此术式，古代主要有三种解释。一是“伸脚”说。唐成玄英疏《庄子》曰：“类鸟飞空而伸脚。”[⑦]成玄英释“申”为“伸”，谓鸟伸乃状若鸟起飞时的伸脚。《淮南子·精神训》径作“鸟伸”，高诱注“伸，频伸也”，谓频频下伸也。二是“嚬呻”说。此说将“申”读为

---

① 何宁：《淮南子集释·精神训》引高诱注，北京：中华书局，1998 年，第 527 页。

② 参见沈寿：《导引养生图说》，北京：人民体育出版社，1992 年，第 93、101 页。

③ 参见沈从文：《说“熊经”》，《中国文化》1990 年第 2 期，第 98 页。

④ 帛书主人葬于汉文帝前元十二年（前 168 年），其时刘安已封侯四年（文帝前元八年封为阜陵侯）。

⑤ 张家山二四七号汉墓竹简整理小组编著：《张家山汉墓竹简（二四七号墓）》（释文修订本），北京：文物出版社，2006 年，第 184 页。

⑥ 张家山二四七号汉墓竹简整理小组编著：《张家山汉墓竹简（二四七号墓）》（释文修订本），北京：文物出版社，2006 年，第 178 页。

⑦ 郭庆藩：《庄子集释》卷六上，《刻意》引成玄英疏，王孝鱼点校，北京：中华书局，1961 年，第 536 页。

“呻”,《庄子·刻意》篇司马彪注曰“若鸟之嚬呻也”[1],嚬乃张口义,呻乃呻吟义,即模仿鸟的鸣叫之声。则鸟申又变成了行气术,而没有肢体动作。三是“引颈”说。东汉马融《长笛赋》有“熊经鸟伸”句,唐吕延济注曰:“鸟伸,谓引颈也。”[2]引颈即伸脖子,这种解释将鸟伸看作是运动颈项的功法了。

笔者认为《导引图》中的“鹤□”式(第25式)、“鹞背”式(第31式)和“鹯”式(第44式)均为模仿飞禽的术式,三式均伸展开双臂,似鸟飞翔状。因此,《庄子》、《淮南子》中的“鸟伸”肯定有伸展翅膀动作。当然,鸟起飞时也会伸脚、延颈,但伸展翅膀始终是最醒目的,也是鸟戏的最主要特征。《引书》有“鸡伸”一式,谓“鸡信(伸)以利肩婢(髀)”[3],没记载鸡伸的动作。但其功效很清楚,即锻炼肩膀和大腿(髀),说明“鸡伸”式主要是伸展上肢和下肢的。据此可推知,“鸟伸”是伸展双臂和双腿,以锻炼四肢的术式。

3. 凫浴

凫,俗称野鸭,属于水鸟,会游会飞。浴为沐浴义,这里指凫的戏水。凫浴一式最早见于《淮南子·精神训》,其具体动作注家未作解释。张家山《引书》中有“凫沃”式,“沃”与“浴”上古音相近,“沃”是影母药部韵,“浴”是喻母屋部韵,可以通假。因此二者的动作应该是一样的。《引书》“凫沃”的动作是“反昔(错)手北(背)而挥头”[4],即双手交叉于背后,左右摇头,像凫在水中努力前游之态。这个动作是锻炼头颈的功法。沈寿先生则解释凫浴为摆臂导引术式,认为其是“步引类、引体目、臂功”,笔者不能苟同。[5]

4. 蝯(猿)躩

蝯,即猿,古籍亦写作“猨”。似猴而大,种类很多,猩猩、长臂猿等皆是。

---

① 郭庆藩:《庄子集释》卷六上,《刻意》引司马彪注,王孝鱼点校,北京:中华书局,1961年,第537页。

② 萧统编,李善等注:《六臣注文选》卷十八,《赋壬·音乐下》,北京:中华书局,1987影印本,第330页。

③ 张家山二四七号汉墓竹简整理小组编著:《张家山汉墓竹简(二四七号墓)》(释文修订本),北京:文物出版社,2006年,第184页。

④ 张家山二四七号汉墓竹简整理小组编著:《张家山汉墓竹简(二四七号墓)》(释文修订本),北京:文物出版社,2006年,第173页。

⑤ 参见沈寿:《导引养生图说》,北京:人民体育出版社,1992年,第94～95、103～104页。

躩为跳跃义，司马相如《大人赋》谓天上的飞龙“低卬（昂）夭蟜（按：夭矫，屈伸貌）裾（倨）以骄骜兮，诎（屈）折隆穷（穹）躩以连卷”（按：昂首低头，骄傲地纵恣奔驰；屈体隆身，欢跳着腾挪翻卷），颜师古注引张揖曰：“躩，跳也。”[①]“蝯躩”是模仿猿在树间跳跃的动作，以锻炼腰腿的术式。

古人认为猿善于伸展四肢和攀援，因而能长寿。汉董仲舒《春秋繁露·循天之道》：“猿之所以寿者，好引其末，是故气四越。”[②]因此，猿常被人模仿以导引，《导引图》第 40 式有“猿呼”式，是模仿猴之呼啸状，动作是直腿而立，双手下垂（参见图 16）。华佗五禽戏有猿戏，陶弘景《养性延命录》记载猿戏的套路是攀物自悬之状。《抱朴子·杂应》则有“猿据”之术式名[③]，“据”为手按之义，学者或误读作“踞”（蹲坐）。《引书》有“受据”，整理者以为即“猿据”，其动作是俯身而手按足之状。

5. 鸱视

鸱，是鹰类猛禽，也称鹞鹰。鹰类猛禽的动作，常被导引术模仿，《导引图》第 31 式有“鹞背”，动作是两臂左右平伸；第 44 式有“鹯”，鹯亦鹰类猛禽，动作是右臂前伸，左臂上举，并摆弓步。“鸱视”传统释为鸱的举首仰视。东汉马融《长笛赋》：“熊经鸟伸，鸱视狼顾。”唐吕延济注曰：“鸱视，谓举首而视。”[④]鸱视盖是模仿鸱的伸颈，属于颈项功及目功，导引中凡颈项功，多兼目功。目功有明目作用，术式名称前多冠以“视”、“顾”、“见”之名，如“鸱视”、“鸱顾”、“虎顾”、“狼顾”，以及《引书》的“阳见”和“穷视”。

6. 虎顾

虎顾即模仿老虎扭头回视之术式。顾乃回头看之义，术式中以“顾”为名者，尚有狼顾、鸱顾。《引书》有“虎雇”，即“虎顾”。其功能为“虎雇（顾）以

---

① 《汉书》卷五七下，《司马相如传下》，北京：中华书局，1962 年，第 2593、2594 页。

② （汉）董仲舒：《春秋繁露》，苏舆：《春秋繁露义证》，钟哲点校，北京：中华书局，1992 年，第 449 页。

③ 参见葛洪：《抱朴子内篇·杂应》，王明：《抱朴子内篇校释》（增订本），北京：中华书局，1986 年，第 274 页。

④ 萧统编，李善等注：《六臣注文选》卷十八，《赋壬·音乐下》，北京：中华书局，1987 影印本，第 330 页。

利项尼”[1]，尼或释为眉，义同尻，即臀。则虎顾是治项、臀疾病的导引。既然有治臀疾之功，必有俯身的动作，所以虎顾之式盖即俯身回视，与《引书》中“穷视”式接近。

上述所载六式，其锻炼的部位是：

熊经：腰背和下肢；鸟伸：四肢；凫浴：头颈；猿躩：腰腿；鸱视：颈项及目；虎顾：项臀。

六式运动范围已算赅备，且三兽三禽搭配亦甚工整，所以学者称之为“六禽戏”。古籍中“六禽”之名，最早见于《周礼・天官・庖人》，谓庖人“掌共(供)六畜、六兽、六禽，辨其名物”。这六禽为供食用的禽类，汉代郑司农指为雁、鹑、鷃、雉、鸠、鸽。[2] 在《周礼》中，“禽”、“兽”还是截然有别的，而导引术中的“禽戏”，则不独指禽类，还包括兽类。文献中最早记载“六禽戏”之名的见于《唐六典》之注，该书卷十四“按摩博士一人，从九品下”条注曰：

> 崔寔《政论》云：“熊经鸟伸，延年之术。”故华佗有六禽之戏，魏文有五搥之锻。[3]

华佗所练应是五禽戏，《三国志》与《后汉书》的《华佗传》均有记载，《唐六典》显为误引，宋代王应麟《困学纪闻》引用时即已指出[4]。除此以外，笔者检索《中国基本古籍库》和《文渊阁四库全书》等数据库，并未查到古代文献提及“六禽戏”之名。1964 年，卓大宏先生在《中国古代医疗体操史略》中谈及《淮南子・精神训》的六个术式时说“后人称为‘六禽戏’”。[5] 其后又有几位学者径称之为“六禽戏”，尤其是沈寿先生于 20 世纪 80 年代初撰写《西

---

① 张家山二四七号汉墓竹简整理小组编著：《张家山汉墓竹简(二四七号墓)》(释文修订本)，北京：文物出版社，2006 年，第 184 页。

② 《周礼・天官冢宰・庖人》，阮元校刻：《十三经注疏》，北京：中华书局，1980 年影印本，第 661 页。

③ 李林甫等：《唐六典》卷十四，《太常寺》，陈仲夫点校，北京：中华书局，1992 年，第 411 页。

④ 参见王应麟：《困学纪闻》卷二十，《杂识》，翁元圻等注，栾保群等校点，上海：上海古籍出版社，2008 年，第 2126 页。

⑤ 参见卓大宏：《中国古代医疗体操史略》，中山医学院：《中山医学院科学论文集》第 19 辑《运动医学的研究》，1964 年，第 96～102 页。

汉刘安〈淮南子〉六禽戏的考释与研究》和《重谱西汉六禽戏图说》二文[1]，考证刘安六禽戏并设计六禽戏动作套路，此后学界遂习称《淮南子·精神训》中六式为“六禽戏”了。

五、华佗五禽戏的导引术式

因为导引术式的纷繁复杂，所以后世对之进行简化乃是大势所趋。东汉末年，养生大家华佗在前人导引术式的基础上，经过一番改良精简，而成“五禽戏”。他向弟子吴普介绍自己的五禽戏时说：

吾有一术，名五禽之戏：一曰虎，二曰鹿，三曰熊，四曰猿，五曰鸟。亦以除疾，兼利蹄足，以当导引。体有不快，起作一禽之戏，怡而汗出。因以著粉，身体轻便而欲食。普施行之，年九十余，耳目聪明，齿牙完坚。[2]

华佗很谦虚，认为自己的五禽戏功法，只是“以当导引”，不是真正的导引术。五种禽戏确实极为简便，因为练功时只需做“一禽之戏”，并不是每次都需做遍五禽之戏。《后汉书·艺文志》有《华佗五禽戏诀》一卷，惜已佚。五禽戏尽管名气很响，但在吴普以后没有在社会流传，因为魏晋人只闻其名，不知具体套路。直到梁代，陶弘景《养性延命录》中始有收录，内容如下：

虎戏者：四肢距(踞)地，前三踯(按：跳也)，却(按：退也)二踯。长引腰，侧脚(按：侧脚，《云笈七签》作“乍却”)，仰天即返。距行，前却。各七过也。

鹿戏者：四肢距地，引项反顾，左三右二。伸左右脚，伸缩亦三亦二也。

熊戏者：正仰，以两手抱膝下，举头，左擗地七，右亦七。蹲地，以手左右托地。

猿戏者：攀物自悬，伸缩身体，上下一七。以脚拘(勾)物自悬，左右七。手钩却立，按头各七。

---

① 《中华医史杂志》1981年第3期和《北京体育大学学报》1983年第1期，后一并编入《导引养生图说》，北京：人民体育出版社，1992年。

② 《后汉书》卷八二下，《方术列传·华佗传》，北京：中华书局，1965年，第2739～2740页。

鸟戏者：双立手，翘一足，伸两臂，扬眉用力，各二七。坐伸脚，手挽足趾各七。缩伸二臂，各七也。①

此五禽之戏，每一戏都是一完整套路。吴志超先生曾据上文绘图如下(图 17)。

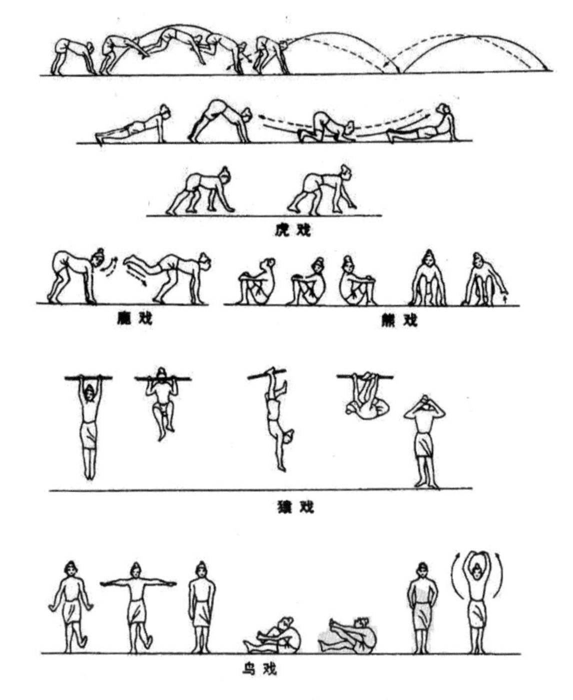

图 17　五禽戏示意图

资料来源：采自吴志超：《导引养生史论稿》，北京：北京体育大学出版社，1996 年，第 25 页。

对于华佗五禽戏的历史渊源，沈寿先生说："东汉华佗五禽戏是直接取材于西汉刘安《淮南子》的'六禽戏'，并加以创新发展而成的。而刘安六禽戏则是从西汉《导引图》中选取六式连缀成套的。"②但笔者认为华佗很可能是继承并改编了方士君倩的导引术，而君倩导引术则可能源于刘安"六禽

---

①　陶弘景：《养性延命录・导引按摩》，《道藏》第 18 册，北京：文物出版社、上海书店、天津古籍出版社，1988 年影印本，第 483 页。原文亦见于宋张君房《云笈七签》卷三二，《杂修摄・导引按摩》，北京：中华书局，2003 年。

②　沈寿：《导引养生图说》，北京：人民体育出版社，1992 年，第 112 页。

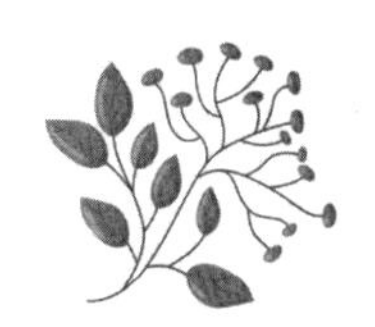

戏"或《导引图》。陶弘景《养性延命录》说：

> 谯国华陀(佗)善养生，弟子广陵吴普、彭城樊阿，受术于陀。陀语普曰：……古之仙者及汉时有道士君倩，为导引之术，作熊经鵄(鸱)顾，引挽腰体，动诸关节，以求难老也。吾有一术，名曰五禽戏。①

而《太平御览》引《魏志》："是以仙者，及汉时有士君旧，为导引之事，熊经鵄（鸱）顾，引挽腰体，动诸关节，以求难老。吾有一术，名五禽之戏……"②君倩被写作君旧，当是形讹而致。君倩的事迹，未查到史料，但根据华佗先举君倩及其熊经鸱顾，后讲自己的五禽戏，似乎是说自己是私淑了君倩之术。

五禽戏在千余年的发展过程中，经后世养生家的不断改编，其套路已与陶弘景所录的古本相去甚远。后世流传较广的五禽戏套路，当推明代罗洪先所辑《万寿仙书·导引图》卷内的《五禽图》，和明代周履靖《夷门广牍·赤凤髓》卷内的《五禽书》。此两种虽在文字上互有出入，但在图势上基本相同，是同一套古本五禽戏套路的图说。③

第三节 导引术治病健体功效的开发

导引术源于保健性的原始舞蹈，是巫师将舞蹈改编而成导引的，因此导引术天生具有保健之效。神仙方士和医生皆源于巫，因此他们继承并发展了巫初创的导引术，方士用之于保健长生，医生用之于治病疗疾，他们一起促进了导引术治病健体功效的开发。

一、汉之前导引术的临床运用

导引按摩术在东周时已经被当作临床治疗措施之一。扁鹊师徒是较早

① 陶弘景：《养性延命录·导引按摩》，《道藏》第18册，北京：文物出版社、上海书店、天津古籍出版社，1988年影印本，第483页。

② 李昉等：《太平御览》卷七二〇，《方术部一·养生》引《魏志》，北京：中华书局，1960年影印本，第3190页。

③ 参见沈寿：《导引养生图说》，北京：人民体育出版社，1992年，第133页。

将导引按摩术引入临床实践的医生，扁鹊过虢国，虢太子暴厥而死，扁鹊毛遂自荐，请求医治。他根据中庶子描述的病情，认为太子是昏迷过去，没有死，得了"尸蹶"病。于是扁鹊砥针砺石，取穴治病，同时令弟子运用各种疗法配合，"子同药，子明灸阳，子游按磨(摩)，子仪反(返)神，子越扶形"①，按摩和扶形即导引按摩之术。

战国时的医经《黄帝内经》已经把导引按摩纳为治病必备手段之一，那时的治病手段，除九针、咒禁、祝由等术外，"或有导引、行气、乔摩、灸、熨、刺、焫、饮药"②。对于这些专门技术，老师一般不会全部传授给某个弟子，而是"得其人乃言，非其人勿传"，即根据弟子的自身条件来学习相宜的专科技术，《灵枢·官能》云：

> 明目者，可使视色；聪耳者，可使听音；捷疾辞语者，可使传论。语徐而安静，手巧而心审谛者，可使行针艾，理血气而调诸逆顺，察阴阳而兼诸方。缓节柔筋而心和调者，可使导引行气；疾毒言语轻人者，可使唾痈咒病；爪苦手毒，为事善伤者，可使按积抑痹。各得其能，方乃可行，其名乃彰。不得其人，其功不成，其师无名。故曰"得其人乃言，非其人勿传"，此之谓也。手毒者，可使试按龟，置龟于器下，而按其上，五十日而死矣。手甘者，复生如故也。③

适合学习导引行气者的基本潜质是"缓节柔筋而心和调"，而那些"爪苦手毒"的人，则可以帮人按摩积聚治疗痹证。如果不得其人，肯定学不好，会有辱师名，所以"非其人勿传"。

《黄帝内经》指出，包括导引在内的很多治法只能择病而施，《灵枢·病传》所谓"诸方者，众人之方也，非一人之所尽行也"④，不是什么病都能用"诸方"的，像上述扁鹊用众法治愈虢太子病乃是特例。

---

① 韩婴：《韩诗外传》第2册卷十，四部丛刊初编本，上海：商务印书馆，1926年影印本，第149页。《史记·扁鹊仓公列传》、《说苑·辨物》亦载其事。《说苑·辨物》云"子容捣药，子明吹耳，阳仪反神，子越扶形，子游矫摩"，"矫摩"也是按摩。参见刘向：《说苑》卷十八，《辨物》，向宗鲁校证：《说苑校证》，北京：中华书局，1987年，第473页。

② 《灵枢经》卷七，《病传》，北京：人民卫生出版社，1956年影印本，第76页。

③ 《灵枢经》卷十一，《官能》，北京：人民卫生出版社，1956年影印本，第118页。

④ 《灵枢经》卷七，《病传》，北京：人民卫生出版社，1956年影印本，第76页。

《素问·异法方宜论》提出五方之人宜用五法治病的原则，东方之人“其治宜砭石”，西方之人“其治宜毒药”，北方之人“其治宜灸焫”，南方之人“其治宜微针”，中央之人“其治宜导引按跷”。为什么导引适用于中央之人呢？书中释曰：

中央者，其地平以湿，天地所以生万物也众。其民食杂而不劳，故其病多痿厥寒热。其治宜导引按跷，故导引按跷者，亦从中央出也。[①]

原来中央之人多湿，湿则多痿厥，这与《吕氏春秋·古乐》所说的消肿舞是一脉相承的。而中部地区因其特殊的地理环境，所以导引按摩术会相对较为发达。

对于筋伤和因经络不通引起的皮肤麻木不仁病，也常用导引按摩合以药酒治疗。《素问·血气形志篇》云：“形苦志乐，病生于筋，治之以熨引。”对于那些形体劳顿，但心志逸乐者，多生筋伤之病，当以药熨和导引之法。又云：“形数惊恐，经络不通，病生于不仁，治之以按摩醪药。”[②]对于那些屡遭惊恐的人，经络会不畅，易生麻木不仁的症状，则要用按摩和药酒治疗。

导引除了能治痿厥、筋伤、不仁等四肢关节病，亦用于治疗胸腹之病，《素问·奇病论》云：

帝曰：“病胁下满，气逆，二三岁不已，是为何病？”岐伯曰：“病名曰息积。此不妨于食，不可灸刺，积为导引服药，药不能独治也。”[③]

唐王冰注云，这种“息积”病，“气不在胃，故不妨于食也。灸之则火热内烁，气化为风；刺之则必写（泻）其经，转成虚败。故不可灸刺。是可积为导引，使气流行，久以药攻，内消瘀稸（蓄），则可矣。若独凭其药，而不积为导引，则药亦不能独治之也”。[④] 这种病必须长期用导引配合药物方能治愈。

---

① 《黄帝内经·素问》卷四，《异法方宜论》，北京：人民卫生出版社，1956年影印本，第33页。

② 《黄帝内经·素问》卷七，《血气形志篇》，北京：人民卫生出版社，1956年影印本，第58页。

③ 《黄帝内经·素问》卷十三，《奇病论》，北京：人民卫生出版社，1956年影印本，第99页。

④ 《黄帝内经·素问》卷十三，《奇病论》王冰注，北京：人民卫生出版社，1956年影印本，第99页。

导引虽可以治病防病，如作为养生保健的手段，不是每个时节都适宜锻炼的，《素问》说冬季不宜导引按摩：

故冬不按蹻，春不鼽衄，春不病颈项，仲夏不病胸胁，长夏不病洞泄寒中，秋不病风疟，冬不病痹厥。①

冬季按蹻（按摩）的后果很严重，到了春天易患鼻鼽（鼻炎流涕）、流鼻血和颈项病，仲夏和长夏（阴历六月）易患胸胁肠胃病。更为严重的是，下一个冬季会出现痹厥，这是典型的反作用，因为导引本是长于治痹厥的。

二、汉代导引治病范围的扩大

在汉文帝前元十二年（前168年）下葬的马王堆三号墓帛画《导引图》（参见图16）中，记录一些可通过“引”法来治某病的题记，即是引导以治某病之义。如第15式的“引颓”，颓即癞疝，属疝气之一种；第20式的“引聋”；第22式的“〔引〕烦”，即导引治心烦；第23式的“引厀（膝）痛”；第24式的“引胠责（积）”，胠为腋下胁肋部，胠积指胸腹胀满之病；第29式的“引项”；第35式的“木（沐）猴讙引炅（热）中”，乃学猕猴喧闹以治内热之法；第36式“引温病”，温病在中医指外感外热性疾病；第39式的“引髀（痹）痛”，痹是四肢关节部位的疼痛、麻木、活动不利的疾病。《导引图》的治病范围比《内经》更为广泛，不但能治关节四肢病，还能治疗疝气、耳聋、胸腹胀满、热中和温病。

而出土虽晚但下葬年代早一些的张家山汉简《引书》，因为文字较多，使我们能看到汉代导引术更详细的治疗疾病谱。高大伦先生统计出《引书》中导引所治病证为44种：

1. 内瘅；2. 项痛不可以雇（顾）；3. 瘅病之台（始）；4. 病肠之始；5. 病瘳瘽，6. 诎（屈）筋；7. 苦两足步不能钧（匀）而厀（膝）痛，两胻善塞（寒）；8. 踝痛；9. 厀（膝）痛；10. 股□□□痛；11. 苦两手少气，举之不鈐（钧），指端湍湍善畀（痹）；12. 肠澼；13. 北（背）甬（痛）；14. 要（腰）甬（痛）；15. 支（肢）尻之上甬（痛）；16. 益阴气；17. 疕；18. 足下筋痛；19. 蹶；20. 瘽

① 《黄帝内经·素问》卷一，《金匮真言论》，王冰注，北京：人民卫生出版社，1956年影印本，第14页。

(癃);21.□□上□;22.瘚;23.𤸷(臂)痛;24.心腹及匈(胸)中有痛;25.心痛;26.引阴;27.颓,肠颓及筋颓;28.腹甬(痛);29.苦腹张(胀);30.𡒄及欬(咳);31.肩痛;32.瘛;33.辟;34.𦝫(喉)痹;35.鼽;36.口痛;37.欲口不合;38.肘痛;39.目痛;40.瘻(瘘);41.聋;42.耳痛;43.苦頯及颜(颜)痛;44.龋。[①]

《引书》记载的导引治疗范围很广,从四肢关节病到胸痛、咳嗽、腹胀、痺病、癃闭、肠澼,到五官疾病,说明战国到汉初这段时间,导引术有了很大的发展。

到了东汉,医圣张仲景制定了导引吐纳等术以防病治病的原则,认为邪中经络之时就要导引,而其病状是"四肢才觉重滞"。其《金匮要略》中云:

> 若人能养慎,不令邪风干忤经络。适中经络,未流传腑脏,即医治之。四肢才觉重滞,即导引、吐纳、针灸、膏摩,勿令九窍闭塞。[②]

同时代的名医华佗,进一步总结导引的理论和技术,主要将导引运用于个人养生。他认为"人体欲得劳动,但不当使极耳。动摇则谷气得销,血脉流通,病不得生,譬犹户枢,终不朽也"[③],他将古代导引术加以改编简化,名之曰"五禽戏"。五禽戏既可以除疾,也可以利关节以防病,"体有不快,起作一禽之戏,怡而汗出。因以着粉,身体轻便而欲食"[④]。华佗将五禽戏传授给弟子吴普,"普施行之,年九十余,耳目聪明,齿牙完坚"[⑤]。但华佗自己却不幸死于曹操之手,否则长寿可期。

---

① 高大伦:《张家山汉简〈引书〉研究》附表二,成都:巴蜀书社,1995年,第180～182页。

② 张机著,王叔和集、林亿等编:《金匮要略方论》卷上,《脏腑经络先后病脉证第一》,北京:人民卫生出版社,1956年影印本,第9页。

③ 《后汉书》卷八二下,《方术列传·华佗传》,北京:中华书局,1965年,第2739页。

④ 《后汉书》卷八下,《方术列传·华佗传》,北京:中华书局,1965年,第2740页。

⑤ 《后汉书》卷八二下,《方术列传·华佗传》,北京:中华书局,1965年,第2740页。

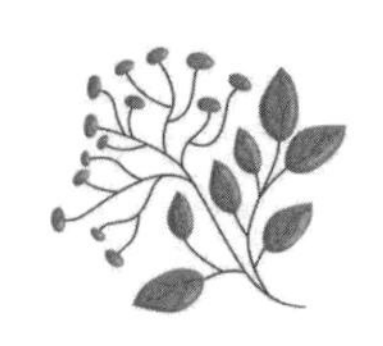

本章小结

导引是中国古代的医疗体操，是以肢体运动为主，兼以自我按摩的古代养生术。导引术源于远古的原始舞蹈。原始先民经常跳祭祀舞、狩猎舞、性爱舞和战争舞，在舞蹈过程中，先民逐渐发现舞蹈有健体去病之效。那个时代的巫师，既是专业的舞者，也是兼职的巫医，他们利用职务之便，把舞蹈改编成专门用于健体治病的导引之术。嗣后，从巫师演变而来的方士和医家，以及修行的道家人士，接过巫师的衣钵，使导引术得以继续传承发展。在精气论形成前，人们虽知导引保健之效，但不能从理论上做出合理解释。战国时精气论形成，人们遂用精气论解释导引。养生家认为人体的精气应该畅行，郁滞不通便会生病，这与“户枢不朽”是一个道理。而通达精气郁滞的方法就是通过导引，导引达郁健身的观点，一直是古代导引术的主导理论。

有关导引的术式（姿势动作）的文献记载，最早见于《庄子·刻意》。从《庄子·刻意》到《导引图》、《引书》，再到六禽戏、五禽戏，可以看出战国、秦汉的导引术式经历了一个由简到繁，再由繁返简的过程。战国时记载的导引术式，仅找到熊经和鸟伸两式，见于《庄子·刻意》。马王堆三号西汉墓出土的帛画《导引图》则有四十四种术式，既有四肢运动，也有躯干运动。在《导引图》中有二十几式旁边标有题记，从中可以发现这些术式的名称和功能，其中有八式是模仿动物形象的禽戏（仿生导引）。张家山汉墓出土的《引书》，是记载导引行气内容的竹书。《引书》详细记载了很多术式，其中四十一种为基本术式，书中共有十四种是禽戏。《导引图》和《引书》都是汉初随葬，这足以说明西汉初期导引术式在发展壮大。如此繁杂的导引术式，难记难练，实际应用中不断有人对导引术式进行简化。《淮南子·精神训》只记载了六式（或称为“六禽戏”）：熊经、鸟伸、凫浴、猿躩、鸱视和虎顾。这六式都是从古式中精选而来，是模仿动物形象的禽戏，熊经是模仿熊摇晃着行走之态，鸟伸是模仿鸟展翅伸腿而飞之态，凫浴是模仿野鸭戏水之态，猿躩是模仿猿在林中跳跃之态，鸱视是模仿鹞鹰的举首仰视之态，虎顾是模仿老虎扭头回顾之态。东汉末年的养生家华佗，在前人基础上进一步精简为“五禽戏”，分别模仿虎、鹿、熊、猿、鸟而成套路，陶弘景的《养性延命录》中记有具体术式。后世五禽戏的术式被不断改编，但模仿五种动物的基本原则没有改变。

导引术源于保健性的原始舞蹈，因此天生与医学保健密不可分。东周时的神医扁鹊已将之用于临床实践，战国时的中医经典《内经》已将导引术纳为治疗的必备手段之一，并对学习导引者的自身素质也提出严格要求，只有那些“缓节柔筋”而且心态平和之人，才适宜学习导引术，而“爪苦手毒”之人则被拒之门外。《内经》还说，在地势低平而潮湿的地方，最适宜使用导引按摩之术，施术过程中还可以配合药酒治疗。导引术不但能治四肢病，还可以治疗胸腹疾病，但无论如何都要讲禁忌，不懂时节宜忌的乱练，则有害而无益，甚至会出现很严重的后遗症。汉代导引术的治病范围进一步扩大，张家山《引书》记载导引可以治疗四十四种疾病，从四肢关节病，到胸痛、咳嗽、腹胀、瘅病、癃闭、肠澼，甚至五官疾病。东汉时，医圣张仲景制定了导引防病的原则，认为邪中经络之时就要导引，而其判断的病状是“四肢才觉重滞”。同时期的华佗，则用导引术取得了很大的延年效果，其弟子吴普习其五禽戏，“年九十余，耳目聪明，齿牙完坚”。

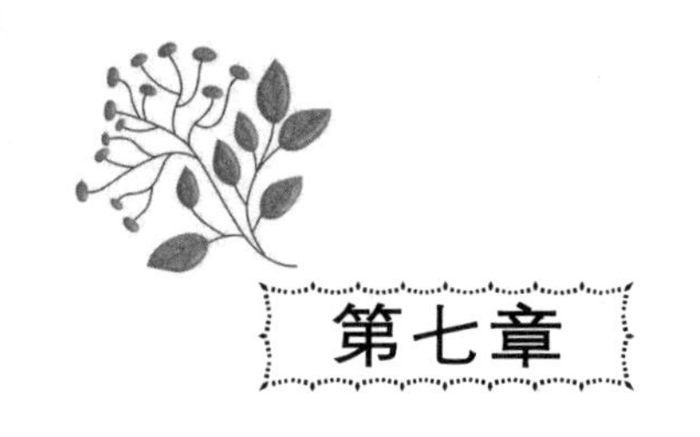

第七章

房中派养生方术探源

房中派是指研究、倡导和践行房中术的流派。房中术是研究男女性生活与养生关系的一门学问，大致包括性保健术、秘戏术（性技巧）、优生种子术等多项内容。性生活是人类必不可少的生活内容，而中国古人能将其发展成一门学问，形成具有中国特色的房中术，是与当时的社会制度、伦理、习俗、宗教和哲学分不开的。本章主要探讨房中术的文化渊源，在社会生活和社会习俗方面的现实目的，房中术中的哲学理论，并梳理战国、秦汉的房中著作目录。

第一节　房中术产生的文化渊源

中国古代房中术的文化渊源，可以追溯到原始社会的生殖器崇拜。这里所说的生殖器崇拜，包括女阴崇拜、男根崇拜、月经崇拜、精液崇拜和性交崇拜。

一、原始社会的生殖器崇拜

在原始社会，先民的生产、生活、医疗的水平与条件都相当低下，在大自然面前，人的生命相当脆弱。根据考证，原始社会婴幼儿的死亡率特别高，即使有幸长大成人，很多人在十多岁时便因饥饿、伤损、疾病等原因死去，据学者研究，先民的平均寿命仅十几岁。短暂的生命对部落的繁盛延绵相当不利，在这种情况下，部落主要靠高生育率来维持繁衍，女孩子在性成熟后，便一直不停地进行怀孕、哺乳和生育。那个时代的人们敬畏女性，崇拜女性神秘的生育功能，尤其是那个能产生生命、繁衍部落的女阴，更是先民膜拜的对象。中国在旧石器时代就已产生女阴崇拜现象，描绘女阴的原始社会岩画和陶像，我们现在仍然可以见到，[①]出土彩陶器上的鱼纹、蛙纹、花纹、叶纹都是女阴的象征。女阴崇拜的象征物，有水、凹穴、花、树叶、果实、葫芦、鱼、蛙、蚌、月亮等物，以及环状的符号或图形。

除了女阴崇拜，人们也爱屋及乌地崇拜起与女人生殖功能相关的月经。当女孩长成后，象征生命的鲜血会每月按时从女阴中流出，人们认为这是神赐予女人创造生命的能力，所以自然而然地产生了月经崇拜。月经崇拜的遗迹，在中国汉代的文献中仍有体现。马王堆医书《五十二病方》记载了几则以女子月经布（用过的卫生巾）治病避蛊的药方，方法是直接“燔女子布以饮”。而更多的是将女子月经布浸于水中，泡出血水来，或敷外伤，或用来煮肉食用，或加入肉桂粉以饮用。[②] 阜阳汉简《万物》中亦有用“女子布”五处，有一处说，取处女的月经布，“见旋风以投之”则风止，还可以使人疾行。[③]《淮南万毕术》亦有用“月事布”作为巫术道具进行祝由的记载。

随着母系氏族社会的结束和父系氏族社会的来临，人们又在女阴崇拜的基础上产生了男根崇拜（阳具崇拜）。先民逐渐认识到，没有男根的配合，单靠女阴是产不出孩子的，因此男根和精液也便成了人们膜拜的对象。新疆呼图壁原始社会岩画反映了男根崇拜的思想，下图左上侧一男子手扶硕大的阳具对准图画正中的女子，画面右上方还有几个阳具突起的人在跳舞，右下方为两男和一女在交媾，左下方有两排小人在欢跳伴舞。小人也可能是寓意繁衍出来的孩子。

男根崇拜还可用象征物表达，充当象征物的多是山、坡地、石、柱、树干、

---

① 参见晁福林：《先秦民俗史》，上海：上海人民出版社，2001年，第239～240页；钟敬文主编、晁福林著：《中国民俗史（先秦卷）》，北京：人民出版社，2008年，第318～320页。

② 参见周一谋、萧佐桃：《马王堆医书考注》，天津：天津科学技术出版社，1988年，第139、150、180、220、221页。

③ 参见李零：《中国方术考》（修订本），北京：东方出版社，2001年，第326页。

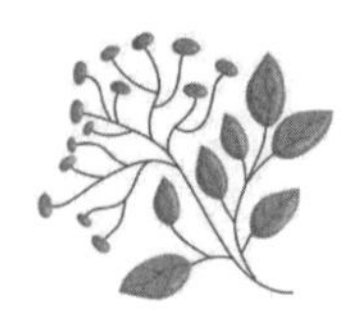

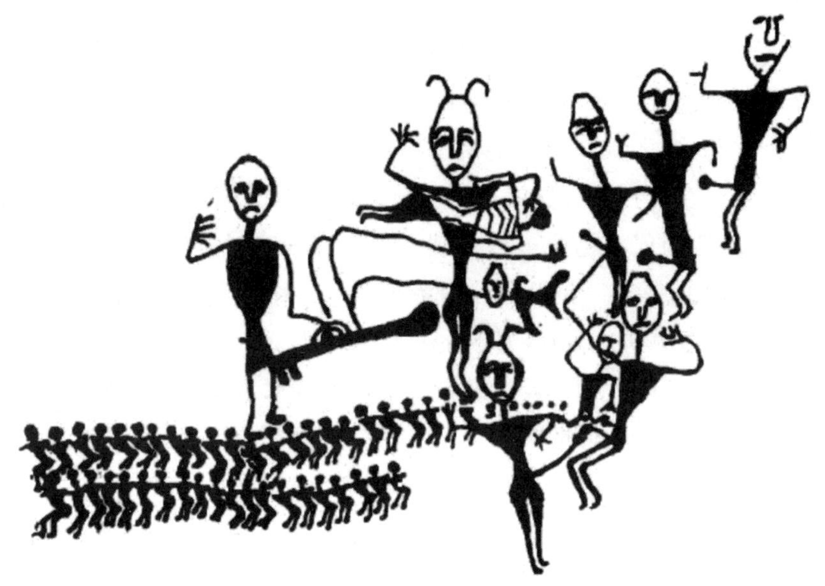

图 18　新疆呼图壁的原始社会男根崇拜岩画

资料来源:采自王炳华:《新疆呼图壁生殖崇拜岩画》,北京:燕山出版社,1992年,第15页。

蛇(龙)、羊、鹿、鸟、龟、太阳及各种棒状物。天地交媾而产生万物,这是生殖器崇拜在后世哲学中的反映。古人将天比作雄性,地比作女性,天地交媾,就是天地云雨。天所下之雨相当于男子之精子,而地气所化之云相当于女子之子,后世也将"云雨"一词当作性交之婉称。

低级的生殖器崇拜很容易发展成高级的性交崇拜,描述原始社会性交崇拜的遗存也不少见(上图亦属一例)。中国哲学中的阴阳观念,就是在性交崇拜的基础上发展起来的,《周易》中很多地方都可以见到性交崇拜的影子。

二、生殖器崇拜的影响

生殖器崇拜对中国的文化和哲学产生了深刻的影响,中国文化和典籍中留下了很多生殖器崇拜的烙印。

生殖器崇拜深刻反映在中国的文字符号中。组成八卦的基本符号阳爻

“⚊”和阴爻“⚋”分别是男根和女阴的象征①，而乾卦“☰”和坤卦“☷”也分别是男根和女阴的符号②。郭沫若先生认为“牡”（表示雄性）的右旁“土”在甲骨文中均作“⊥”，是男根的象形，而“牝”（表示雌性）的右旁“匕”，是女阴的象形；“祖”（甲骨文作“且”）、“妣”二字的初文是男根和女阴的象形。“土”、“士”、“社”、“吉”皆为男根之形，而“示”及“礻”旁皆为倒悬之“⊥”，皆与男祖神有关；“宾”、“方”、“母”等字，皆与女妣神有关。③

生殖器崇拜对中国的哲学也产生了深远的影响。如《周易》中乾卦的爻辞“潜龙勿用”、“见龙在田”、“或跃在渊”、“飞龙在天”、“亢龙有悔”，坤卦的爻辞“龙战于野，其血玄黄”，这里如果将龙理解为男根，田、野理解为女阴，亦怡然理顺。《周易·系辞上》说：

> 夫乾，其静也专（按：圆也）④，其动也直，是以大生焉。夫坤，其静也翕（按：闭也），其动也辟（按：开也），是以广生焉。⑤

这里的乾指天，坤指地，而以男根、女阴喻之：乾卦就像男根一般，宁静时缩成一团，兴动时伸直不挠。而坤卦则如女阴，宁静时关门闭户，兴动时则开门张户。周予同先生曾于1927年撰文说，儒家哲学是一种生殖哲学，源于原始宗教的生殖器崇拜，“在儒家，‘孝’是修‘仁’的入门方法。其根本思想，直接出发于生殖哲学，间接出发于生殖器崇拜的原始宗教”⑥。赵国华先生进一步指出，儒家源于男根崇拜，道家源于女阴崇拜⑦。

老子所创的道家理论，也体现了那时人们对女阴崇拜的记忆和留恋。

---

① 参见周予同：《“孝”与“生殖器崇拜”》，《古史辨》（二），上海：上海古籍出版社，1982年影印本，第247页。原载《一般》杂志第三卷第一号，1927年9月5日。

② 参见钱玄同：《答顾颉刚先生书》，《古史辨》（一），上海：上海古籍出版社，1982年影印本，第77页。

③ 参见郭沫若：《甲骨文字研究·释祖妣》，《郭沫若全集（考古编第一卷）》，北京：科学出版社，1982年，第36～47页。

④ 高亨曰：“专借为团。《说文》：‘团，圆也。”参见高亨：《周易大传今注》，济南：齐鲁书社，1979年，第517页。

⑤ 《周易·系辞上》，阮元校刻：《十三经注疏》，北京：中华书局，1980年影印本，第78～79页。

⑥ 周予同：《“孝”与“生殖器崇拜”》，顾颉刚编著：《古史辨》（二），上海：上海古籍出版社，1982年影印本，第249页。

⑦ 参见赵国华：《生殖崇拜文化论》，北京：中国社会科学出版社，1990年，第399页。

《老子·六十一章》曰:“牝常以静胜牡,以静为下。”[1]河上公注:“女所以能屈男,阴胜阳,以〔其〕安静,不先求之也。阴道以安静为谦下。”[2]文中“牝”指女性,“牡”指男性,认为女子虽静而弱,又处下位,但终能胜男子。《老子·六章》则歌颂了女阴的伟大:

谷神不死,是谓玄牝。玄牝之门,是谓天地根。[3]

谷神,指的是“道”。高亨说:“谷神者,道之别名也……谷神者,生养之神。道能生天地养万物,故曰谷神。”[4](按:谷,养也[5])玄牝,指玄妙的女阴(或释作黑色的女阴)[6]。全段是说,“道”像一个生养万物的神灵一样永存不灭,它简直就是一个玄妙的女阴。这个女子阴户般的东西,就是天地万物的根源。老子把自己的最高哲学范畴“道”,比作女子生殖器,可见老子哲学继承了远古的女阴崇拜思想。

性交崇拜者认为女阴具有神奇的魔力,在性交过程中肯定会将神力传递给男方,这些传递来的神力能滋益男身。殷周时期,在巫师的神秘宗教仪式中,性交有时会作为一种通神疗病的巫术活动[7],女巫师通过与男病人性交的方法来帮其治病。汉代女巫师还保留这种做法,据《汉武故事》记载:

霍去病微时(按:卑贱未显达的时候),数自祷神君,乃见(现)其形,自修饰,欲与去病交接(按:性交)。去病不肯,神君亦惭。及去病疾笃,

---

① 《老子·六十一章》,陈鼓应:《老子今注今译》(修订版),北京:商务印书馆,2003年,第293页。

② 《老子道德经河上公章句·谦德第六十一》,王卡点校,北京:中华书局,1993年,第238页。

③ 《老子·六章》,陈鼓应:《老子今注今译》(修订版),北京:商务印书馆,2003年,第98页。

④ 高亨:《老子正诂·六章》,《高亨著作集林》第5卷,北京:清华大学出版社,2004年,第50～51页。

⑤ 《老子道德经河上公章句·成象第六》,王卡点校,北京:中华书局,1993年,第21页。

⑥ 辛战军:“玄,玄妙。谓大道之幽隐不明,微妙难识。牝,母畜生殖器。”(参见辛战军:《老子译注》,北京:中华书局,2008年,第29页)朱熹说:“玄,妙也。牝,是有所受而能生物者也。”(参见黎靖德编:《朱子语类》卷一二五,《老子书》,王星贤点校,北京:中华书局,1986年,第2995页)

⑦ 参见胡孚琛:《魏晋神仙道教——〈抱朴子内篇〉研究》,北京:人民出版社,1989年,第299页。

上（按：指汉武帝）令为祷神君，神君曰："霍将军精气少，寿命不长。吾尝欲以太一精补之，可得延年。霍将军不晓此意，遂见断绝。今疾必死，非可救也。"去病竟死。上乃造神君请术，行之有效，大抵不异容成也。[①]

神君是一位女神，而现形欲与霍去病交接者，实际上乃是自言为神君替身的女巫。女巫说自己能通过交媾，用太一精来补益男人。汉武帝听说，也常与这位女巫交媾，良有效验。

第二节　房中术产生的背景和目的

春秋战国时代，诸子百家蜂起，神仙思想产生。在这种大气候下，在神仙家、道家、医家的共同努力下，在帝王权贵的支持下，在生殖器崇拜思想的启发下，在精气论的武装下，中国古代的房中术终于产生了。房中术的内容大致包括性保健术、秘戏术（性技巧）、优生种子术等，而这些方术的产生和发展有其深刻的社会背景和现实目的。

一、迎合社会淫风的需要

周秦两汉之时，社会上淫风盛行，《列女传》卷七《孽嬖传》记载了周代十四个淫女的故事。这十四个淫女是周幽王之后褒姒、卫宣公夫人宣姜、鲁桓公夫人文姜、鲁庄公夫人哀姜、晋献公夫人骊姬、鲁宣公夫人穆姜、陈女夏姬、齐灵公夫人声姬、齐东郭姬、卫灵公夫人南子、卫伯姬、赵武灵王后吴孟姚、楚考烈王之李后、赵悼襄王之倡后。[②] 这些女人，貌美心邪，淫妒荧惑，是先秦淫风的一个缩影。

在东周列国中，以齐国最为淫乱。春秋时的齐襄公私通同父异母妹妹

---

① 佚名：《汉武故事》，《汉魏六朝笔记小说大观》，王根林等校点，上海：上海古籍出版社，1999年，第169页。

② 参见刘向：《列女传》卷七，《孽嬖传》，《续修四库全书》第515册；王照圆：《列女传补注》，第730～740页。

文姜，文姜嫁鲁国国君鲁桓公，齐襄公乘妹妹回娘家时，兄妹又乱伦起来，被鲁桓公发现。齐襄公索性设计杀了妹婿，而留住文姜。[①] 为了掩人耳目，齐襄公“于是令国中民家长女不得嫁，名曰‘巫儿’。为家主祠，嫁者不利其家。”[②]在齐襄公乱伦行为和错误政策的影响下，齐国淫风愈炽，襄公弟“齐桓公好妇人之色，妻姑姊妹，而国中多淫于骨肉”[③]。战国时，齐国淫风仍盛，在《史记·滑稽列传》中，淳于髡描述了齐国民间的聚众淫乱，以及主人以女眷飨客的现象：

若乃州闾之会，男女杂坐，行酒稽留，六博投壶，相引为曹。握手无罚，目眙（按：直视）不禁，前有堕珥，后有遗簪。髡窃乐此，饮可八斗而醉二参。日暮酒阑，合尊促坐，男女同席，履舄（按：鞋子）交错，杯盘狼藉，堂上烛灭。主人留髡而送客，罗襦襟解，微闻芗（香）泽，当此之时，髡心最欢，能饮一石。[④]

齐国人对男女情色之事，能泰然处之。《孟子·梁惠王下》记载，孟子力劝齐宣王实行仁政，齐宣王当场婉拒道：“寡人有疾，寡人好色。”[⑤]坦承自己好色，实行政治改革有困难。齐国的孟尝君是战国著名四公子之一，手下有一舍人与其老婆私通，有人劝孟尝君说：“为君舍人而内与夫人相爱，亦甚不义矣，君其杀之。”孟尝君却答道：“睹貌而相悦者，人之情也，其错（措）之勿言也。”[⑥]孟尝君认为两情相悦是人之常情，还叫说客放过此事，不要再提此话题。后来竟然还重用那个让其戴绿帽的舍人。

与齐国相比，郑、卫、燕也不遑多让。《汉书·地理志》说，郑国“男女亟（按：频）聚会，故其俗淫”[⑦]“卫地有桑间濮上之阻，男女亦亟聚会，声色生焉。故俗称郑、卫之音”[⑧]，而燕国人“宾客相过，以妇侍宿。嫁取（娶）之夕，

---

① 《史记》卷三二，《齐太公世家》，北京：中华书局，1959 年，第 1483 页。
② 《汉书》卷二八下，《地理志下》，北京：中华书局，1962 年，第 1661 页。
③ 陆贾：《新语·无为》，王利器：《新语校注》，北京：中华书局，1986 年，第 67 页。
④ 《史记》卷一二六，《滑稽列传》，北京：中华书局，1959 年，第 3199 页。
⑤ 《孟子·梁惠王下》，（清）阮元校刻：《十三经注疏》，北京：中华书局，1980 年影印本，第 2676～2677 页。
⑥ 《战国策·齐策三》，何建章：《战国策注释》，北京：中华书局，1990 年，第 365 页。
⑦ 《汉书》卷二八下，《地理志下》，北京：中华书局，1962 年，第 1652 页。
⑧ 《汉书》卷二八下，《地理志下》，北京：中华书局，1962 年，第 1661 页。

男女无别，反以为荣。后稍颇止，然终未改”[1]。三个国家均有聚众淫乱之习俗，燕国人居然还用老婆招待宾客，陪客人过夜。

秦代社会风气亦很淫乱。秦始皇母亲便是一位生活放荡之人，身为太后，趁秦始皇年幼之时，时时私通吕不韦，“始皇帝益壮，太后淫不止。吕不韦恐觉祸及己，乃私求大阴人嫪毐以为舍人”[2]，并将这个有着大阳具的嫪毐进献给太后，以代替自己。太后欣喜若狂，还与嫪毐生下二子，年幼无知的秦始皇竟然还封嫪毐为长信侯。始皇后期开始整饬民风，三十七年（前210年）十月，秦始皇出游，并在会稽山刻石，内容除歌功颂德外，还刻下了禁止淫逸的法令：

饰（饬）省（眚）宣义，有子而嫁，倍（背）死不贞。

防隔内外，禁止淫泆，男女絜（洁）诚。

夫为寄豭（按：公猪），杀之无罪，男秉义程。

妻为逃嫁，子不得母，咸化廉清。

大治濯俗，天下承风，蒙被休经。[3]

大义为：皇帝决心纠正人们的过错，以宣扬道义。夫死弃子而嫁者，为不贞无情。分隔内外，禁止纵欲放荡，男女都应洁身诚实。做丈夫的与别人之妻通奸，杀死无罪，男子须守道德规范。妻子弃夫逃走另嫁她人的，儿子不得认其为母，希望人们都会被清正的风气所感化。必须进行大规模地整治恶俗，使全民沐浴在社会新风之中。

西汉的贵族亦淫乱，汉景帝的儿孙尤甚。江都易王刘非之子刘建，看上了父亲宠爱的美人淖姬，父死尚未入土，刘建便“夜使人迎，与奸服舍中”，竟然在父亲的尸体旁与庶母发生奸情（汉代已废除周代的烝报婚制）。“建又尽与其姊弟奸”，把自己的所有姐姐妹妹都乱伦遍了。[4] 赵王刘彭祖的太子刘丹也非常淫乱，“与其女及同产姊奸”[5]，竟与女儿和胞姐通奸。广川惠王

① 《汉书》卷二八下，《地理志下》，北京：中华书局，1962年，第1657页。

② 《史记》卷八，《吕不韦列传》，北京：中华书局，1959年，第2511页。

③ 《史记》卷六，《秦始皇本纪》，北京：中华书局，1959年，第261页。

④ 《史记》卷五九，《五宗世家》，北京：中华书局，1959年，第2096页。

⑤ 《史记》卷五九，《五宗世家》，《索隐》引《汉书》，北京：中华书局，1962年，第2099页。

刘发也与胞姐通奸。[①] 中山靖王刘胜，“乐酒好内，有子枝属百二十余人”，还大言不惭地说：“王者当日听音乐声色。”[②]

汉代民间也沉醉在声色犬马之中，拜金主义大行其道，《史记·货殖列传》曰：“今夫赵女郑姬，设形容，揳鸣琴，揄长袂，蹑利屣，目挑心招，出不远千里，不择老少者，奔富厚也。”[③]赵郑的美女打扮得花枝招展，弹着琴瑟，舞着长袖，踏着舞鞋，眼挑心勾，出外千里，不择老少，招徕男人，全都钻进钱眼了。

西汉的匡衡上疏元帝说，“今天下俗贪财贱义，好声色，上(尚)侈靡。廉耻之节薄，淫僻之意纵，纲纪失序”，建议皇帝“宜壹旷然大变其俗”，并在疏中提出一套移风易俗的策略。[④] 新莽时，王莽托古改制，根据《周礼》扩编自己的后宫，按周天子120人的编制安排嫔妃，还整日与方士、淑女在后宫研究和实践房中术。

东汉的帝王荒淫未有稍减，襄楷曾在延熹九年，上书汉桓帝，不留情面地说：“今陛下淫女艳妇，极天下之丽，甘肥饮美，单天下之味，奈何欲如黄老乎？”[⑤]可见从春秋到两汉，社会上淫泆之风一直很盛。

性生活是人类生活的必备内容。《礼记·礼运》：“饮食男女，人之大欲存焉。”[⑥]谦谦的儒者也不得不承认，性生活和饮食是人的两个基本欲望。但这两个欲望导致的后果却不一样，饮食能增益生命，色欲却损折天年，马王堆汉墓医书《天下至道谈》说：“贰(按：益也)生者食也，孙(损)生者色也。”[⑦]可见性生活是一把双刃剑，尤其对男人来说，过分地沉溺于色欲，必然伤身。《汉书·艺文志》云：“房中者……乐而有节，则和平寿考。及迷者

---

① 《史记》卷五九，《五宗世家》，《索隐》引《汉书》，北京：中华书局，1962年，第2101页。

② 《史记》卷五九，《五宗世家》，《索隐》引《汉书》，北京：中华书局，1962年，第2099页。

③ 《史记》卷一二九，《货殖列传》，北京：中华书局，1959年，第3271页。

④ 《汉书》卷八一，《匡衡传》，北京：中华书局，1962年，第3333、3334页。

⑤ 《后汉书》卷三〇下，《襄楷传》，北京：中华书局，1965年，第1082～1083页。

⑥ 《礼记·礼运》，阮元校刻：《十三经注疏》，北京：中华书局，1980年影印本，第1422页。

⑦ 周一谋、萧佐桃：《马王堆医书考注》，天津：天津科学技术出版社，1988年，第431页。

弗顾，以生疾而殒性命。”[①]而社会上流行的淫风淫俗，必然会导致沉迷其中者体质下降，甚至罹疾殒命，尤其是那些贵富之人。社会淫风正好为房中术的产生提供了适宜的土壤，房中术与社会上的淫风一拍即合，因为房中术既能保证性生活的量，又能提高性生活的质。房中术的目标之一，就是解决房事伤身这个棘手的问题，房中术是通过提高行房的质量、固精不射、房中导引、服滋补药等方法来实现目标的。

房中家为了迎合社会淫风，非但不主张裁减性交次数，相反还提倡多多御女。房中家认为男人应该与尽量多的女子交合，这样可以采到更多的阴气（女子精气）以益阳。马王堆医书《十问》的第四问有“接阴将众”之句[②]，就是御女“多多益善”意思。汉初丞相张苍擅长房中术，“妻妾以百数，尝孕者不复幸”[③]。妻妾一百多人，都是他的房中试验对象，而且生育过的女子便不再御，可谓深谙房中之道。东汉的青牛道士（封君达）说：

数数易女（按：常常换女）则益多，一夕易十人以上尤佳。常御一女，女精气转弱，不能大益人，亦使女瘦痟也。[④]

青牛道士认为一夜换十女以上尤佳，这样大的养生阵仗，恐怕只有纸醉金迷的贵族才可能实现，无权无势的方士只能口头讲讲而已。但有些方士很会钻营，将房中方术献给帝王将相以邀赏，自己也乘机当一回教练，方士昭君就是这样做的，他陪着王莽“于后宫考验方术，纵淫乐焉”[⑤]。

房中家很得帝王权贵的青睐，汉末的曹操身边就招徕了很多著名方士，其中甘始、左慈、东郭延年等人，都精通房中术，曹操得以时时请教。但当他听说皇甫隆养生有效，寿过百岁时，仍然不禁心动，写信跟皇甫隆索要养生秘方，曹操的《与皇甫隆令》写道：

闻卿年出百岁，而体力不衰，耳目聪明，颜色和悦，此盛事也。所服

---

① 《汉书》卷三〇，《艺文志》，北京：中华书局，1962年，第1779页。

② 参见周一谋、萧佐桃：《马王堆医书考注》，天津：天津科学技术出版社，1988年，第369页。

③ 《史记》卷九六，《张丞相列传》，北京：中华书局，1959年，第2682页。

④ ［日］丹波康赖：《医心方》卷二八，《房内・养阳》引《玉房秘诀》，北京：人民卫生出版社，1955年影印本，第635页。

⑤ 《汉书》卷九九下，《王莽传》，北京：中华书局，1962年，第4180页。

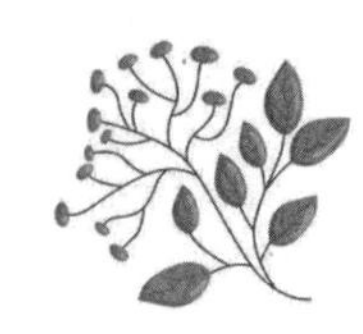

食施行导引，可得闻乎？若有可传，想可密示封内。①

皇甫隆的老师是著名的房中大家封君达，皇甫隆的答辞直接引用了老师的养生语录，说除了要“体欲尝少劳，无过虚，食去肥浓，节酸咸，灭思虑，损喜怒，除驰逐”外，还要“慎房室施写（泻），秋冬闭藏”，果然“武帝（按：曹操谥为魏武帝）行之有效”。② 封君达的房中养生秘诀，就是性生活时少泻精或不泻精，且秋冬时要完全不能泻精。固精不泻是房中术的重要内容，是保证性生活数量的有效方法。

二、创建和谐家庭的需要

周代的婚姻制度以一夫一妻制为主导形式，庶民家庭能较为严格地实行一夫一妻的婚制，但贵族阶层表面上是一夫一妻，实际上于一妻之外，他们还占有很多女子，尤其是帝王诸侯。《周礼·内宰》郑司农注曰：“王之妃百二十人：后一人，夫人三人，嫔九人，世妇二十七人，女御八十一人。”③（按：加上王后，实为 121 人）周代实行媵妾制婚姻，诸侯可以“一聘九女”（按：一娶九女）。虽娶一妻（夫人），但岳家还要把新娘的侄、娣（侄女和妹妹）一齐陪嫁过来。此外，与新娘同姓的另外两个诸侯国也要各随嫁三女，其中一人为媵，另两人为侄娣，算起来是三国九女（见下图）。④ 媵和侄娣的地位略次于正妻（夫人），而不是后世所说的贱妾。周代还有烝报制（转房制、收继制）的婚姻形式，烝是儿子在父亲死后可以合法娶庶母的婚制，报是侄儿娶先伯父或先叔父之妾、弟弟娶寡嫂的婚制。⑤

贵族阶层的一夫多妻制，客观上使家中男主人的房事任务变得非常繁重，男主人有义务将自己有限的性资源相对公平地分配给每位妻妾，因为妻

---

① 曹操：《曹操集》，北京：中华书局，1974 年，第 104 页。

② 曹丕：《典论·论郤俭等事》，严可均校辑：《全上古三代秦汉三国六朝文》之《全三国文》卷八，北京：中华书局，1958 年，第 1096 页。

③ 《周礼·天官冢宰·内宰》郑注引郑司农，阮元校刻：《十三经注疏》，北京：中华书局，1980 年影印本，第 684 页。

④ 《左传·隐公元年》疏引《释例》、《公羊传·隐公元年》何注、《公羊传·庄公十九年》，阮元校刻：《十三经注疏》，北京：中华书局，1980 年影印本，第 1712、2197、2235 页。

⑤ 参见阴法鲁、许树安主编：《中国古代文化史（二）》，北京：北京大学出版社，1991 年，第 89～91 页。

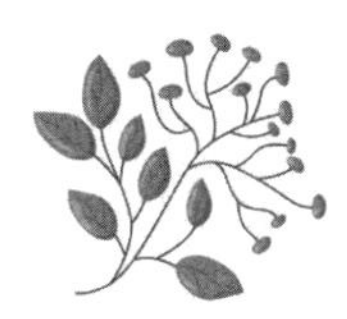

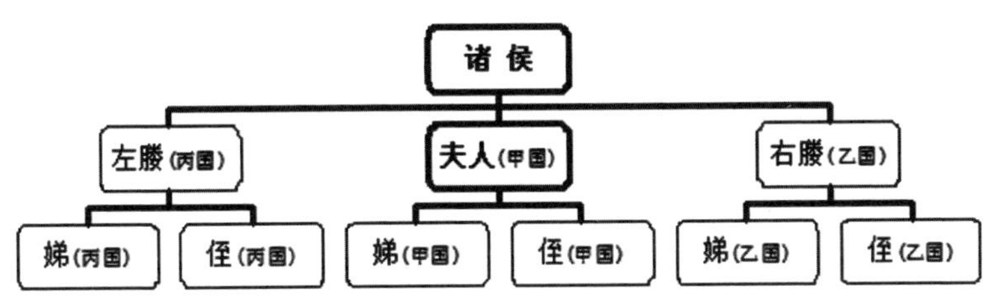

图 19　诸侯“一娶九女”示意图

妾都是合法的配偶。荷兰学者高罗佩先生曾经说过:“在中国,妻妾都有由成文法和习惯法确定的固定地位和法定的个人权力。家长必须尊重这些权力,并履行对女眷的各种责任,不仅要满足她们的性欲,经济合理地赡养她们,而且要在更敏感的方面,注意她们的个人感情、考虑每个人的爱好和怪癖,并理解这些女人之间的关系。如果家长未能克尽其责,就会发生争吵。”①中国古代的家庭婚姻情况确实如此,很多帝王将相之家,妻妾总因为男主人的性资源分配不均而争风吃醋,明争暗斗,甚至闹出人命。鉴于此,官方索性将妻妾侍寝之事也明文规定出来,让大家有章可循。《礼记·内则》曰:“妾虽老,年未满五十,必与(按:参加)五日之御。……妻不在,妾御莫敢当夕。”②郑玄注曰:

> 五十始衰,不能孕也。妾闭房不复出御矣,此御谓侍夜劝息也。五日一御,诸侯制也。诸侯取(娶)九女,侄娣两两而御,则三日也。次两媵,则四日也。次夫人专夜,则五日也。天子十五日乃一御。③

按周代规则,诸侯一娶九女,每晚都有妻妾侍寝,一位夫人加四对媵妾,妻妾每五天轮值一夜。而天子因为有 121 位妻妾,妻妾需要十五日才能转到一轮,即“女御八十一人,当九夕;世妇二十七人,当三夕;九嫔九人,当一

① [荷兰]高罗佩:《中国古代房内考:中国古代的性与社会》,李零等译,上海:上海人民出版社,1990 年,第 151 页。

② 《礼记·内则》,阮元校刻:《十三经注疏》,北京:中华书局,1980 年影印本,第 1468～1469 页。

③ 《礼记·内则》郑注,阮元校刻:《十三经注疏》,北京:中华书局,1980 年影印本,第 1468 页。

夕；三夫人当一夕；后当一夕”[1]。此外，大夫一妻二妾，三日可御遍；士一妻一妾，则二日御遍。“妻不在，妾御莫敢当夕”，是说如果妻在当值之夜缺席(生病、怀孕、哺乳、月经来潮等情况)，任何妾都不能替补，以免滋生不公正现象。妾年五十以上，失去生育能力，则被剥夺侍寝权，而妻不受此年龄限制。

如此频繁的“侍夜劝息”，加之囿于男性生理能力的限制，男主人很难精力充沛地满足妻妾的性需求。为了营造和谐的家庭氛围，人们会想方设法地提高男人有限性资源的利用效率，而房中术正满足了这种社会需求。房中术自诞生之日起，便以提高男子性能力和性技巧为口号，方士开发出房中术，也正是为了迎合贵族阶层，为自己的求进干禄打开方便之门。

早期的房中著作，多以帝王贵族与他们的房中老师问对形式写成，这也反映了贵族阶层对房中术的渴求。1973 年出土的马王堆西汉墓医书《十问》，就是假托黄帝、尧、帝盘庚、禹、王子巧父、齐威王和秦昭王之口，记录他们向老师虚心请教房中术的言辞。其中“禹问于师癸”章说，禹治水十年，体质变差，“四肢不用”，以致后宫大乱，其中禹妻姚后是妻妾当中抗议最激烈的。禹只得向师癸请教壮阳益气之法，师癸教禹“饮湩”(饮乳汁)，以及房中导引之法，禹终能“安姚后，家乃复宁”。[2] 马王堆另一本房中书《天下至道谈》也在文末总结道：

> 娚乐(按：指交合。娚，同“嬲”)之要，务在迟久。句(苟)能迟久，女乃大喜，亲之弟兄，爱之父母。凡能此道者，命(名)曰天士。[3]

在房中术理论中，女人是否兴奋快乐是评估房中养生短期效果的最重要指标。房中著作对女人性兴奋各个阶段的表情、动作、声音、皮肤、分泌液等的变化情况，描写得非常细致，而这些都体现了房中术的一个现实目的，即取悦女人，创建和谐家庭。

---

① 《礼记·内则》孔疏引《九嫔》注，阮元校刻：《十三经注疏》，北京：中华书局，1980 年影印本，第 1469 页。

② 《十问》，周一谋、萧佐桃：《马王堆医书考注》，天津：天津科学技术出版社，1988 年，第 387～388 页。

③ 周一谋、萧佐桃：《马王堆医书考注》，天津：天津科学技术出版社，1988 年，第 440 页。

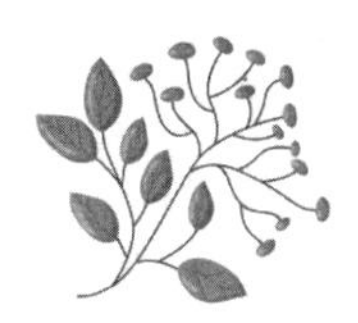

三、繁衍优质后代的需要

人类的性生活有三个主要功能，即联络感情、享乐寻欢和繁衍后代，而中国古代的主流思想尤其重视性生活的繁衍功能。《周易·系辞下》："男女构精，万物化生。"[①]只有男女交媾，人类才能繁衍壮大。《周易·序卦》："有天地然后有万物，有万物然后有男女，有男女然后有夫妇，有夫妇然后有父子，有父子然后有君臣，有君臣然后有上下，有上下然后礼仪有所错（措）。"[②]只有男女结成夫妇，生儿育女，才可能继而产生社会组织和礼仪制度。所以《礼记·郊特牲》说："夫昏（婚）礼，万世之始也。"[③]

周代的宗法制度规定，爵位和家庭财产都由嫡长子来继承，所以生育和培养出优秀的嫡长子是每个贵族家庭的最重要的工作之一。周代已形成很多优生制度，譬如"同姓不婚"制度。《礼记·曲礼》："取（娶）妻不取同姓，故买妾不知其姓则卜之。"[④]对于同姓结婚的弊端，时人也十分清楚，《左传》曰："男女同姓，其生不蕃。"[⑤]子产也说："内官（按：嫔妃）不及同姓，其生不殖。美先尽矣，则相生疾，君子是以恶之。"[⑥]同姓近亲结婚，生出的孩子容易罹患先天性遗传疾病，子孙必定不旺盛。

周代优生的思想，还体现在对婚育年龄的规定上，如《周礼·媒氏》说："令男三十而娶，女二十而嫁。"[⑦]根据现在的研究，男子在25～35岁之间是最佳生育年龄，而30岁时精子质量最高，偏离25～35岁这个年龄段则精子

---

① 《周易·系辞下》，阮元校刻：《十三经注疏》，北京：中华书局，1980年影印本，第88页。

② 《周易·序卦》，阮元校刻：《十三经注疏》，北京：中华书局，1980年影印本，第96页。

③ 《礼记·郊特牲》，阮元校刻：《十三经注疏》，北京：中华书局，1980年影印本，第1456页。

④ 《礼记·曲礼上》，阮元校刻：《十三经注疏》，北京：中华书局，1980年影印本，第1241页。

⑤ 《左传·僖公二十三年》，阮元校刻：《十三经注疏》，北京：中华书局，1980年影印本，第1815页。

⑥ 《左传·昭公元年》，阮元校刻：《十三经注疏》，北京：中华书局，1980年影印本，第2024页。

⑦ 《周礼·地官司徒·媒氏》，阮元校刻：《十三经注疏》，北京：中华书局，1980年影印本，第733页。

质量会越来越差。女子则在23岁已完全发育成熟，24～29岁左右是最佳生育年龄，低于或高于这个年龄段则不利于母婴健康，易生下缺陷儿，易发生难产。[①] 而《周礼》所说男子30岁、女子20岁的结婚年龄，加上受孕准备期和妊娠期，已经很接近最优的生育年龄。《周礼》所定的结婚年龄到汉代时多已不遵行，汉代早婚现象相当普遍，影响了百姓的身体健康，出现"民多夭"的情况。[②]

《素问·上古天真论》对男女身体发育、成长和衰老的过程进行了详细的阐述：

> 女子七岁，肾气盛，齿更发长。二七（按：十四岁）而天癸至，任脉通，太冲脉盛，月事（按：月经）以时下，故有子。三七肾气平均，故真牙生而长极。四七筋骨坚，发长极，身体盛壮。五七阳明脉衰，面始焦，发始堕。六七三阳脉衰于上，面皆焦（憔），发始白。七七任脉虚，太冲脉衰少，天癸竭，地道不通，故形坏而无子也。
>
> 丈夫八岁肾气实，发长齿更。二八肾气盛，天癸至，精气溢泻，阴阳和，故能有子。三八肾气平均，筋骨劲强，故真牙生而长极。四八筋骨隆盛，肌肉满壮。五八肾气衰，发堕齿槁。六八阳气衰竭于上，面焦，发鬓颁白。七八肝气衰，筋不能动。八八天癸竭，精少，肾藏（脏）衰，形体皆极，则齿发去。[③]

认为女子十四岁时月经初潮，便有了生育能力；二十一岁到二十八岁才是成熟期；四十九岁时绝经，丧失生育能力。而男子发育较女子晚，十六岁时始有生育能力，二十四岁到三十二岁为成熟期，四十岁已衰，到五十六岁方"天癸竭，精少"，但仍不至于如女人一般的"形坏而无子"。

周人不但重视婚前的优生，对于房内优生也有了一些认识，如女子来月经期间不必侍寝的制度，以及男子居丧不近女子的规定。后者虽是主要表

① 参见汤仕忠主编：《社区保健》，南京：东南大学出版社，2004年，第87页；李姗泽：《优生学》，重庆：西南师范大学出版社，1997年，第69～70页。

② 参见杨树达：《汉代婚丧礼俗考》，王子今导读，上海：上海古籍出版社，2000年，第19页。

③ 《黄帝经·素问》卷一，《上古天真论》，王冰注，北京：人民卫生出版社，1956年影印本，第8页。

达悼念先人、慎终追远之义，但在某种程度上也有居丧期间，心情悲恸，不利于优生的因素在内。战国时兴起的房中术，在前人种子与房中优生的零星知识基础上，发展出系统的房中优生之术。马王堆汉墓医书的《胎产书》、《汉书·艺文志》房中类的《三家内房有子方》十七卷[①]，都是这一类书。《胎产书》记禹问幼频"埴（殖）人产子"之法，幼频答曰：

> 月朔已去汁□，三日中从之，有子。其一日南（男），其二日女殹（也）。[②]

月朔指月经，汁指经血。句义为：在妇人月经干净后三日内交媾，容易怀孕。经净后一日交可孕男，净后二日交可孕女。汉代《彭祖经》也说："以妇人月事断绝洁净三五日而交，有子。则男聪明才智，老寿高贵；生女清贤，配贵人。"[③]古人认为在月经甫净便行房则易孕，这是个错误的认识，因为女子的排卵时间是下次月经的前十四天，而非经后前三日。

房中术规定了很多房中禁忌，以保证优生，如大风雷电、新沐劳倦、饱食醉酒、大喜大悲、病后产后，皆不可交合。此外，在求子交合时，也有很多讲究，汉代《素女经》曰：

> 求子法：自有常体，清心远虑，安定其衿袍，垂虚斋戒。以妇人月经后三日，夜半之后，鸡鸣之前，嬉戏令女盛动，乃往从之。适其道理，同其快乐，却身施写（泻），勿过远，至麦齿（按：阴道深二寸处）。远则过子门（按：子宫颈），不入子户（按：子宫腔）。若依道术，有子贤良而老寿也。[④]

要求交合前要安定心态，排除杂虑，并斋戒自洁。日期选在经净后三日，时辰选在夜半（子时）之后，鸡鸣之前。交合的前戏要充分，要"令女盛

---

① 《汉书》卷三十，《艺文志》，北京：中华书局，1962年，第1778页。

② 《胎产书》，周一谋、萧佐桃：《马王堆医书考注》，天津：天津科学技术出版社，1988年，第346页。

③ ［日］丹波康赖：《医心方》卷二八，《房内·求子》，北京：人民卫生出版社，1955年影印本，第648页。

④ ［日］丹波康赖：《医心方》卷二八，《房内·求子》，北京：人民卫生出版社，1955年影印本，第648页。括号中注释参见李零：《中国方术考》（修订本），北京：东方出版社，2001年，第423页；沈澍农：《医心方校释》卷二八，《房内·求子》，北京：学苑出版社，2001年，第1743页。

动"(让女人充分兴奋),才可交合。射精的距离也要掌握好。如此则生子贤良而寿长。房中术的种子之法,一直受到民众的追捧。东汉《太平经》(《太平清领书》)初传时,黄老道方士便以"兴国广嗣之术"为名,向皇帝推荐。经过一番曲折,终于得到皇帝的欣赏,并扩大了影响。[①]

房中术自战国时产生,在汉初已有完整的理论体系。马王堆汉墓出土的有关房中术的著作,记载了很多房中理论的原则和方法,为后世房中理论定了调,后世的房中术基本未脱离马王堆医书既定的理论框架。房中理论在西汉形成,说明西汉的房中术很兴盛。西汉初期的丞相张苍,退休后痴迷于房中术,"妻妾以百数,尝孕者不复幸"[②]。房中术者认为生过孩子的女人身上,是不能实践房中术的,不利于养生,所以张苍有是举。西汉末期,王莽在政权行将覆亡之际,仍勤习房中术,"日与方士涿郡昭君等于后宫考验方术,纵淫乐焉"[③]。东汉末期,房中术仍非常盛行,出现了很多房中大家,庐江左慈等方士尤为著名,曹操皆招至身边,众人便跟左慈学起房中术,曹丕《典论》具载此事,说"左慈到,又竞受其补导之术。至寺人严峻,往从问受。阉竖真无事于斯术也,人之逐声,乃至于是"[④]。大家争着去学补导之术(即房中术),连太监严峻都去学了,曹丕感到匪夷所思。东汉末年,张陵、张鲁创建的天师道,则提倡"男女合气"之术,实际是通过集体群交来养生。当时传播地域很广,延续时间也很长,直到北魏道士寇谦之改革道教时,才废除此邪术。

---

① 《后汉书》卷三十下,《襄楷传》,北京:中华书局,1965年,第1081、1085页。

② 《史记》卷九六,《张丞相列传》,北京:中华书局,1959年,第2682页。

③ 《汉书》卷九九下,《王莽传》,北京:中华书局,1962年,第4180页。

④ 曹丕:《典论·论郤俭等事》,严可均校辑:《全上古三代秦汉三国六朝文》之《全三国文》卷八,北京:中华书局,1958年,第1095页。

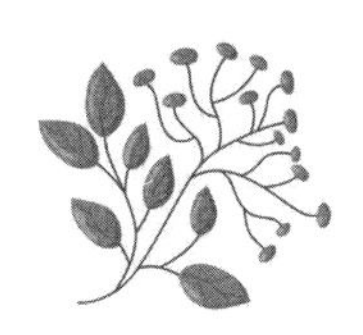

第三节　战国秦汉的房中文献概述

一、马王堆汉墓出土的房中书

现在可见到的战国秦汉房中书籍很少，而马王堆西汉墓出土的几种房中简帛书籍是现存最早的。在马王堆医书中，与房中有关的书有七种，其中《十问》、《合阴阳》和《天下至道谈》三种全讲房中术，而《养生方》、《杂疗方》、《胎产书》和《杂禁方》四种只有一小部分内容涉及房中术。《十问》、《合阴阳》和《天下至道谈》为竹简，《养生方》、《杂疗方》、《胎产书》为帛书，《杂禁方》为木简。

《十问》是十组有关房中术的问答，故帛书整理小组以"十问"作为篇名。这十组问答分别是黄帝问于天师、黄帝问于大成、黄帝问于曹熬、黄帝问于容成、尧问于舜、王子巧父问于彭祖、帝盘庚问于耇老、禹问于师癸、齐威王问于文挚、秦昭王问于王期。这十组问答中的老师，只有容成和彭祖二人被后世公认为是房中界的鼻祖，其他八位在房中界都湮没无闻。其中大成、曹熬、耇老、师癸、王期五人，学界现在仍未研究清楚他们是什么身份。舜是五帝之一，也被塑造成房中大师，向其问道的竟然是尧，尧将女儿娥皇、女英嫁舜，是舜的岳父，岳父向女婿请教"接阴治气之道"（房中术），现在看来似乎有背伦理。天师当是《素问》中的岐伯，岐伯在《素问》中充当黄帝的医学老师，被称为天师。文挚是宋国医生，游医于齐，齐威王问道于他，后为齐湣王所杀，《吕氏春秋·至忠》和《论衡·道虚》载其事。在马王堆医书出土前，人们都把岐伯和文挚当作名医，以医术而非房中术传其名。实际上，汉代以前医生大多精通房中术，汉文帝时的名医淳于意在学医时，其师阳庆传授给他的《接阴阳》禁书就是房中著作。[①]《十问》主要探讨如何顺从天地阴阳四时变化，以做好男性房中养生，如何用房中术结合服食、行气、导引、按摩等综合措施以养男子阳气的问题。每组的篇幅不大，都在200字左右，可见是摘

① 《史记》卷一〇五，《扁鹊仓公列传》，北京：中华书局，1959年，第2796页。

抄拼凑成书，可能是抄自于十种更为古老的房中书。

《合阴阳》出土时与《十问》卷在一起成一卷。《合阴阳》主要谈男女交合的原则和方法，如戏道（交合的步骤）、十动（交合的回合）、十节（交合的体位）、十修（交合的角度、深度和频率）、八动（女子兴奋时的八种动作）、五音（女子兴奋时发出的五种声音）、交合之益、十已之征（男子的十种性快感）等。《合阴阳》所述内容完全从男子为主体的角度来写，描述男子的肢体动作以及所观、所闻和所感。

《天子至道谈》也是讲房中方术和理论的，所载内容与《合阴阳》类似，但篇幅更长一些。主要讨论阴器为何先死（早衰）、三脂（勃起的状态）、固精术、十动（与《合阴阳》"十动"类似）、七损八益（交合的七种所损和八种所益）、十势（相当于《合阴阳》的"十节"）、十修（交合的十个步骤）、八道（交合的角度、深度和频率，相当于《合阴阳》的"十修"）、五音（与《合阴阳》"五音"类似）、八观（相当于《合阴阳》的"八动"）、五征（也称"五欲"，女子的五种性反应）、三至（类似"三脂"）、十已（类似《合阴阳》的"十已之征"）、女性生殖器的十二个部位名称及如何促使女子达到性高潮等问题。

帛书《养生方》共记载 32 篇养生方药，因为缺损较多，可辨者约 100 条。所载方药多用于益气防老、轻身延年，其中有很多涉及房中养生方药，书中还画有女性外阴部位名称图。

帛书《杂疗方》前半部分写增强男女性机能的方法，主要是用药物"内加"男子和"约"女子。"内加"和"约"的含义，周一谋、萧佐桃先生认为"均是激发性欲的方法"①，而李零先生则认为是"分别为使阳具增大和使阴道收敛之媚药"②。"内加"和"约"的用药法既有内服，也有外敷。外敷是用药布摩擦生殖器，或把药物塞入男子尿道口或女子阴内。

帛书《胎产书》主要讲孕子时机、逐月养胎、产后埋胞（产后胎衣的处理和藏埋）、不孕求子、孕期饮食和产后保健，而优生和求子属于传统房中术的范畴。

---

① 周一谋、萧佐桃：《马王堆医书考注》，天津：天津科学技术出版社，1988 年，第 315 页。

② 李零：《中国方术考》（修订本），北京：东方出版社，2001 年，第 399 页。

《杂禁方》主要讨论用巫术治疗疾病，属于古代祝由之术。如以泥涂于门楣治“夫妻相恶”；取两只雌隹（祝鸠）尾，燔烧饮之，可以做媚药勾引人[①]；用雌隹左爪和少女左手指甲制药，敷于身上或衣上，可治“夫妻相去”（使背叛的配偶回心转意）等等。这种媚道，多以女子为主体，亦可归入房中范畴。

二、《汉书·艺文志》房中类书目

《汉书·艺文志》的“方技略”收录有房中书八家：

> 《容成阴道》二十六卷。《务成子阴道》三十六卷。《尧舜阴道》二十三卷。《汤盘庚阴道》二十卷。《天老杂子阴道》二十五卷。《天一阴道》二十四卷。《黄帝三王养阳方》二十卷。《三家内房有子方》十七卷。[②]

以上共 191 卷[③]，都早已亡佚。其中前六书称为“阴道”，即接阴之道，乃房中术之别名。

《容成阴道》应与马王堆医书《十问》中“黄帝问于容成”章一脉相承。容成相传为黄帝时史官，《世本·作篇》说“容成造历”[④]，《吕氏春秋·勿躬》亦曰“容成作厤（历）”[⑤]。容成学富五车，精通占日、占月、占星气、律吕、甲子和算数[⑥]，黄帝尊以为师。《列仙传》有《容成公传》，传曰：

> 容成公者，自称黄帝师，见于周穆王。能善补导之事（按：房中术），取精于玄牝，其要谷神不死，守生养气者也。发白更黑，齿落更生。[⑦]

《列仙传》里的容成公既是黄帝师，又见于周穆王，而从黄帝时代到周穆王时相去数千年，寿命不可能如此之长，所谓“自称黄帝师”，完全是谎话，但

---

① 此句原文为“取两雌隹尾，燔冶，自饮之，微矣”，李零先生认为“微”读作“媚”，今从之。参见李零：《中国方术考》（修订本），北京：东方出版社，2001 年，第 405 页。

② 《汉书》卷三十，《艺文志》，北京：中华书局，1962 年，第 1778 页。

③ 原文说“右房中八家，百八十六卷”，但实际合计数是 191 卷。

④ 茆泮林辑：《世本·作篇》，《世本八种》，上海：商务印书馆，1957 年，第 111 页。

⑤ 《吕氏春秋》卷十七，《审分览·勿躬》，陈奇猷：《吕氏春秋新校释》，上海：上海古籍出版社，2002 年，第 1088 页。

⑥ 参见秦嘉谟：《世本辑补》卷九，《作篇》，《世本八种》，第 356 页。此外，《汉书·艺文志》阴阳家下有“《容成子》十四篇”。

⑦ 刘向：《列仙传》卷上《容成公传》，《道藏》第 5 册，北京：文物出版社、上海书店、天津古籍出版社，1988 年影印本，第 65 页。

这个容成公是精通房中术的。可能擅长房中术的容成公和黄帝时的容成子是两个人，但后世都把他们当作一人了，《十问》中黄帝向容成请教房中术，便是其证。容成是房中术鼻祖之一，其在汉以前便名贯方术界，容成学派枝繁叶茂，东汉末年甘始、左慈(左元放)、泠寿光、东郭延年和封君达(青牛道士)、皇甫隆等方士悉传容成术[①]。

《务成子阴道》为托名之作。务成子，即务成昭，亦作务成跗、巫成柖，相传为尧和舜的老师。《荀子·大略》说："尧学于君畴，舜学于务成昭。"唐代杨倞注引《尸子》亦曰"务成昭之教舜"[②]。汉代刘向《新序·杂事五》："尧学乎尹寿，舜学乎务成跗。"[③]以上是务成子作为舜师之证据。《韩诗外传》："尧学乎务成子附，舜学乎尹寿"，务成子附即务成跗，附、跗二字通假，曰昭曰跗者，石光瑛先生认为"或其人跗字昭名也"[④]，这里务成子又成了尧的老师。务成子既为帝师，后人假托之作便不可免，《汉书·艺文志》小说家类另有托名的《务成子》十一篇[⑤]。马王堆医书《十问》"王子巧父问彭祖"提及了养生成功人士"巫成柖"，即务成昭。[⑥]

《尧舜阴道》，是托名尧舜问答的房中书，内容当与《十问》中的"尧问于舜"章一脉相承。按神仙家说法，尧舜的房中术都是跟务成子学的，但舜学

---

① 《后汉书·方术列传》："甘始、东郭延年、封君达三人者，皆方士也。率能行容成御妇人术，或饮小便，或自倒悬，爱啬精气，不极视大言。甘始、元放、延年皆为操(按：曹操)所录，问其术而行之。"(《后汉书》卷八二下，北京：中华书局，1965年，第2750页)《博物志》引曹丕《典论》："王仲统云：甘始、左元放、东郭延年，行容成御妇人法，并为丞相所录。"(参见张华：《博物志》卷五，《辨方士》，范宁：《博物志校证》，北京：中华书局，1980年，第65页。)《后汉书·方术列传·泠寿光传》："寿光年可百五六十岁，行容成公御妇人法，常屈颈鷮息，须发尽白，而色理如三四十时。"(《后汉书》卷八二下，北京：中华书局，1965年，第2740页)。皇甫隆学于封君达，亦善房中术。

② 《荀子·大略》，王先谦：《荀子集解》卷十九，沈啸寰、王星贤点校，北京：中华书局，1988年，第489页。

③ 刘向：《新序·杂事五》，石光瑛：《新序校释》卷五，陈新整理，北京：中华书局，2001年，第644～645页。

④ 石光瑛：《新序校释》卷五，陈新整理，北京：中华书局，2001年，第644页。

⑤ 《汉书》卷三十，《艺文志》，北京：中华书局，1962年，第1744页。

⑥ 参见周一谋、萧佐桃：《马王堆医书考注》，天津：天津科学技术出版社，1988年，第382页。

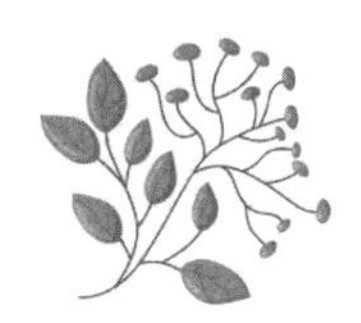

得比尧好，尧复师事舜。

《汤盘庚阴道》，是托名商汤和盘庚之作。汤和盘庚皆是殷商帝王，汤是开国之王，盘庚是第二十代王，二王不可能互为问答，书中很可能是汤和盘庚分别向自己的房中老师请教之问答。汤的老师是伊尹，《新序·杂事五》曰："汤学乎威子伯。"石光瑛先生认为"汤于伊尹之外，未闻别有所师。此威子伯亦伊尹也，威伊声相近"[①]。盘庚的房中术老师是耇老，《十问》有"帝盘庚问于耇老"章，此章内容当与《汤盘庚阴道》中的部分内容有传承关系。

《天老杂子阴道》，是托名天老之作。天老为黄帝师，《列子·黄帝》、《韩诗外传》卷八、《说苑·辨物》有记载其事。梁陶弘景《养性延命录·御女损益》有"天老曰"一段，三百余字，内容主要是种子之时日选择及射精频次。认为交合要"合八星阴阳"，"若欲求子，待女人月经绝后一日、三日、五日，择中王相日，以气生时，夜半之后乃施精。有子皆男，必有寿贤明"。谈射精次数则说："能一月再施精，一岁二十四气施精，皆得寿百二十岁。"[②]《御女损益》篇的这段文字，很可能就是摘抄于《天老杂子阴道》。

《天一阴道》，是托名天一之作，天一即太岁，亦名太阴、阴德。[③]《黄帝三王养阳方》是指黄帝和三王的养阳方。养阳，指男子的性保健。三王的传统说法很多，或指夏禹、商汤、周文王，或指夏禹、商汤、周武王，或指商汤、周文王、周武王等。《三家内房有子方》乃三家求子之方，亦属房中术范畴。

三、《抱朴子·遐览》书目及《医心方·房内》佚文

晋葛洪《抱朴子内篇·遐览》列举了诸多道经，其中属于房中书的，约有八种[④]，即：

《玄女经》、《素女经》、《彭祖经》、《陈赦经》、《子都经》、《张虚经》、

---

① 石光瑛：《新序校释》卷五，陈新整理，北京：中华书局，2001年，第645页。

② 陶弘景：《养性延命录》，《道藏》第18册，北京：文物出版社、上海书店、天津古籍出版社，1988年影印本，第484页。

③ 参见李零：《中国方术考》（修订本），北京：东方出版社，2001年，第384页。

④ 参见李零：《中国方术考》（修订本），北京：东方出版社，2001年，第385页。

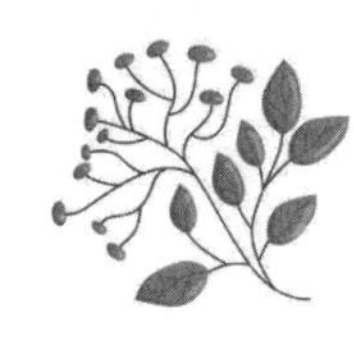

《天门子经》、《容成经》。①

以上八种皆是一卷本②。这八种书中的《素女经》、《玄女经》、《彭祖经》、《子都经》的部分佚文保存在《医心方》一书中，均为汉代著作。《陈赦经》、《张虚经》中的陈赦、张虚不详所指，李零先生认为张虚即玉子，玉子名张震，震、虚二字形近而误。③《天门子经》中的天门子，即《神仙传》中的王纲。《容成经》当为《容成阴道》的传本。

《医心方》是日本人丹波康赖于日本永观二年(984 年)撰成的医书，人民卫生出版社于 1955 年影印出版了日本浅仓屋本(本书引用据此本)。《医心方》卷二八《房内》篇中抄录了中国古代房中书多种，李零先生已将这些零散佚文重新辑佚，附于《中国方术考》一书"附录二"中，大致有《素女经》、《玄女经》、《彭祖经》、《子都经》、《封君达之书》、《玉房秘诀》、《玉房指要》、《洞玄子》数种。④ 其中《玄女经》、《素女经》、《彭祖经》、《子都经》、《封君达之书》是汉代的古房中书⑤，但产生的年代晚于马王堆出土的房中书。《玄女经》是假托黄帝与玄女的对话而写成，《素女经》则是假托黄帝与素女的对话写成，《彭祖经》是假托彭祖与采女的对话写成，《子都经》是假托汉武帝与子都的对话写成。

第四节　房中术中的精气论

房中术是房中家在生活实践的基础上，在精气论的指导下而产生的。在精气论产生之前，人们也会谈及一些有关房中的理论概念，但很不系统。

① 葛洪：《抱朴子内篇·遐览》，王明：《抱朴子内篇校释》(增订本)，北京：中华书局，1986 年，第 333 页。

② 段末有言："凡有不言卷数者，皆一卷也。"

③ 参见李零：《中国方术考》(修订本)，北京：东方出版社，2001 年，第 385 页。

④ 参见李零：《中国方术考》(修订本)，北京：东方出版社，2001 年，第 501～514 页。《封君达之书》书名为李零先生所冠，佚文仅四十余字，内容是提倡多御女对男子养阳尤佳。

⑤ 李零先生认为前三本书的时间上不晚于东汉，因其书名见于《列仙传》，《子都经》亦是汉代作品。参见李零：《中国方术考》(修订本)，北京：东方出版社，2001 年，第 387～388 页。

如《左传·昭公元年》载，晋侯生病求医于秦，秦伯使医和视病，医和诊断后认为晋侯是“淫以生疾”，回复晋侯说：“疾不可为也，是谓近女室，疾如蛊。非鬼非食，惑以丧志。”[①]指出性生活要有节、按时，如果“不节不时”，则足以生“内热惑蛊之疾”，最后只能坐以待毙，良医也束手无策。医和的这一套理论只是昙花一现，没有在后世传承发展起来。战国时期，新产生的精气论很快被引入医学和房中术，于是由精和气两大元素构建的房中养生理论，在战国、秦汉间盛行数百载，并被道教继承下来后，又延续了两千年。下面主要根据马王堆医书和《医心方》中的房中书佚文，来讨论房中理论中的精与气。

一、气与性反应

《老子·五十五章》曰：“（赤子）骨弱筋柔而握固，未知牝牡之合而朘（按：指阴茎）作，精之至也。”[②]小男婴儿筋骨柔弱但拳头紧握，虽然不知男女交合之事，但小生殖器会自动勃起，这是精气充盈的缘故。老子的“精之至”而使阴茎勃起的理论，为后世房中家所继承，并有所发展。

据马王堆医书记载，男人阴茎必须三气齐至，方可行房。有三处谈及此话题：

> 怒（按：指阴茎勃起）而不大者，肤不至也；大而不坚者，筋不至也；坚而不热者，气不至也。三至乃入。（《天下至道谈》）[③]
>
> 怒而不大者，肌不至也；大而不坚者，筋不至也；坚而不热者，气不至也。肌不至而用则痿，气不至而用则避。三者皆至，此胃（谓）三脂（诣）。（《天下至道谈》）[④]

---

① 参见《左传·昭公元年》，阮元校刻：《十三经注疏》，北京：中华书局，1980 年影印本，第 2024 页。“是谓近女室，疾如蛊”句，杨伯峻先生断句为“是谓近女，室疾如蛊”，谓室疾即房劳。参见杨伯峻：《春秋左传注》“昭公元年”，第 1221 页。

② 陈鼓应：《老子今注今译》（修订版），北京：商务印书馆，2003 年，第 274～275 页。朘：指男性生殖器。此字傅奕本及帛书乙本作“朘”，王弼本作“全”，河上公本及多种古本作“峻”。“朘”为本字，“全”、“峻”为通假字。

③ 周一谋、萧佐桃：《马王堆医书考注》，天津：天津科学技术出版社，1988 年，第 436 页。

④ 周一谋、萧佐桃：《马王堆医书考注》，天津：天津科学技术出版社，1988 年，第 417 页。

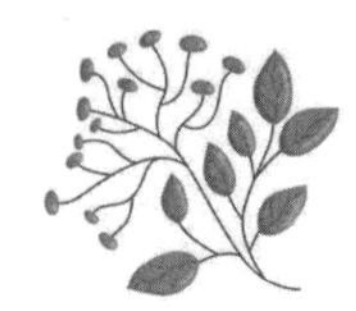

怒而不大者，据（肤）不至〔也；大而不坚者〕，筋不〔至也〕；坚而不热者，气不至也。据（肤）不至〔而用〕则腄（垂），筋不至而用则避，气不至而用则隋（惰），是以圣人必□□之。（《养生方》）[①]

“三至”，也称“三脂”（脂，通“诣”，诣有至义），分别指肌气（一作肤气）、筋气和神气。阴茎虽然勃起，但不够硕大，是肌气未至；大而不坚，是筋气未至；坚而不热，是神气未至。肌气是流注于阴部肌肤之气，筋气是流注于阴部筋骨之气，神气是为阴茎提供热量之气。“三至乃入”，否则必将导致阳痿不举（痿、避、垂、惰）。

《玄女经》在此基础上发展成“四至”：

黄帝曰：何谓四至？

玄女曰：玉茎不怒，和气不至；怒而不大，肌气不至；大而不坚，骨气不至；坚而不热，神气不至。故怒者精之明，大者精之关，坚者精之户，热者精之门。四气至而节之以道，开〈关〉机不妄开，精不洩（泄）矣。[②]

《玄女经》在“三至”的基础上新增一个“和气”，成了“四至”。认为玉茎不怒起，是和气未至的缘故。这个“和气”是启动之气，也是最基本的气，没有和气的启动，肌气、骨气、神气都是奢谈。前面说“三至乃入”是怕留下阳痿不举之后遗症，而《玄女经》“四至”的作用则是防止泄精。因为阴茎达到“大”、“坚”、“热”，可以有效地延缓或阻止早泄，有固守精液之功，自然成为“精之关”、“精之户”、“精之门”。当然还要“节之以道”（恪守交合之道）、“关机不妄开”（射精之枢纽别随便打开），才能达到“精不泄”的目标。

《玄女经》还说：“夫欲交接之道，男泾（经）四至，乃可致女九气。”[③]男女交接（性交）之原则，必须男子达到“四至”了，才能招引出女子的“九气”。那么“九气”是什么呢？原来是女子的性反应特征。《玄女经》载“九气”如下：

黄帝曰：善哉！女之九气，何以知之？

---

① 周一谋、萧佐桃：《马王堆医书考注》，天津：天津科学技术出版社，1988年，第305页。

② ［日］丹波康赖：《医心方》卷二八，《房内·四至》引《玄女经》，北京：人民卫生出版社，1955年影印本，第639页。

③ ［日］丹波康赖：《医心方》卷二八，《房内·四至》引《玄女经》，北京：人民卫生出版社，1955年影印本，第639页。

玄女曰：伺其九气以知之。女人大息而咽唾者，肺气来至；鸣〈呜〉而吮人者，心气来至；抱而持人者，脾气来至；阴门滑泽者，肾气来至；殷勤咋人者，骨气来至；足拘（勾）人者，筋气来至；抚弄玉茎者，血气来至；持弄男乳者，肉气来至。久与交接，弄其实（按：指谷实，即阴蒂）以感其意，九气皆至。有不至者，则容伤（按：受伤）。[①]

这里虽言“九气”，但原文仅列出了八气（肺气、心气、脾气、肾气、骨气、筋气、血气、肉气），脱漏一气。根据中医理论，所脱者当为“肝气”。中医谓肝心脾肺肾为“五脏”，而文中独缺肝，可见是漏了“……者，肝气来至”句，具体内容已不可考。[②] 诸气之名，及女子反应之状，皆契于医理：肺司呼吸，通于咽喉，故肺气至则深呼吸而吞津；心开窍于舌，故心气至则伸舌以亲吻（呜乃吻义）；脾主肌肉，故脾气至则抱男以亲肌肤；肾藏精主水，故肾气至则阴门湿润，阴液流出；齿乃骨之余，故骨气至则齿痒欲啮；足有筋腱，故筋气至则以足揽男；茎怒而血充，故血气至则抚弄玉茎；胸有大肉，故肉气至则持弄男乳。对于男人来说，需要女人“九气皆至”方可行房事，否则男人容易受伤（容为受义）。当然文中也提出了招引九气之法，即“久与交接，弄其实”，延长性生活时间，抚弄其谷实（阴蒂）。

房中理论说，人的性反应是气聚集的表现。男子的“四至”，是气汇集于阴部，反应亦现于局部；女子的“九气”，是气虽汇集于阴部，但反应现于全身。“四至”限于血气，“九气”却牵连五脏，所以女子的性反应较男子强烈。男子之气有四，女子之气有九，其数多于男子，主要是因为房中术的研究和实践者绝大多数是男性，九气之征皆从男性视角而描述，较为形象细致，而对于女性自身的感受则绝字未提。

二、精的施泻

房中理论指出，人身中气的精华部分，组成精气，精气为气态，凝结成熟即变成液态之精。《十问》载：

---

① ［日］丹波康赖：《医心方》卷二八，《房内·九气》引《玄女经》，北京：人民卫生出版社，1955年影印本，第639页。

② 依文例，据“肝开窍于目”的理论，笔者姑且妄补为“目乱睛迷者，肝气来至”。

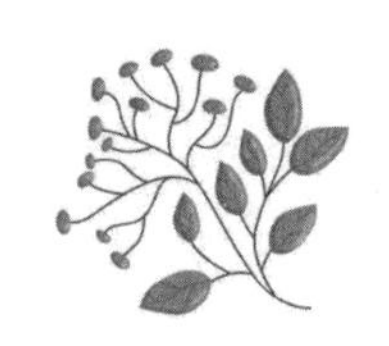

王子巧父问彭祖曰:“人气何是(实)为精虖(乎)?”

彭祖合(答)曰:“人气莫如竣(朘)精。竣(朘)气宛(菀)闭,百脉生疾;竣(朘)气不成,不能繁生。故寿尽在竣(朘)。”①

王子巧父(即王子乔,周灵王太子)问彭祖:“人的气是靠什么充实才成为精的呢?”彭祖说:“人的气没有什么比朘精(男阴之精,即精液)更重要了。朘气如果郁闭不通,全身经脉就会生病;朘气如果不成熟,不能转化成朘精,就不能繁衍子孙了。所以寿命的长短全看对男根的保养程度。”精液是人体之气经历多种程序方才凝集而成的,所以房中家对精液相当重视。汉代《子都经》说:“夫阴阳之道,精液为珍。即能爱之,性命可保。”②珍惜朘精,行房时闭精少泄,也自然成了房中养生理论中最重要的原则。

惜精的思想盖源于老子。《老子·五十九章》:“治人事天,莫若啬。”③治人谓治理国家,事天谓养护身体,这二者都强调一个“啬”。啬即爱惜之义,“爱惜民财,爱惜精气”,才是“深根固柢,长生久视之道”。④ 老子的这种爱惜精气思想并非只停留在书面上,老子本人也同时躬行自己的理论,《列仙传》记载老子“好养精气,贵接而不施”⑤,说他擅长养精气,很重视性生活,但不射精。

老子惜精不泄的思想,为后世所继承。《庄子·刻意》引野语:“众人重利,廉士重名,贤士尚志,圣人贵精。”⑥这段话是当时的“野语”,即俗语、俚语,说明“贵精”的观念已经很流行,人们对此已经形成共识。《素问·上古

① 周一谋、萧佐桃:《马王堆医书考注》,天津:天津科学技术出版社,1988年,第381页。

② [日]丹波康赖:《医心方》卷二八,《房内·治伤》引《子都经》,北京:人民卫生出版社,1955年影印本,第646页。

③ 《老子·五十九章》,陈鼓应:《老子今注今译》(修订版),北京:商务印书馆,2003年,第288页。

④ 参见陈鼓应:《老子今注今译》(修订版),北京:商务印书馆,2003年,第288页;《老子道德经河上公章句》,王卡点校,北京:中华书局,1993年,第230~232页。

⑤ 刘向:《列仙传》卷上《老子传》,《道藏》第5册,北京:文物出版社、上海书店、天津古籍出版社,1988年影印本,第65页。

⑥ 《庄子·刻意》,郭庆藩:《庄子集释》,王孝鱼点校,北京:中华书局,1961年,第546页。

天真论》赞扬上古之人善于养生，而今时之人做得不行，“以欲竭其精，以耗散其真，不知持满”[①]。纵情色欲，耗竭精气和真元，不知道保持精气的充盈，所以不能终其百岁天年，只会“半百而衰”。

马王堆医书记载了详细的“十动”理论。所谓“十动”，指性生活过程中，男子每进出十个来回为一“动”，每一“动”之后休息一下。目的是防止射精，认为如果能坚持下来，养生效果很好。《合阴阳》曰：

> 十动：始十，次廿、卅、卌（四十）、五〔十〕、六十、七十、八十、九十、百，出入而毋决（泻）。一动毋决（泻），耳目葱（聪）明，再而音声〔章〕（彰），三而皮革光，四而脊胁强，五而尻脾（髀）方（壮），六而水道行，七而至坚以强，八而奏（腠）理光，九而通神明，十而为身常。此胃（谓）十动。[②]

这种理论当时似乎很流行，因为马王堆另外两本书《十问》和《天下至道谈》中也载有相同的内容。“十动”功效很多，从聪耳明目到改善音质，从皮肤美容到强壮肌肉，从通水道到通神明。《天下至道谈》甚至说“瞳（踵）以玉闭，可以壹迁（仙）”[③]，玉即玉茎（阴茎），认为注意闭精勿泻，即合乎仙道了。

性生活时不泻精，古人亦称之为“还精”。《素女经》曰：“能动而不施者，所谓还精。还精补益，生道乃者（著）。”[④]古人为了不泻精，还配合采用还精补脑之术。这项技术很神秘，都是师徒口耳相传，不著之于书。晋葛洪曾评论过此事：

> 房中之法十余家，或以补救伤损，或以攻治众病，或以采阴益阳，或以增年延寿。其大要在于还精补脑之一事耳。此法乃真人口口相传，

---

① 《黄帝内经素问》卷一，《上古天真论》，王冰注，北京：人民卫生出版社，1956年影印本，第7页。

② 周一谋、萧佐桃：《马王堆医书考注》，天津：天津科学技术出版社，1988年，第401～402页。

③ 周一谋、萧佐桃：《马王堆医书考注》，天津：天津科学技术出版社，1988年，第419页。

④ ［日］丹波康赖：《医心方》卷二八，《房内·至理》引《玉房指要》，北京：人民卫生出版社，1955年影印本，第634页。按，《玉房指要》此录自《素女经》。

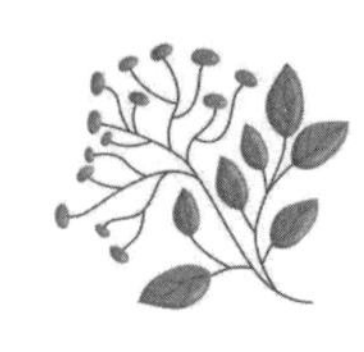

本不书也。虽服名药，而复不知此要，亦不得长生也。[①]

在葛洪心目中，补精还脑是房中术中最高深的技术，也是绝密级的技术。《医心方》所引《仙经》之文，可窥见还精补脑术之一斑：

> 《仙经》曰：还精补脑之道，交接精大动欲出者，急以左手中央两指却抑阴囊后大孔前，壮事抑之，长吐气，并啄齿数十过，勿闭气也。便施其精，精亦不得出，但从玉茎复还，上入脑中也。此法仙人吕相授，皆饮血为盟，不得妄传，身受其殃。[②]

说白了，就是在将要射精之际，按住会阴穴（在阴囊后肛门前），以压迫输精管，使精液逆流精囊，并用导气之法，意想其升入脑中。中医理论指出，肾藏精，且主骨生髓，精足则髓生。而脑为髓之海，但脑不生髓，须仰仗肾精的供应。所以房中家以为肾精不能流出，即使到了中途也不能浪费，亟宜还精以补脑。这种“还精补脑”的理论，有学者认为可能源于老子的思想，《老子·四十章》说：“反（返）者道之动。”[③]还精之术出现较早，还精用以补脑的思想，在现存的汉代文献中却未找到，但可以肯定，还精补脑思想最迟在三国时已深入人心了。曹植于太和年间所作的《飞龙篇》诗曰：

> 晨游太（泰）山，云雾窈窕。忽逢二童，颜色鲜好。
> 乘彼白鹿，手翳芝草。我知真人，长跪问道。
> 西登玉堂，金楼复道。授我仙药，神皇所造。
> 教我服食，还精补脑。寿同金石，永世难老。[④]

想象仙人教他服食和还精补脑术后，自己便能“寿同金石”，永世难老了。但实践证明，还精补脑之术，是有不少副作用（也不可能升到脑），为医家所诟病，后世逐渐将此术转移运用于内丹术之中。

闭精不泻是以牺牲快乐为前提的，但房中家认为值得，《彭祖经》曰：

---

① 葛洪：《抱朴子内篇·释滞》，王明：《抱朴子内篇校释》（增订本），北京：中华书局，1986年，第150页。

② ［日］丹波康赖：《医心方》卷二八，《房内·还精》引《玉房指要》，北京：人民卫生出版社，1955年影印本，第643页。按，《玉房指要》此录自《仙经》。

③ 郝勤：《阴阳·房事·双修——中国传统两性养生文化》，成都：四川人民出版社，1993年，第97页。

④ 赵幼文：《曹植集校注》，北京：人民文学出版社，1984年，第397～398页。

采女问曰："交接以写(泻)精为乐，今闭而不写(泻)，将何以为乐乎?"

彭祖答曰："夫精出则身体怠倦，耳苦嘈嘈，目苦欲眠，喉咽干枯，骨节解(懈)堕。虽复暂快，终于不乐也。若乃动不写(泻)，气力有余，身体能便，耳目聪明。虽自抑静，意爱更重，恒若不足，何以不乐耶?"①

当然，房中家也知道"精盈必泻"的生理规律，所以也做出一些通融。《天下至道谈》说：

凡彼治身，务在积精。精赢(嬴)必舍(泻)，精夬(缺)必布(补)。布(补)舍(泻)之时，精夬(缺)为之。②

认为调养身体，必须致力于积蓄精气。精盈必泻，但精缺必补，何时补泻，要看本人精气盈亏的状况。汉代道士刘京则明确提出泻精的具体方案：

春天三日壹施精，夏及秋当一月再施精，冬当闭精勿施。夫天道，冬藏其阳，人能法之，故得长生。冬一施，当春百。③

这显然是受了"春生夏长，秋收冬藏"之自然观影响，春天情发而精足，可三日一泻；夏秋两季则一月两次，冬天则闭精勿泻。

按时行房的生活原则，也深刻地影响了儒家，董仲舒《春秋繁露·循天之道》曰：

天地之气，不致盛满，不交阴阳。是故君子甚爱气而游于房(按：同房)，以体天也。……君子治身不敢违天，是故新牡(按：青年男子)十日而一游于房，中年者倍新牡，始衰者倍中年，中衰者倍始衰，大衰者以月当新牡之日(按：指十月一御)。而上与天地同节矣，此其大略也。然而要皆期于(按，合于)不极盛不相遇。④

---

① ［日］丹波康赖：《医心方》卷二八，《房内·还精》引《玉房秘诀》，北京：人民卫生出版社，1955年影印本，第643页。

② 周一谋、萧佐桃：《马王堆医书考注》，天津：天津科学技术出版社，1988年，第418页。

③ ［日］丹波康赖：《医心方》卷二八，《房内·施泻》引《养生指要》，北京：人民卫生出版社，1955年影印本，第644页。

④ (汉)董仲舒：《春秋繁露》，苏舆：《春秋繁露义证》，钟哲点校，北京：中华书局，1992年，第451～452页。

这里讲的是天人同一，人与天一样，行房时也要待身中精气盛满才能行房，要合于“不极盛不相遇”的原则。随着年龄的增加，人的精气渐衰，所以行房的间隔时间亦随之延长。对于行房的季节禁忌问题，董仲舒说“疏春而旷夏，涸秋而睽冬”①，意即行房次数春季要稀疏，夏季要尽量独卧，秋季要闭精，而冬季则要男女隔离，与房中家的原则大同小异。

因为“精液为珍”，所以房中家认为正常的遗精也是一种病。他们认为睡梦中的遗精，不是与真人交合，乃鬼魅所为。鬼魅目的是要盗走生人的精气。《彭祖经》曰：

> 采女云：“何以有鬼交之病？”
>
> 彭祖曰：“由于阴阳不交，情欲深重，即鬼魅假像，与之交通（按：性交）。与之交通之道，其有胜自于人。久交则迷惑，讳而隐之不肯告，以为佳。故至独死而莫之知也。若得此病，治之法：但令女与男交，而男勿写（泻）精，昼夜勿息，用〈困〉者不过七日必愈。若身体疲劳，不能独御者，但深按勿动，亦善也。不治之，煞（杀）人不过数年也。”②

认为鬼交的原因是长时间没有性生活，情欲深重，生理需求无处释放，所以梦与鬼魅性交，而且鬼魅的性交技术胜于活人，所以尤为害人。治疗的方法，就是与活人过性生活，让鬼魅无机可乘，且昼夜勿息，又不可泻精，如此七日必愈。

既然房中家口口声声讲闭精之妙，那么禁欲是不是更好呢？这种想法肯定会遭到房中家大加鞭挞的。因为房中术就是要通过性生活来养生延年的，而禁欲不交正与房中术的宗旨背道而驰。《素女经》说：

> 黄帝问素女曰：“今欲长不交接，为之奈何？”
>
> 素女曰：“不可。天地有开阖，阴阳有施化，人法阴阳随四时。今欲不交接，神气不宣布，阴阳闭隔，何以自补？练气数行，去故纳新，以自

---

① 杨慎：《升庵全集》卷四八，“董子论养生”条，万有文库本，上海：商务印书馆，1937年，第526页。按此十字，今本《春秋繁露》仅存“疏春而旷夏”五字。

② ［日］丹波康赖：《医心方》卷二八，《房内・断鬼交》引《玉房秘诀》，北京：人民卫生出版社，1955年影印本，第651页。按：《玉房秘诀》此引自《彭祖经》。

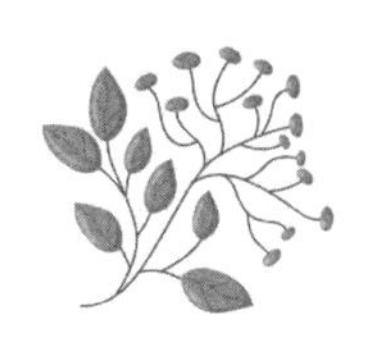

助也。玉茎不动，则辟死其舍。所以常行，以当导引也。”①

认为性生活可以令神气宣布，去故纳新，还可以当作导引之术。

房中家的理论，鼓励了纵欲主义。汉代淫风盛行，纵欲主义与之一拍即合，两汉四百余年间，纵欲主义大行其道。东汉以后，淫风稍减，但禁欲仍不被提倡。葛洪《抱朴子》说：“人复不可都绝阴阳，阴阳不交，则坐致壅阏之病。故幽闭怨旷，多病而不寿也。任情肆意，又损年命。惟有得其节宣之和，可以不损。”②葛洪既反对禁欲，也反对纵欲，而提倡节欲。认为禁欲不交，能致壅阏之病，因为那些幽闭怨旷的单身人士大都多病而不寿，但是纵欲也不行，只有节宣适当，才能不损身体。这种节欲的观点，一直为后世养生家和医家所奉行。

三、采阴补阳和采阳补阴

中国古代的房中术，主要是从道家理论中发展起来的，而道家则遥承了远古的女阴崇拜思想。房中家发展了老子的理论，认为女阴的运化如此神妙，能孕育创造出生命，蕴含无穷的原始自然力，那么女人体内的精气对男人一定有滋补作用，男人可借以强身健体，这大概是采阴补阳术产生的思想渊源。所谓采阴补阳，就是通过采集女人的精气以滋补男人的方法(阴指女性，阳指男性)。采阴补阳是房中术中的核心内容之一，而采阴的具体工作主要由阴茎承担。

在房中家的心目中，男人的阴茎就是一个小精灵，有生命，会呼吸，能吃饭，主人必须随时予以呵护，并提供物质营养。《十问》中借尧和舜的问对，表述了此观点：

> 尧曰：“人有九缴(窍)十二节，皆设而居，何故而阴与人具(俱)生而身先去?”
>
> 舜曰：“饮食弗以，谋虑弗使，讳其名而匿其體(体)，亓(其)使甚多，而无宽礼(按：指使用频繁而不宽缓)。故兴(与)身俱生而先身死。”

---

① ［日］丹波康赖：《医心方》卷二八，《房内·至理》引《玉房指要》，北京：人民卫生出版社，1955年影印本，第634页。按，《玉房指要》此录自《素女经》。

② 葛洪：《抱朴子内篇·释滞》，王明：《抱朴子内篇校释》(增订本)，北京：中华书局，1986年，第150页。

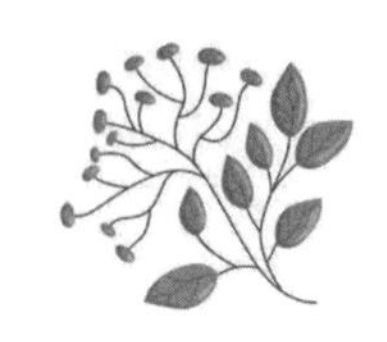

尧曰:“治之奈何?”

舜曰:“必爱而喜之,教而谋之,饮而食之,使其题頯(顇)坚强而缓事之。必盬(按:吸也)之而勿予,必乐矣而勿写(泻)。材将积,气将褚(蓄),行年百岁,贤于往者。”①

舜在这里被塑造成房中大师,他认为阴茎之所以与其他器官一起诞生却过早死去(指老年时的阳痿),是因为主人在吃好东西时想不到它,脑力劳动时也不派遣它,还讳言其名,幽禁其体,频频遣其从事繁重的体力劳动(指性生活),缺乏宽恤,毫无恩礼,故先身而死。若要防止它过早衰亡,主人必须改善其待遇,要怜惜喜欢它,教诲保养它,美食款待它。要想其变得强健就必须让其舒缓有节地从事体力劳动,必须让它吸饮女人的阴精,而不要妄施自己的精气。主人不管怎样快乐也不要让自己的精液排泄,那么主人的体质便会增强,精气将蓄积,能活到百岁,胜于以往。

房中家所说的采阴补阳,主要就是把阴茎送入女体,吸食对方精气。房中家认为女人与男人一样,也有精气,而且其生命力更为强大。《十问》“黄帝问于曹熬”章说,男人吸收了女人精气后,“虚者可使充盈,壮者可使久荣,老者可使长生”②。女人的精气也会凝集成精液,女人的精液就是兴奋时阴道流出的分泌液。《素女经》说,女人兴奋时“阴液滑者,精已泄也”③,可见阴液就是女人的精液。

因为女人的精液在兴奋时才流出,所以房中家尤其重视女人情欲的调动和性高潮问题。行房之前,必须先来一番“戏道”(性生活前的准备过程),《合阴阳》对此描述甚详,大概是先从握手开始,然后沿手臂,依次摩肩、胸、乳、腹、阴。这个时候,“虽欲勿为,作相呴相抱,以次(恣)戏道”④,即使情欲

① 周一谋、萧佐桃:《马王堆医书考注》,天津:天津科学技术出版社,1988年,第379~380页。

② 周一谋、萧佐桃:《马王堆医书考注》,天津:天津科学技术出版社,1988年,第372页。

③ [日]丹波康赖:《医心方》卷二八,《房内·十动》引《素女经》,北京:人民卫生出版社,1955年影印本,第639页。

④ 周一谋、萧佐桃:《马王堆医书考注》,天津:天津科学技术出版社,1988年,第398页。

亢奋，仍要有所克制，可以接吻和拥抱，让准备过程做得充分一些。要等女人出现“五欲”的征兆，方可开始交合。原文载“五欲”之征曰：

一曰气上面埶（热），徐呴；二曰乳坚鼻汗，徐抱；三曰舌溥（薄）而滑，徐屯；四曰下汐（液）股湿，徐操；五曰嗌干咽唾，徐撼（撼）。此胃（谓）五欲之征。征备乃上，上揕（按：刺）而勿内，以致其气。气至，深内而上撅之，以抒其热。因复下反之，毋使其气歇，而女乃大竭。然后热（执）十动，接十莭（节），杂十脩（修）。接刑（形）已没，遂气宗门，乃观八动，听五音，察十已之征。[①]

五欲皆备，方可交合，这时只宜浅刺，以候女子九气的到来。九气来至后，方可深入。然后配合“十动”（每十个回合休息一下）的策略、“十节”（十种动作）的姿势、“十修”的动作，还要细心观察女人肢体的“八动”（接手、伸肘、直踵、侧勾、上勾、交股、平踊、振动）来判断女人的感受和需求，细心倾听女人发出的“五音”（瘛息、喘息、累汎、吙、齧）以知其心，出现“十已之征”时就要结束交合了。

采阴补阳术，除了吸取女人的阴液外，唾液和乳汁也是采补的对象。女人的阴液、唾液和乳汁被房中家称为“三峰大药”。唾液，养生家亦称之为玉泉、玉浆、玉泉浆、玉液、醴泉、唾精、天浆，认为是肾精所化。《素问·宣明五气篇》：

五藏（脏）化液：心为汗，肺为涕，肝为泪，脾为涎，肾为唾。是谓五液。[②]

清高世栻说：“化液者，水谷入口，津液各走其道。五藏（脏）受水谷之精，淖注于外窍，化而为液也。”[③]五液是由“五藏”的水谷之精溢于外窍所成，那肾精为什么偏偏溢于舌下呢？明李时珍说：“人舌下有四窍：两窍通心

① 周一谋、萧佐桃：《马王堆医书考注》，天津：天津科学技术出版社，1988年，第399页。

② 《黄帝内经素问》卷七，《宣明五气篇》，王冰注，北京：人民卫生出版社，1956年影印本，第7页。

③ 高世栻：《黄帝素问直解》卷三，《宣明五气篇》，《续修四库全书》第982册，上海：上海古籍出版社，1995年影印本，第78页。

气，两窍通肾液。心气入舌为神水，肾液流入舌下为灵液。道家谓之金浆玉醴。”[①]因为这个道理，所以养生家重视唾液，平时尽量不唾，以免损精气，即便分泌出来，也要吞下去。根据房中术记载，男人在交合时，不但要吞咽自己的唾液，还要吸走女子口中唾液，《素女经》所谓“采其溢精，取液丁〈于〉口”[②]也，而吸女口津的方法是通过接吻。

乳汁也是采阴补阳的对象。中医认为乳汁乃精血所化，未孕时则下为月经，既孕则留着养胎，已产则变白为乳汁。[③] 乳汁在生育繁衍过程中，有如此神力，自然得到养生家重视。《十问》载，大禹治好水患后，身体便垮下去，四肢痿软，后宫大乱，妻妾埋怨，于是向师癸请教良策。师癸教以房中养生之道，“禹于是饮湩，以安后姚，家乃复宁”[④]。师癸教禹的主要方法就是“饮湩”，“湩”即乳汁[⑤]。据《史记·张丞相列传》载：“（张）苍之免相后，老，口中无齿，食乳，女子为乳母……苍年百有余岁而卒。”[⑥]张苍深谙房中采补之术，靠饮人乳维持晚年生活，竟活了一百多岁。当然人乳较难获取，所以养生家多用牛羊乳代之，马王堆医书美其名曰“走兽泉英”，《十问》载大成教黄帝养生美容之方，认为应当经常“饮走兽泉英”，这样便“可以却老复壮，曼泽有光”[⑦]。

战国、秦汉是个淫风盛行的社会。在房事上，女人并不全是被动地屈服男人，甘心被男人掠夺精气的。相反，很多女人深谙房中之道，有些女人甚至成了房中术宗师，素女、玄女、采女、西王母等人都是后人津津乐道的养生

---

① 李时珍：《本草纲目》卷五二，《人部·口津唾》，刘衡如校点，北京：人民卫生出版社，1982年，第2957页。

② ［日］丹波康赖：《医心方》卷二八，《房内·五志》引《玉房秘诀》，北京：人民卫生出版社，1955年影印本，第637页。

③ 参见李时珍：《本草纲目》卷五二，《人部·乳汁》，刘衡如校点，北京：人民卫生出版社，1982年，第2950页。

④ 周一谋、萧佐桃：《马王堆医书考注》，天津：天津科学技术出版社，1988年，第388页。

⑤ 《穆天子传》卷四郭璞注：“湩，乳也，今江南人亦呼乳为湩。”王贻梁、陈建敏选：《穆天子传汇校集释》，上海：华东师范大学出版社，1994年，第214页。

⑥ 《史记》卷九六，《张丞相列传》，北京：中华书局，1959年，第2682页。

⑦ 参见周一谋、萧佐桃：《马王堆医书考注》，天津：天津科学技术出版社，1988年，第369页。

大家，她们都是在这一时期被塑造起来的女仙。相传素女和玄女是黄帝的房中老师，《素女经》、《玄女经》就是以二女和黄帝问答的形成写成，在素女和玄女面前，黄帝就像一个一无所知、勤学好问的小学生。《彭祖经》则是以采女和彭祖问答的形式写成。西王母亦被颂为房中养生高手，《玉房秘诀》说“西王母是养阴得道之者也”①。

《列仙传》记载一名卖酒的妇女，叫女丸②，巧遇一仙人来店中。仙人无资，于是“以素书五卷为质”，赊酒以饮。女丸“开视其书，乃养性交接之术”也，遂把书偷偷抄下来，然后开始实践书中内容，“更设房室，纳诸年少，饮美酒，与止宿，行文书之法。如此三十年，颜色更如二十时”③。这本“素书”，李零先生认为就是《素女经》。④

马王堆医书虽然没有出现“采阴”、“采阳”这两个词，但已经有这方面的相关叙述。采补术，后世亦称为采战术，称性伴侣为“敌”、“敌人”，提醒人们行房如上阵打仗，必须小心翼翼，随时提防被对方反采，偷鸡不成蚀把米。《彭祖经》告诫养生男士，“夫男子欲得大益者，得不知道之女为善”⑤，与不懂采阳之道的女子交合，才比较保险。在采战术中，男被女采损害尤大。

---

① ［日］丹波康赖：《医心方》卷二八，《房内·养阴》引《玉房秘诀》，北京：人民卫生出版社，1955 年影印本，第 636 页。

② 原作“女丸”，但不少著作引作“女几”。李零先生认为“丸”是“几”之误。参见李零：《东汉魏晋南北朝房中经典流派考（上）》，《中国方术续考》，第 352 页。原载《中国文化》1997 年第 Z1 期。

③ 刘向：《列仙传》卷下《女丸传》，《道藏》第 5 册，北京：文物出版社、上海书店、天津古籍出版社，1988 年影印本，第 75 页。

④ 参见李零：《中国方术考》，北京：东方出版社，2001 年，第 387 页。笔者对李零先生的说法持保留意见，古以“素书”冠名之书很多，如葛洪《神仙传》中“素书”一词四见：如卷四《墨子传》说一仙人授墨子“素书朱英丸方、道灵教戒五行变化，凡二十五卷”这里是服食书；卷七《严青传》说一仙人传授严青仙术时，“乃以一卷素书与之，令以净器盛之，置高处，兼教青服石脑法”，这里似乎也是服食书；卷八《河上公传》说，汉文帝见河上公，“河上公即授素书老子道德章句二卷”；卷十《李根传》说一女子伺刘根出门后，“窥视根素书一卷，读之，得根自说其学道经疏云。以汉元封中学道于某甲，时年计根已七百余年也。”（《影印文渊阁四库全书》第 1059 册）此外，今存本《素书》一卷，旧题汉黄石公（张良老师）撰，宋张商英注，《四库全书·子部·兵家类》、《道藏·太清部》及汉魏丛书均有收录。

⑤ ［日］丹波康赖：《医心方》卷二八，《房内·养阴》引《玉房秘诀》，北京：人民卫生出版社，1955 年影印本，第 636 页。

《玉房秘诀》说“西王母是养阴得道之者也，一与男交而男立损病，女颜色光泽，不著脂粉……王母无夫，好与童男交”[①]。西王母被描述成专吸童男之精的采阳魔女。

根据房中理论，女人同样可以采阳补阴，通过吸取男人的阳气（指男人精气）来增强自己的体质。《合阴阳》说，夜里男子精气强盛，清晨女之精气蓄积，选择在此时交合，则可以“吾精以养女精”（以男精滋养女精）[②]，对双方都有好处，可以“发闭通塞，中府受输而盈”（使经脉通畅，脏腑精气充盈）。《玉房秘诀》说：

> 若知养阴之道，使二气和合，则化为男子。若不为〔男〕子，转成津液，流入百脉，以阳养阴，百病消除，颜色悦泽，肌好，延年不老，常如少童。审得其道，常与男子交，可以绝谷九日而不知饥也。[③]

后世对采阳补阴的作用大加渲染，说女子采阳补阴后所达到的最高境界是变性为男子，而且能除病、美容和延年，还可有助于辟谷。

本章小结

房中术是研究男女性生活与养生关系的一门方术，而以房中术作为养生手段的流派即为房中派。具有中国特色的房中术，其文化渊源可以追溯到原始社会的生殖器崇拜。在那民智未开、生命极为脆弱的时代，人们敬畏女性，崇拜女性神秘的生育功能，尤其是那个能产生生命、繁衍部落的女阴。随着母系氏族社会的结束和父系氏族社会的来临，人们又在女阴崇拜的基础上产生了男根崇拜。原始宗教的生殖器崇拜痕迹深刻地留在我们可见到的出土文物、文字符号和古代哲学中，儒家和道家哲学都受到生殖器崇拜的

---

① ［日］丹波康赖：《医心方》卷二八，《房内·养阴》引《玉房秘诀》，北京：人民卫生出版社，1955年影印本，第636页。

② 周一谋、萧佐桃：《马王堆医书考注》，天津：天津科学技术出版社，1988年，第407页。

③ ［日］丹波康赖：《医心方》卷二八，《房内·养阳》引《玉房秘诀》“彭祖曰”条，北京：人民卫生出版社，1955年影印本，第635页。

影响,《老子》一书体现了那时人们对女阴崇拜的记忆和留恋。人们崇拜女阴,认为女阴具有神奇的魔力,继而产生了与女人性交可以补益男精的观念,这便成了房中采补理论的文化渊源。

性生活具有享乐寻欢、联络感情和繁衍后代三种主要功能,而房中术作为性生活理论和实践的升华,其产生有着深刻的社会背景和现实目的,具有迎合社会淫风、创建和谐家庭和繁衍优质后代的目的和功能。周秦、两汉之时,社会上淫风盛行,从帝王贵族到民间百姓,淫乱成风,过分地沉溺于色欲,必然伤身。而房中术通过提高行房的质量、固精不射、房中导引、服滋补药等方法来迎合和助长社会淫风,在某种程度上,房中术是社会淫风的产物。周代婚姻制度名义上是一夫一妻制,但贵族实际是一夫多妻,一夫多妻制使家庭中男主人的房事任务变得非常繁重,但他们仍然要不遗余力地将有限的性资源分配给妻妾,以保证家庭和谐。在这种情况下,以提高男子性能力和性技巧为主要内容的房中术,正好迎合了贵族阶层的实际需求。房中术还把优生种子技术纳入其理论体系中,规定了很多房中禁忌,以保证优生,如大风雷电、新沐劳倦、饱食醉酒、大喜大悲、病后产后,皆不可合阴阳,必须择定日期与时辰,以宁静无虞的心态,在充分前戏的基础上,掌握好房事的动作、节奏、时间和射精的要点,才能生出贤良长寿之子。

房中术兴起于战国时代,是神仙家、道家、医家和贵族官僚共同合作开发的方术。房中术是贵族养生术,受到贵族的垂青,因此发展很快。《汉书·艺文志》中方技略分为医经、经方、神仙、房中四类,而房中有八家著作,规模可观,而这些书都已经亡佚。现在能看到的较早的房中书籍,是1973年从马王堆西汉墓出土的七种房中简帛书籍,其中《十问》、《合阴阳》和《天下至道谈》三种全讲房中术,而《养生方》、《杂疗方》、《胎产书》和《杂禁方》四种中仅有一小部分内容涉及房中术。晋葛洪《抱朴子·遐览》列举了诸多道经书目,其中有几种是汉代房中书。日本人丹波康赖于日本永观二年(984年)所撰的《医心方》中保存了中国古代许多房中书的佚文,这些书有《素女经》、《玄女经》、《彭祖经》、《子都经》、《封君达之书》、《玉房秘诀》、《玉房指要》、《洞玄子》数种(前五种为汉代出世)。这些佚文中的房中养生思想,是对马王堆房中书的继承和发展。

房中术在构建其理论系统时,吸收了很多当时流行的哲学理论,而精气论是房中术最主要的理论。房中术说男女的性反应皆是气的运动,男子阴茎勃起需三气齐至,方可行房,否则易致阳痿。而女子则有“九气”,是根据女子的性反应来判断的,交合时男女双方必须都达到“气至”的程度,才有益于身体。精气论指出,人体由气构成,而气为气态,凝结成熟后始变成液态之精。因此房中家尤其重视惜精,想方设法固精不射,而且还提出还精补脑之法,将待射的精液通过意念引导到大脑中。房中术除了固精以节流,还能采补以开源。采补包括采阴补阳和采阳补阴。房中家认为女人的阴液、唾液、乳汁是“三峰大药”,可以滋补男人。男人通过与女人行房,用阴茎吸收女人阴液,通过接吻吸收女人唾液。相反,擅长房中术的女人也可以采阳补阴,这对男人身体的伤害很大。

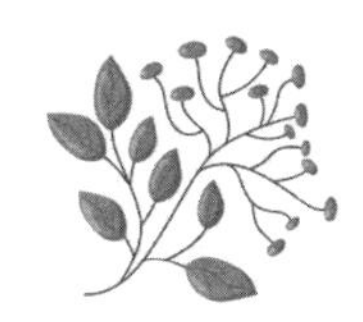

第八章

结　　语

健康长寿是永恒的话题，为了健康长寿所进行的养生活动，历史悠久，源远流长。原始先民已经会烤火以暖体，熟食以爽口，舞蹈以消肿，巢居以避湿。这些虽都是具有积极意义的养生保健行为，但不属于真正意义上的养生，因为养生是以保养身心、防病健体、益寿延年为目的的保健活动，是主观意识控制的实践活动。人们在头脑中产生养生思想，并开始自觉地、系统地进行养生活动，则要晚得多。

殷商时期，养生保健思想已经开始萌芽。殷商是个尊神重鬼的王朝，认为疾病是上帝、天神、地祇和人鬼这些神灵降祸所致。殷人在疾病问题上，基本都仰仗神灵，他们既会在患病后向祖先神报告病情、询问预后、祭祀禳病，也会祈请神灵护佑自己不病，或旧病不复发，或病不致死。而后者恰恰反映了殷人的素朴养生保健思想。

周代虽已进入医药初创时期，但由于医药资源的稀缺，加之神灵崇拜观念的根深蒂固，所以周人认为神灵在疾病的发生发展过程中仍发挥重要作用。人们不但向神灵祷病求愈，还向神灵祈求长寿。而在周人心目中，控制寿命长短的神祇主要是祖先，因而周代盛行向祖先神祈寿之风。从武王时代开始，贵族便在祭祀仪式中举行祈寿祝嘏活动，他们将祈寿的祝嘏辞铭刻于青铜祭器或生活用器上，这种风气一直持续到战国时期。周人的祷病和祈寿活动，反映了周代的疾病观和生命观，而这种神灵主义的疾病观和生命观发展到战国时，衍生出另一种生命观——神仙思想。

神仙思想是传统神灵崇拜思想的升华，是宗教观念和时代环境相结合的产物。人们在长期的祈寿祝嘏过程中，逐渐产生了肉身不死的观念，而春秋战国之际的社会动荡和困苦，使人们产生了逍遥物外、避开现世的动机，于是在神仙方士和一些流行作品的宣传引导下，在战国中晚期，人们终于形成了神仙思想。人们认为世上有长生不死的神仙，神仙居于海中仙岛之上，食金饮玉，自在逍遥。战国时的齐威王、齐宣王和燕昭王，以及后来的秦始皇、汉武帝都花费了很大精力去寻觅神仙，求取仙药，但一无所得。轰轰烈烈的寻仙活动虽然失败，但在长期寻仙觅药过程中，神仙家队伍不断壮大，神仙思想在全社会得到了普及和推广，人们想通过主观努力来延年益寿的期望和信念得到了加强。战国、秦汉之时，神仙家不断探索成仙之术，服食、服金、炼丹、行气、辟谷、房中等养生诸术应运而生，并形成了服食、静修、导引、房中四大方术流派。从神仙方士到隐士儒生，从诸侯将相到平民百姓，都热衷于修炼养生方术，中国的传统养生活动从此蓬勃兴起。

服食派的养生方术可细分为寻仙术、服药术、炼金术（黄白术）和炼丹术（外丹术）四种。此派最早是在诸侯帝王的资助下，入海寻仙，求取仙药。失败后转而在周围的大山中寻找人间的仙药，并在服食药物的过程中，逐渐将服食的对象从植物和动物药转移到玉石上。服食家还利用冶金工艺和药物学成就，将金银玉石加工成易于服用的剂型，通过不断选择，最后使以丹砂为主要药料的炼丹术诞生和发展起来。

静修派养生方术，主要包括行气术、辟谷术和守一术。战国时的精气论为行气术奠定了理论基础，战国《行气玉铭》，秦的《却谷食气》，汉代的出土医书《十问》和《引书》，代表了彼时行气术的发展水平。辟谷术通过不食五谷、食气服药以求长生。东汉以前，辟谷术还局限于少数人在练习，东汉中后期，越来越多的人开始练习此术。守一术为意念养神之法，是通过存思，使形神相亲合一的养生术，始于《老子》，发展于《庄子》。东汉中晚期的《太平经》则大大丰富了守一术的理论和实践。

导引派养生方术，主要是导引术。导引术源于原始舞蹈。在导引的发展史上，巫师、方士、医家都发挥了重要作用。战国、秦汉的导引术式经历了一个由简到繁，再由繁返简的过程，模仿禽兽动作的仿生导引（禽戏）是在原始社会鸟兽舞的基础上改编而来。导引术不但用于养生防病，在医生的疗病过程中，也被广泛应用，并且对于施术者的自身素质和受术者的适应症都有严格要求。

房中派养生方术，主要包括性保健术和优生种子术。房中术的文化渊源可以追溯到原始社会的生殖器崇拜，而房中术的产生和发展是性生活的享乐寻欢、联络感情和繁衍后代三种功能的升华，是迎合社会淫风、创建和谐家庭和繁衍优质后代的产物。房中术兴起于战国时代，是神仙家、道家、医家和贵族官僚共同合作开发的方术，并以精气论为主要哲学基础。

古代的养生活动，不仅与医学相关，还与宗教、哲学、政治、文化、习俗、科技等密不可分。在医学方面，医生是养生思想和养生实践的重要参与者，服食药物、导引术、房中术都被纳入医学内容，服食药物促进了中药品种的开发，求仙服食史也影响了中药发展的进程。在宗教方面，中国古代的神灵崇拜、生殖器崇拜、神仙思想都是养生行为的思想渊源：神灵崇拜催生出神仙思想，而神仙思想成为养生活动的引擎。远古的生殖器崇拜，不但对中国传统文化产生了巨大影响，对房中术也有很大影响。诸多养生术被东汉兴起的道教收编，成为道教活动的重要内容。在哲学方面，阴阳五行学说、精气论是对养生术影响最大的古代哲学，二者共同构筑了古代养生术的理论框架。此外，道、儒、释哲学都在不同时期对养生理论有所增益。在政治方面，以秦始皇、汉武帝为代表的帝王，为求金丹大药和长寿永生，组织方士大规模地寻求仙药，并重用方士、道士和巫师。这些活动对当时的政治都产生了深刻的影响。方士通过向帝王权贵传授推广房中术，也加速了贵族的堕落，间接影响了政治。在文化习俗方面，统治阶级的骄奢淫逸和社会上盛行的淫风，为房中养生术的产生创造了条件，而古代的拜金主义，也为黄白术的发展增添了动能。在科技方面，中国古代养生家孜孜研究的炼丹术，是古代化学的杰出成就，也是世界制药化学的先驱。

行文至此，本书的研究似可告一段落，但还有很多问题值得进一步深思和发掘。譬如先秦两汉的饮食与养生问题、起居与养生问题、情绪与养生问题、气候与养生问题、儒家与养生问题、性别与养生问题、社会各阶层养生的异同等，这些课题有待于进一步逐一探讨与落实。

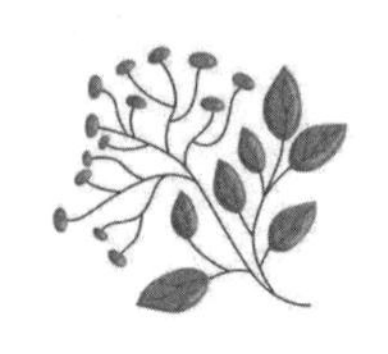

参考文献

一、古 籍

(一)经 部

(汉)董仲舒:《春秋繁露》;苏舆:《春秋繁露义证》,钟哲点校,北京:中华书局,1992 年。

(汉)韩婴:《韩诗外传》,四部丛刊初编本,上海:商务印书馆,1926 年影印本。

(汉)孔安国传,(唐)孔颖达疏:《尚书正义》,(清)阮元校刻:《十三经注疏》,北京:中华书局,1980 年影印本。

(汉)刘熙撰,(清)毕沅疏证,(清)王先谦补:《释名疏证补》,上海:上海古籍出版社,1984 年影印本。

(汉)毛亨传,(汉)郑玄笺,(唐)孔颖达疏:《毛诗正义》,(清)阮元校刻:《十三经注疏》,北京:中华书局,1980 年影印本。

(汉)许慎:《说文解字》,北京:中华书局,1963 年影印本。

(汉)赵岐注,(宋)孙奭疏:《孟子注疏》;(清)阮元校刻:《十三经注疏》,北京:中华书局,1980 年影印本。

(汉)郑玄注,(唐)贾公彦疏:《仪礼注疏》,(清)阮元校刻:《十三经注疏》,北京:中华书局,1980 年影印本。

(汉)郑玄注,(唐)贾公彦疏:《周礼注疏》,(清)阮元校刻:《十三经注疏》,北京:中华书局,1980 年影印本。

(汉)郑玄注,(唐)孔颖达疏:《礼记正义》,(清)阮元校刻:《十三经注疏》,北京:中华书局,1980年影印本。

(晋)杜预注,(唐)孔颖达疏:《春秋左传正义》,(清)阮元校刻:《十三经注疏》,北京:中华书局,1980年影印本。

(晋)郭璞注,(宋)邢昺疏:《尔雅注疏》,(清)阮元校刻:《十三经注疏》,北京:中华书局,1980年影印本。

(梁)顾野王撰,(宋)陈彭年等重修:《宋本玉篇》,北京:中国书店,1983年影印本。

(明)方以智:《通雅》,影印文渊阁《四库全书》第857册,台北:台湾商务印书馆,1983年影印本。

(清)段玉裁:《说文解字注》,上海:上海古籍出版社,1988年影印本。

(清)孙诒让:《周礼正义》,王文锦、陈玉霞点校,北京:中华书局,1987年。

(宋)朱熹:《诗集传》,北京:中华书局,1958年。

(宋)朱熹:《诗序辨说》,《续修四库全书》第56册,上海:上海古籍出版社,1995年影印本。

(唐)慧琳:《一切经音义》,徐时仪校注:《一切经音义三种校本合刊》,上海:上海古籍出版社,2008年。

(魏)何晏集解,(宋)邢昺疏:《论语注疏》,(清)阮元校刻:《十三经注疏》,北京:中华书局,1980年影印本。

(魏)王弼注,(唐)孔颖达疏:《周易正义》,(清)阮元校刻:《十三经注疏》,北京:中华书局,1980年影印本。

程俊英、蒋见元:《诗经注析》,北京:中华书局,1991年。

高亨:《周易大传今注》,济南:齐鲁书社,1979年。

顾颉刚、刘起釪:《尚书校释译论》,北京:中华书局,2005年。

杨伯峻:《春秋左传注》(第2版),北京:中华书局,1990年。

周振甫:《诗经译注》,北京:中华书局,2002年。

(二)史　部

(汉)班固:《汉书》,北京:中华书局,1962年。

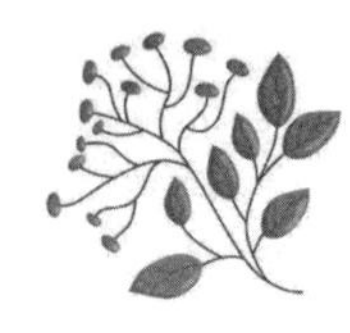

(汉)司马迁:《史记》,北京:中华书局,1959年。

(汉)宋衷注,(清)秦嘉谟等辑:《世本八种》,上海:商务印书馆,1957年。

(汉)荀悦:《前汉纪》,四部丛刊初编本,上海:商务印书馆,1919年影印本。

(晋)皇甫谧:《帝王世纪》,宋翔凤集校,《续修四库全书》第301册,上海:上海古籍出版社,1995年影印本。

(南朝宋)范晔:《后汉书》,北京:中华书局,1965年。

(清)钱大昭:《汉书辨疑》,《续修四库全书》第267册,上海:上海古籍出版社,1995年影印本。

(清)沈钦韩:《汉书疏证》,《续修四库全书》第266册,上海:上海古籍出版社,1995年影印本。

(清)王先谦撰:《汉书补注》,《续修四库全书》第268～269册,上海:上海古籍出版社,1995年影印本。

(清)永瑢等:《四库全书总目・子部》,影印文渊阁《四库全书》第3册,台北:台湾商务印书馆,1983年。

(宋)欧阳修、(宋)宋祁:《新唐书》,北京:中华书局,1975年。

(宋)司马光:《资治通鉴》,北京:中华书局,1956年。

(宋)郑樵:《通志》,北京:中华书局,1987年影印本。

(唐)李林甫等:《唐六典》,陈仲夫点校,北京:中华书局,1992年。

(唐)魏征等:《隋书》,北京:中华书局,1973年。

何建章:《战国策注释》,北京:中华书局,1990年。

黄怀信:《逸周书校补注译》(修订本),西安:三秦出版社,2006年。

刘俊文编纂:《中国基本古籍库》(网络数据库),北京:北京爱如生数字化技术研究中心,2006年。

徐元诰:《国语集解》,王树民、沈长云点校,北京:中华书局,2002年。

(三)子　部

(北魏)贾思勰:《齐民要术》,丛书集成初编本,长沙:商务印书馆,1939年。

(汉)桓宽撰,王利器校注:《盐铁论校注》,北京:中华书局,1992年。

(汉)桓谭撰,(清)严可均辑:《新论》,上海:上海人民出版社,1977年。

(汉)刘向:《列仙传》,《道藏》第5册,北京:文物出版社、上海书店、天津古籍出版社,1988年影印本。

(汉)刘向:《说苑》,向宗鲁校证:《说苑校证》,北京:中华书局,1987年。

(汉)刘向:《新序》,石光瑛:《新序校释》卷五,陈新整理,北京:中华书局,2001年。

(汉)刘向撰,(清)王照圆校:《列仙传校正》,郝氏遗书本。

(汉)陆贾撰,王利器校注:《新语校注》,北京:中华书局,1986年。

(汉)王充撰,黄晖校释:《论衡校释》,北京:中华书局,1990年。

(汉)魏伯阳:《周易参同契》,朱熹:《周易参同契考异》,丛书集成初编本,长沙:商务印书馆,1937年。

(汉)张机著,王叔和集,林亿等编:《金匮要略方论》,北京:人民卫生出版社,1956年影印本。

晋)葛洪:《抱朴子内篇》,王明:《抱朴子内篇校释》(增订本),北京:中华书局,1986年。

(晋)葛洪:《神仙传》,影印文渊阁《四库全书》第1059册,台北:台湾商务印书馆,1983年影印本。

(晋)皇甫谧:《针灸甲乙经》,北京:人民卫生出版社,1956年影印本。

(晋)张华撰,范宁校证:《博物志校证》,北京:中华书局,1980年。

(梁)陶弘景:《养性延命录》,《道藏》第18册,北京:文物出版社、上海书店、天津古籍出版社,1988年影印本。

(梁)陶弘景编,尚志钧、尚元胜辑校:《本草经集注》,北京:人民卫生出版社,1994年。

(明)李时珍:《本草纲目》,刘衡如校点,北京:人民卫生出版社,1982年。

(明)李贤:《明一统志》,影印文渊阁《四库全书》第472册,台北:台湾商务印书馆,1983年影印本。

(明)缪希雍:《神农本草经疏》,郑金生校注,北京:中医古籍出版社,2002年。

(明)王九思等:《难经集注》,四部丛刊初编本,上海:商务印书馆,1919年影印本。

(明)王世贞:《列仙全传》,胡道静等主编:《藏外道书》第31册,成都:巴蜀书社,1994年。

(南朝宋)刘义庆撰,张万起、刘尚慈译注:《世说新语译注》,北京:中华书局,1998年。

(清)高世栻:《黄帝素问直解》,《续修四库全书》第982册,上海:上海古籍出版社,1995年影印本。

(清)郝懿行:《山海经笺疏》,《续修四库全书》第1264册,上海:上海古籍出版社,1995年影印本。

(清)孙星衍、(清)孙冯翼辑:《神农本草经》,丛书集成初编本,长沙:商务印书馆,1937年。

(清)王先谦:《荀子集解》,沈啸寰、王星贤点校,北京:中华书局,1988年。

(清)朱广业纂辑:《罗浮山志会编》,胡道静等主编:《藏外道书》第19册,成都:巴蜀书社,1992年。

(宋)李昉等:《太平御览》,北京:中华书局,1960年影印本。

(宋)唐慎微:《重修政和经史证类备用本草》,北京:人民卫生出版社,1957年影印本。

(宋)王应麟:《困学纪闻》,翁元圻等注,栾保群等校点,上海:上海古籍出版社,2008年。

(宋)俞琰:《周易参同契发挥》,《道藏》第20册,北京:文物出版社、上海书店、天津古籍出版社,1988年影印本。

(宋)张君房编:《云笈七签》,李永晟点校,北京:中华书局,2003年。

(唐)梅彪:《石药尔雅》,丛书集成初编本,长沙:商务印书馆,1937年。

(唐)欧阳询:《艺文类聚》(新1版),汪绍楹校,上海:上海古籍出版社,1982年。

(唐)司马承祯:《天隐子》,丛书集成初编本,上海:商务印书馆,1937年。

(五代)彭晓:《周易参同契分章通真义》,《道藏》第20册,北京:文物出

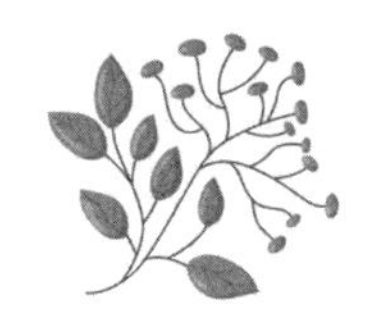

版社、上海书店、天津古籍出版社,1988 年影印本。

(元)赵道一:《历世真仙体道通鉴》,张继禹主编:《中华道藏》第 47 册,北京:华夏出版社,2004 年。

(日)丹波康赖:《医心方》,北京:人民卫生出版社,1955 年影印本。

《黄帝九鼎神丹经诀》,《道藏》第 18 册,北京:文物出版社、上海书店、天津古籍出版社,1988 年影印本。

《黄帝内经素问》,(唐)王冰注,北京:人民卫生出版社,1956 年影印本。

《灵枢经》,北京:人民卫生出版社,1956 年影印本。

《三十六水法》,《道藏》第 19 册,北京:文物出版社、上海书店、天津古籍出版社,1988 年影印本。

曹础基:《庄子浅注》(修订本),北京:中华书局,2000 年。

陈鼓应:《老子今注今译》(修订版),北京:商务印书馆,2003 年。

陈鼓应:《庄子今注今译》(修订本),北京:商务印书馆,2007 年。

陈奇猷:《韩非子新校注》,上海:上海古籍出版社,2000 年。

陈奇猷:《吕氏春秋新校释》,上海:上海古籍出版社,2002 年。

丁晏辑:《淮南万毕术》,《续修四库全书》子部第 1121 册,上海:上海古籍出版社,1995 年影印本。

高亨:《老子正诂》,《高亨著作集林》第 5 卷,北京:清华大学出版社,2004 年。

郭霭春:《黄帝内经素问校注语译》(第 2 版),天津:天津科学技术出版社,1999 年。

郭庆藩:《庄子集释》,王孝鱼点校,北京:中华书局,1961 年。

何宁:《淮南子集释》,北京:中华书局,1998 年。

河上公:《老子道德经河上公章句》,王卡点校,北京:中华书局,1993 年。

黄怀信:《鹖冠子汇校集注》,北京:中华书局,2004 年。

黎靖德编:《朱子语类》,王星贤点校,北京:中华书局,1986 年。

黎翔凤:《管子校注》,梁运华整理,北京:中华书局,2004 年。

马继兴主编:《神农本草经辑注》,北京:人民卫生出版社,1995 年。

茆泮林辑:《淮南万毕术》,丛书集成初编本,长沙:商务印书馆,

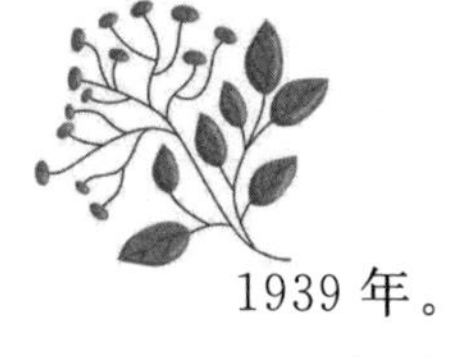

1939年。

缪启愉:《齐民要术校释》,北京:中国农业出版社,1998年。

饶尚宽译注:《老子》,北京:中华书局,2006年。

上海古籍出版社编:《汉魏六朝笔记小说大观》,王根林等校点,上海:上海古籍出版社,1999年。

沈澍农:《医心方校释》,北京:学苑出版社,2001年。

孙冯翼辑:《淮南万毕术》,丛书集成初编本,长沙:商务印书馆,1939年。

孙诒让:《墨子闲诂》,孙启治点校,北京:中华书局,2001年。

王利器:《文子疏义》,北京:中华书局,2000年。

王明编:《太平经合校》,北京:中华书局,1960年。

王庆其主编:《内经选读》,北京:中国中医药出版社,2003年。

王贻梁、陈建敏选:《穆天子传汇校集释》,上海:华东师范大学出版社,1994年。

无名氏:《周易参同契注》,《道藏》第20册,北京:文物出版社、上海书店、天津古籍出版社,1988年影印本。

辛战军:《老子译注》,北京:中华书局,2008年。

杨伯峻:《列子集释》,北京:中华书局,1979年。

袁珂:《山海经全译》,贵阳:贵州人民出版社,1991年。

袁珂:《山海经校注》(增补修订版),成都:巴蜀书社,1993年。

周国林:《神仙传全译》,贵阳:贵州人民出版社,1998年。

(四)集　部

(汉)曹操:《曹操集》,北京:中华书局,1974年。

(汉)王逸章句,(宋)洪兴祖补注:《楚辞补注》,白化文等点校,北京:中华书局,1983年。

(晋)嵇康:《嵇中散集》,四部丛刊初编本,上海:商务印书馆,1919年影印本。

(梁)萧统编,(唐)李善等注:《六臣注文选》,北京:中华书局,1987影印本。

(梁)萧统编,(唐)李善注:《文选》,北京:中华书局,1977年影印本。

(明)杨慎:《升庵全集》,万有文库本,上海:商务印书馆,1937年。

(清)王夫之:《楚辞通释》,上海:上海人民出版社,1975年。

(清)严可均校辑:《全上古三代秦汉三国六朝文》,北京:中华书局,1958年。

(宋)郭茂倩编:《乐府诗集》,北京:中华书局,1979年。

(宋)李昉等编:《文苑英华》,北京:中华书局,1966年影印本。

(宋)朱熹:《楚辞集注》,上海:上海古籍出版社,1979年。

(魏)曹植著,赵幼文校注:《曹植集校注》,北京:人民文学出版社,1984年。

逯钦立辑校:《先秦汉魏晋南北朝诗》,北京:中华书局,1983年。

二、著　作

(一)出土史料与研究

(日)岛邦男:《殷墟卜辞研究》,濮茅左、顾伟良译,上海:上海古籍出版社,2006年。

长沙马王堆医书研究会编:《马王堆医书研究专刊》(第2辑),长沙:湖南中医学院,1981年。

陈梦家:《殷墟卜辞综述》,北京:中华书局,1988年。

陈伟:《包山楚简初探》,武汉:武汉大学出版社,1996年。

甘肃省博物馆、武威县文化馆:《武威汉代医简》,北京:文物出版社,1975年。

高大伦:《张家山汉简〈引书〉研究》,成都:巴蜀书社,1995年。

广州市文物管理委员会、中国社会科学院考古研究所、广东省博物馆:《西汉南越王墓》,北京:文物出版社,1991年。

郭沫若:《金文丛考》,北京:人民出版社,1954年。

郭沫若主编:《甲骨文合集》,北京:中华书局,1978—1983年。

河南省文物考古研究所:《新蔡葛陵楚墓》,郑州:大象出版社,2003年。

胡厚宣:《甲骨学商史论丛初集》,成都:齐鲁大学国学研究所,1944年。

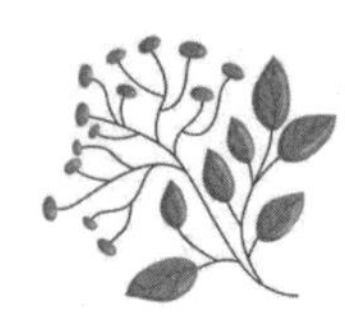

胡厚宣主编:《甲骨文合集释文》,北京:中国社会科学出版社,1999 年。

湖北省荆沙铁路考古队:《包山楚简》,北京:文物出版社,1991 年。

湖北省荆州市周梁玉桥遗址博物馆编:《关沮秦汉墓简牍》,北京:中华书局,2001 年。

湖北省文物考古研究所、北京大学中文系编:《望山楚简》,北京:中华书局,1995 年。

李均明、何双全编:《散见简牍合辑》,北京:文物出版社,1990 年。

刘鹗:《铁云藏龟》,《续修四库全书》第 906 册,上海:上海古籍出版社,1995 年影印本。

刘雨、卢岩编:《近出殷周金文集录》,北京:中华书局,2002 年。

刘雨、严志斌编著:《近出殷周金文集录二编》,北京:中华书局,2010 年。

刘钊:《郭店楚简校释》,福州:福建人民出版社,2005 年。

刘志基、臧克和、王文耀主编:《金文今译类检(殷商西周卷)》,南宁:广西教育出版社,2003 年。

运环:《出土文献与楚史研究》,北京:商务印书馆,2011 年。

马承源主编:《商周青铜器铭文选》第 3 卷,北京:文物出版社,1988 年。

马承源主编:《商周青铜器铭文选》第 4 卷,北京:文物出版社,1990 年。

马继兴:《出土亡佚古医籍研究》,北京:中医古籍出版社,2005 年。

马继兴:《马王堆古医书考释》,长沙:湖南科学技术出版社,1992 年。

马王堆汉墓帛书整理小组编:《导引图》,北京:文物出版社,1979 年。

马王堆汉墓帛书整理小组编:《马王堆汉墓帛书(肆)》,北京:文物出版社,1985 年。

山东省文物管理处、济南市博物馆编:《大汶口》,北京:文物出版社,1974 年。

睡虎地秦墓竹简整理小组:《睡虎地秦墓竹简》,北京:文物出版社,1990 年。

汤余惠:《战国铭文选》,长春:吉林大学出版社,1993 年。

王炳华:《新疆呼图壁生殖崇拜岩画》,北京:燕山出版社,1992 年。

魏启鹏、胡翔骅:《马王堆汉墓医书校释(贰)》,成都:成都出版社,

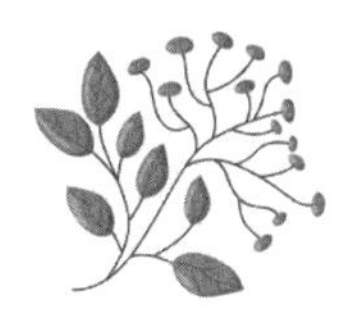

1992年。

温少峰、袁庭栋:《殷墟卜辞研究:科学技术篇》,成都:四川省社会科学院出版社,1983年。

徐中舒主编:《甲骨文字典》,成都:四川辞书出版社,1989年。

严健民编著:《五十二病方注补译》,北京:中医古籍出版社,2005年。

于省吾主编:《甲骨文字诂林》,北京:中华书局,1996年。

张家山二四七号汉墓竹简整理小组编著:《张家山汉墓竹简(二四七号墓)》(释文修订本),北京:文物出版社,2006年。

张寿仁:《医简论集》,台北:兰台出版社,2000年。

张显成:《简帛文献论集》,成都:巴蜀书社,2007年。

张延昌:《武威汉代医简注解》,北京:中医古籍出版社,2006年。

张业初编:《殷周金文集成引得》,北京:中华书局,2001年。

郑州市文物考古研究所编著:《郑州大河村(上)》,北京:科学出版社,2001年。

中国社会科学院考古研究所:《殷墟花园庄东地甲骨》,昆明:云南人民出版社,2003年。

中国社会科学院考古研究所编:《殷周金文集成》,北京:中华书局,1984年。

周世荣:《马王堆导引术》,长沙:岳麓书社,2005年。

周世荣:《马王堆养生气功》,武汉:湖北科学技术出版社,1990年。

周一谋、萧佐桃:《马王堆医书考注》,天津:天津科学技术出版社,1988年。

(二)文献与研究

(荷)高罗佩:《秘戏图考:附论汉代至清代的中国性生活(前二〇六——一六四四年)》(第2版,修订版),杨权译,广州:广东人民出版社,2005年。

(荷)高罗佩:《中国古代房内考:中国古代的性与社会》,李零等译,上海:上海人民出版社,1990年。

(日)洼德忠:《道教史》,萧坤华译,上海:上海译文出版社,1987年。

(英)李约瑟:《中国科学技术史(第二卷 科学思想史)》,何兆武等译,北京:科学出版社、上海古籍出版社,1990 年。

(英)马林诺夫斯基:《巫术科学宗教与神话》,李安宅译,北京:中国民间文艺出版社,1986 年。

《养生》栏目组:《易经养生法》,北京:中国城市出版社,2008 年。

曹希亮:《中国养生学》,西安:陕西科学技术出版社,1996 年。

柴中元:《庄子养生解密》,北京:中国中医药出版社,2011 年。

常存库主编:《中国医学史》(第 2 版),北京:中国中医药出版社,2007 年。

晁福林:《先秦民俗史》,上海:上海人民出版社,2001 年。

陈邦贤:《中国医学史》(第 3 版),上海:商务印书馆,1957 年。

陈邦贤辑录:《二十六史医学史料汇编》,北京:中医研究院中国医史文献研究所,1982 年。

陈国符:《道藏源流考》(增订版),北京:中华书局,1963 年。

陈国符:《道藏源流续考》,台北:明文书局,1983 年。

陈国符:《石药尔雅补注》(增订本),《中国外丹黄白法考》,上海:上海古籍出版社,1997 年。

陈可冀:《中国实用传统养生术》,福州:福建科学技术出版社,1993 年。

陈寅恪:《陈寅恪史学论文选集》,上海:上海古籍出版社,1992 年。

陈撄宁著,中国道教协会编:《道教与养生》(第 2 版),北京:华文出版社,2000 年。

成铁智:《周易与中医养生:医易心法》,北京:华龄出版社,2007 年。

春之霖、焦亮:《〈黄帝内经〉养生智慧大全集》,北京:中国华侨出版社,2010 年。

辞海编辑委员会编纂:《辞海》,上海:上海辞书出版社,1999 年。

段逸山主编:《医古文》,北京:人民卫生出版社,2000 年。

冯双白、王宁宁、刘晓真:《图说中国舞蹈史》,杭州:浙江教育出版社,2001 年。

冯友兰:《中国哲学史》,北京:中华书局,1961 年影印本。

冯友兰:《中国哲学史新编》,北京:人民出版社,1998 年。

盖山林:《中国岩画学》,北京:书目文献出版社,1995 年。

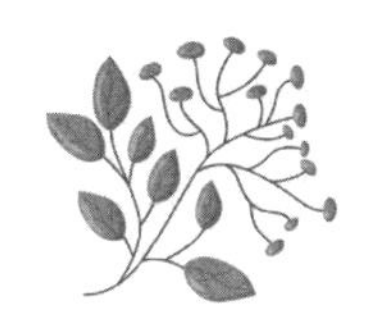

高国藩:《中国巫术史》,上海:三联书店,1999 年。

顾德融、朱顺龙:《春秋史》,上海:上海人民出版社,2001 年。

顾颉刚:《秦汉的方士与儒生》,上海:上海古籍出版社,2005 年。

郭海英:《中医养生学》,北京:中国中医药出版社,2009 年。

郭汉文、谢清果:《和老子学养生》,北京:宗教文化出版社,2010 年。

郭沫若:《郭沫若全集(考古编第一卷)》,北京:科学出版社,1982 年。

郭沫若:《奴隶制时代》(第 2 版),北京:人民出版社,1973 年。

国家体委体育文史工作委员会、中国体育史学会编:《中国古代体育史》,北京:北京体育学院出版社,1990 年。

国家中医药管理局《中华本草》编委会编:《中华本草》,上海:上海科学技术出版社,1999 年。

韩冰等:《中医养生学》,天津:天津教育出版社,1989 年。

郝勤:《阴阳·房事·双修——中国传统两性养生文化》,成都:四川人民出版社,1993 年。

何凤娣:《黄帝内经气血养生法》,北京:中国纺织出版社,2010 年。

洪丕谟:《中国古代养生术》,上海:上海三联书店,2008 年。

胡春宇:《易经五行与养生》,北京:中国物资出版社,2010 年。

胡孚琛:《魏晋神仙道教——〈抱朴子内篇〉研究》,北京:人民出版社,1989 年。

胡孚琛主编:《中华道教大辞典》,北京:中国社会科学出版社,1995 年。

胡厚宣、胡振羽:《殷商史》,上海:上海人民出版社,2003 年。

胡适:《胡适全集》(第 6 卷),合肥:安徽教育出版社,2003 年。

胡适:《中国哲学史大纲》,耿云志、王法周导读,上海:上海古籍出版社,1997 年。

胡焱照:《易经养生》,北京:中医古籍出版社,2011 年。

黄德昌等:《周易与养生之道》,成都:四川人民出版社,2001 年。

黄永锋:《道教服食技术研究》,北京:东方出版社,2008 年。

黄中平:《〈黄帝内经〉与〈易经〉里的养生之道》,北京:北京理工大学出版社,2010 年。

贾跃胜、田合禄:《医易养生保健学》,太原:山西科学技术出版社,

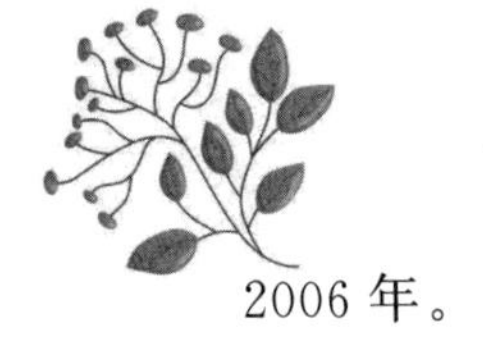

2006年。

巨钟:《养生圣典〈道德经〉》,北京:中国医药科技出版社,2000年。

雷子、易磊:《易经中的养生智慧》,北京:中医古籍出版社,2010年。

李济生:《〈黄帝内经〉养生智慧》,哈尔滨:黑龙江科学技术出版社,2012年。

李建民:《方术·医学·历史》,台北:南天书局,2000年。

李剑国:《唐前志怪小说史》(修订本),天津:天津教育出版社,2005年。

李经纬、林昭庚:《中国医学通史(古代卷)》,北京:人民卫生出版社,1999年。

李经纬等:《中医大辞典》(第2版),北京:人民卫生出版社,2005年。

李零:《中国方术考》(修订本),北京:东方出版社,2001年。

李零:《中国方术续考》,北京:东方出版社,2000年。

李庆升:《中医养生学》,北京:科学出版社,1993年。

李姗泽:《优生学》,重庆:西南师范大学出版社,1997年。

李叔还:《道教大辞典》,杭州:浙江古籍出版社,1987年影印本。

林惠祥:《文化人类学》,北京:商务印书馆,1991年。

林剑鸣:《秦汉史》,上海:上海人民出版社,2003年。

刘长林、滕守尧:《易学与养生》,沈阳:沈阳出版社,1997年。

刘杨、马素华:《中医养生学概论》,台北:华腾文化股份有限公司,2005年。

刘源:《商周祭祖礼研究》,北京:商务印书馆,2004年。

刘占文:《黄帝内经养生全集:图解中国式养生智慧》,重庆:重庆出版社,2009年。

刘占文:《中医养生学》,北京:中国中医药出版社,2012年。

刘占文:《中医养生学》,上海:上海中医学院出版社,1989年。

吕思勉:《秦汉史》,上海:上海古籍出版社,1983年。

吕思勉:《先秦史》,上海:上海古籍出版社,1982年。

罗烈文:《读周易学养生》,北京:民主与建设出版社,2008年。

罗烈文:《周易养生术》,北京:民主与建设出版社,2011年。

罗时铭:《中华养生学》,太原:山西科学技术出版社,2002年。

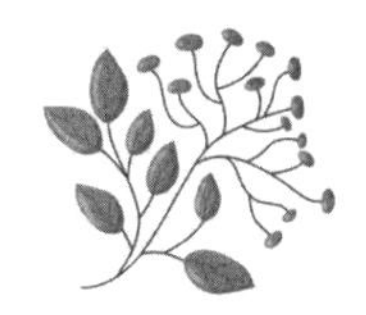

罗运环:《楚国八百年》,武汉:武汉大学出版社,1992年。

罗运环:《荆楚文化》,太原:山西教育出版社,2006年。

马积高:《赋史》,上海:上海古籍出版社,1987年。

马烈光《中医养生学》,北京:中国中医药出版社,2012年。

蒙绍荣、张兴强:《历史上的炼丹术》,上海:上海科技教育出版社,1995年。

蒙文通:《晚周仙道分三派考》,《古学甄微》,成都:巴蜀书社,1987年。

牟钟鉴、张践:《中国宗教通史》,北京:社会科学文献出版社,2000年。

潘雨廷:《易老与养生》,上海:复旦大学出版社,2001年。

钱玄:《三礼通论》,南京:南京师范大学出版社,1996年。

卿希泰、詹石窗主编:《道教文化新典》,上海:上海文艺出版社,1999年。

曲黎敏:《黄帝内经·养生智慧》,武汉:长江文艺出版社,2010年。

屈子娟、彭丽:《周易与养生之道》,成都:四川人民出版社,2012年。

冉佩红:《黄帝内经脏腑养生法》,北京:中国纺织出版社,2010年。

任继愈主编:《中国道教史》,上海:上海人民出版社,1990年。

任继愈主编:《中国哲学史(一)》,北京:人民出版社,2003年。

沈庆法、朱邦贤:《古代养生术》,上海:上海古籍出版社,1991年。

沈寿:《导引养生图说》,北京:人民体育出版社,1992年。

施连芳、高桂莲:《〈黄帝内经〉与养生保健》,北京:中国林业出版社,2004年。

施连芳、高桂莲:《〈黄帝内经〉与阴阳养生之道》,北京:中国社会出版社,2010年。

石有林等:《周易与本草养生》,北京:人民军医出版社,2009年。

宋定国:《周易与养生》,北京:东方出版社,2008年。

宋兆麟:《巫与巫术》,成都:四川民族出版社,1989年。

苏华仁:《老子〈道德经〉养生之道》,太原:山西科学技术出版社,2009年。

孙广仁:《中医基础理论》(第2版),北京:中国中医药出版社,2007年。

孙同德:《中国养生术》,北京:新华出版社,1996年。

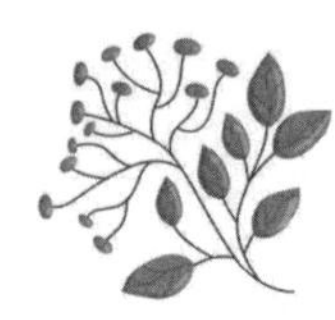

汤仕忠:《社区保健》,南京:东南大学出版社,2004 年。

唐颐:《图解易经养生:中国养生智慧的源泉》,西安:陕西师范大学出版社,2009 年。

田诚阳:《仙学详述》,北京:宗教文化出版社,1999 年。

童书业:《春秋史》,童教英导读,上海:上海古籍出版社,2003 年。

王动阳:《道德经养生大智慧》,长沙:湖南科学技术出版社,2010 年。

王动阳:《易经养生大智慧》,长沙:湖南科学技术出版社,2010 年。

王珏、曹军:《老子·养生智慧》,北京:中国中医药出版社,2008 年。

王克芬:《中国古代舞蹈史话》,北京:人民音乐出版社,1980 年。

王明:《道家和道教思想研究》,北京:中国社会科学出版社,1984 年。

王伟光、方立生:《图解易经养生》,海口:南方出版社,2010 年。

王宇:《黄帝内经养生智慧》,济南:山东科学技术出版社,2008 年。

王玉川:《中医养生学》,上海:上海科学技术出版社,1992 年。

王玉德:《方士的历史》,北京:中国文史出版社,2005 年。

王玉哲:《中华远古史》,上海:上海人民出版社,1999 年。

韦大文、董锡玑:《中医养生学概要》,北京:中国医药科技出版社,1993 年。

闻一多:《闻一多全集》,武汉:湖北人民出版社,1993 年。

吴敦序主编:《中医基础理论》,上海:上海科学技术出版社,1995 年。

吴志超:《导引养生史论稿》,北京:北京体育大学出版社,1996 年。

熊铁基:《秦汉新道家略论稿》,上海:上海人民出版社,1984 年。

徐文兵:《〈黄帝内经〉四季养生法》,北京:中国中医药出版社,2010 年。

徐泽、王爱杰:《中国传统养生术》,北京:中国中医药出版社,1992 年。

许地山:《道教史》,上海:上海古籍出版社,1999 年。

许进雄:《中国古代社会——文字与人类学的透视》,台北:台湾商务印书馆,1988 年。

薛仁义:《道德经养生解》,台北:圆觉健康学苑,2006 年。

严晓莉:《黄帝内经二十四节气养生法》,西安:第四军医大学出版社,2010 年。

杨国安:《易理养生》,深圳:深圳报业集团出版社,2010 年。

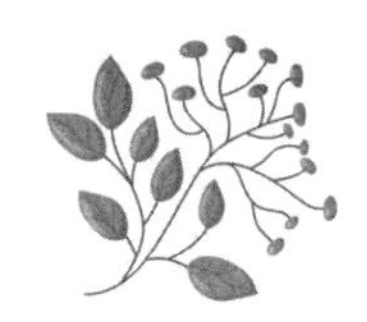

杨宽:《西周史》,上海:上海人民出版社,2003 年。

杨宽:《战国史》(增订版),上海:上海人民出版社,1998 年。

杨力:《杨力〈易经〉时辰养生》,北京:中国轻工业出版社,2010 年。

杨力:《杨力揭秘〈易经〉养生智慧》,北京:北京科学技术出版社,2009 年。

杨力:《易经的养生秘密》:台北:台湾广厦有声图书有限公司,2009 年。

杨世忠、刘焕兰:《中医养生学》,北京:人民卫生出版社,2012 年。

杨世忠:《中医养生学概论》,北京:中医古籍出版社,2009 年。

杨树达:《汉代婚丧礼俗考》,王子今导读,上海:上海古籍出版社,2000 年。

姚伟均:《中华养生术》,台北:文津出版社,1993 年。

叶达雄编撰:《中国历史图说(三)》,台湾:世新出版社,1984 年。

易川凿等:《易经养生》,广州:广东经济出版社,2006 年。

阴法鲁、许树安主编:《中国古代文化史(二)》,北京:北京大学出版社,1991 年。

余功保:《中国古代养生术百种》,北京:北京体育学院出版社,1991 年。

余嘉锡:《余嘉锡文史论集》,长沙:岳麓书社,1997 年。

余英时:《东汉生死观》,何俊编,侯旭东等译,上海:上海古籍出版社,2005 年。

袁禾:《中国古代舞蹈史教程》,上海:上海音乐出版社,2004 年。

曾子孟:《易经养生全书》,重庆:重庆出版社,2010 年。

张成博:《读〈黄帝内经〉悟养生》,青岛:青岛出版社,2010 年。

张成博:《读〈老子〉悟养生》,青岛:青岛出版社,2010 年。

张岱年:《张岱年全集》第四卷,石家庄:河北人民出版社,1996 年。

张固也:《〈管子〉研究》,济南:齐鲁书社,2006 年。

张湖德:《〈黄帝内经〉养生全书》,北京:中国轻工业出版社,2001 年。

张湖德:《易经智慧十二时辰养生法》,北京:中国商业出版社,2010 年。

张湖德等:《内经与养生》,北京:人民军医出版社,2009 年。

张觉人:《中国炼丹术与丹药》,成都:四川人民出版社,1981 年。

张其成:《〈黄帝内经〉养生大道》,南宁:广西科学技术出版社,2010 年。

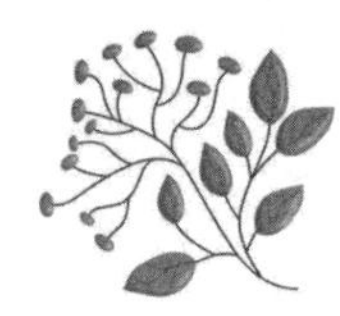

张其成:《〈易经〉养生大道》,南宁:广西科学技术出版社,2009 年。

张其成:《黄帝内经养生全解》,台北:商周出版,2010 年。

张同远、张广修:《黄帝内经饮食养生》,南京:江苏科学技术出版社,2010 年。

张显成:《先秦两汉医学用语汇释》,成都:巴蜀书社,2002 年。

张学梓:《中医养生学》,北京:中国医药科技出版社,2002 年。

赵国华:《生殖崇拜文化论》,北京:中国社会科学出版社,1990 年。

郑金生:《中国古代的养生》,北京:商务印书馆国际有限公司,1997 年。

郑土有:《晓望洞天福地——中国的神仙和神仙信仰》,西安:陕西人民教育出版社,1991 年。

中国道教协会、苏州道教协会编:《道教大辞典》,北京:华夏出版社,1994 年。

钟敬文主编、晁福林著:《中国民俗史(先秦卷)》,北京:人民出版社,2008 年。

周文泉、刘正才:《中国传统养生术》,广州:广东科技出版社,1991 年。

周一谋等:《马王堆医学文化》,上海:文汇出版社,1994 年。

朱晟、何端生:《中药简史》,桂林:广西师范大学出版社,2007 年。

朱越利:《道经总论》,沈阳:辽宁教育出版社,1991 年。

三、论　文

(一)期刊论文

(日)清宫刚:《中国古代的生死观》,《河北大学学报》1988 年第 4 期,第 115～124 页。

陈国符:《中国外丹黄白术史略》,《化学通报》1954 年第 12 期,第 600 页。

陈槃:《战国秦汉间方士考论》,《"中央研究院"历史语言研究所集刊》第 17 本,1948 年,第 7～19 页。

陈斯鹏:《张家山汉简〈引书〉补释》,《江汉考古》2004 年第 1 期,第 74～75 页。

陈彦辉:《周代铭文祝嘏辞的文体特征》,《学术交流》2011年第12期,第172~176页。

丁贻庄、刘冬梅:《〈太平经〉中"守一"浅释》,《宗教学研究》1986年增刊,第69~70页。

杜正胜:《从眉寿到长生——中国古代生命观念的转变》,《"中央研究院"历史语言研究所集刊》第66本第2分册,1995年,第383~487页。

贺江丽:《〈诗经〉祈寿观念的文化意蕴》,《唐都学刊》2002年第2期,第74~77页。

胡平生、韩自强:《〈万物〉略说》,《文物》1988年第4期,第48~54页。

荆州地区博物馆:《江陵张家山两座汉墓出土大批竹简》,《文物》1992年第9期,第1~11页。

李炳海:《蓬莱、昆仑神话同源于东夷考》,《东岳论丛》1991年第1期,第47~51页。

李存山:《"气"概念几个层次意义的分殊》,《哲学研究》2006年第9期,第34页。

李洪甫:《将军崖岩画遗迹的初步探索》,《文物》1981年第7期,第25~27页。

李怀之:《"熊经"新解》,《古汉语研究》1994年第4期,第69页。

李零:《战国秦汉方士流派考》,《传统文化与现代化》1995年第2期,第34~48页。

李戎:《战国玉杖首〈行气铭〉集考及其铭文新释》,《医古文知识》2001年第1期,第27页。

李学勤:《秦玉牍索隐》,《故宫博物院院刊》2000年第2期,第41~45页。

李宗焜:《从甲骨文看商代的疾病与医疗》,《"中央研究院"历史语言研究所集刊》第72本第2分册,2001年,第339~391页。

连云港市博物馆:《连云港将军崖岩画遗迹调查》,《文物》1981年第7期,第21~24页。

刘钊:《〈张家山汉墓竹简〉释文注释商榷(一)》,《古籍整理研究学刊》2003年第3期,第1~4页。

刘钊:《秦简中的鬼怪》,《中国典籍与文化》1997 年第 3 期,第 102～106 页。

罗新慧:《禳灾与祈福:周代祷辞与信仰观念研究》,《历史研究》2008 年第 5 期,第 12 页。

罗运环:《论先秦两汉时期的荆楚巫术文化》,《鄂州大学学报》2007 年第 4 期,第 28～32 页。

孟乃昌:《道藏炼丹原著评述(续)》,《宗教学研究》1990 年第 2 期,第 8～11页。

孟乃昌:《中国炼丹史轮廓》,《江西社会科学》1991 年第 3 期,第 62 页。

彭浩:《张家山汉墓〈引书〉初探》,《文物》1990 年第 10 期,第 87～91 页。

青海省文物管理处考古队:《青海大通县上孙家寨出土的舞蹈纹彩陶盆》,《文物》1978 年第 3 期,第 48～49 页。

沈从文:《说"熊经"》,《中国文化》1990 年第 2 期,第 98 页。

宋书功:《战国时期房中学著作〈行气铭玉杖饰〉》,《中国性科学》2009 年第 5 期,第 40 页。

宋迎春:《阜阳汉简发现、整理与研究综述》,《阜阳师范学院学报》(社科版)2006 年第 1 期。

宋镇豪:《商代的疾患医疗与卫生保健》,《历史研究》2004 年第 2 期,第 14～15 页。

孙嘉鸿:《道教导引行气术探微》,《嘉南学报》(台湾)2005 年第 31 期,第 514～527 页。

汤惠生、梅亚文:《将军崖史前岩画遗址的断代及相关问题的讨论》,《东南文化》2008 年第 2 期,第 11～23 页。

王贵元:《周家台秦墓简牍释读补正》,《考古》2009 年第 2 期,第 71 页。

文化部古文献研究室、安徽阜阳地区博物馆阜阳汉简整理组:《阜阳汉简〈万物〉》,《文物》1988 年第 4 期,第 36～47 页。

文物局古文献研究室、安徽省阜阳地区博物馆阜阳汉简整理组:《阜阳汉简简介》,《文物》1983 年第 2 期,第 21～22 页。

萧登福:《道教"守一"修持法之源起及其演变》,《宗教学研究》2006 年

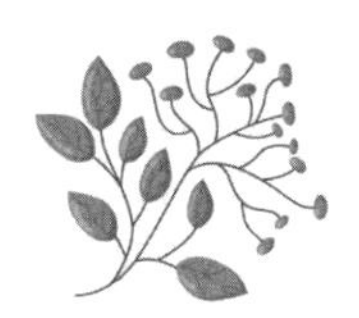

第1期,第1页。

徐中舒:《金文嘏辞释例》,《"中央研究院"历史语言研究所集刊》第6本第1分册,1936年,第1~44页。

阳清:《〈山海经〉与原始造神思维》,《黑龙江民族丛刊》2009年第4期,第170~173页。

张子高:《炼丹术的发生与发展》,《清华大学学报(自然科学版)》1960年第2期,第35页。

赵彬:《三国时期辟谷者郄俭考析》,《成都大学学报》(社科版)2010年第6期,第98~101页。

赵匡华:《狐刚子及其对中国古代化学的卓越贡献》,《自然科学史研究》1984年第3期,第230页。

赵匡华:《我国古代"抽砂炼汞"的演进及其化学成就》,《自然科学史研究》1984年第1期,第14~15页。

赵匡华:《中国古代炼丹术中诸药金、药银的考释与模拟试验研究》,《自然科学史研究》1987年第2期,第107~118页。

重庆市文化局、湖南省文物考古研究所、巫山县文物管理所:《重庆巫山麦沱汉墓群发掘报告》,《考古学报》1999年第2期,第153~178页。

朱越利:《马王堆帛简书房中术产生的背景》,《中华医史杂志》1998年第1期,第1~6页。

朱越利:《马王堆帛书房中术的理论依据(上)》,《宗教学研究》2003年第2期,第1~9页。

朱越利:《马王堆帛书房中术的理论依据(下)》,《宗教学研究》2003年第3期,第1~7页。

(二)论文集及年刊类论文

(德)恩格斯:《路德维希·费尔巴哈和德国古典哲学的终结》,《马克思恩格斯选集》第4卷,北京:人民出版社,1972年,第219~220页。

(韩)金晟焕:《先秦神仙家渊源考》,中国民族大学韩国文化研究所、韩国暻园大学亚细亚文化研究所编:《亚细亚文化研究》第1辑,北京:民族出版社,1996年,第411~412页。

(英)李约瑟:《中国古代金丹术的医药化学特征及其方术的西传》,《中华文史论丛》1979 年第 3 辑,上海:上海古籍出版社,1979 年,第 101～102 页。

蔡哲茂:《释殷卜辞唰字的一种用法》,《古文字研究》第 23 辑,北京:中华书局、安徽大学出版社,2002 年,第 10～13 页。

陈邦怀:《战国〈行气玉铭〉考释》,《古文字研究》第 7 辑,北京:中华书局,1980 年,第 191 页。

陈世辉:《殷人疾病补考》,《中华文史论丛》第 4 辑,上海:上海古籍出版社,1963 年,第 138～195 页。

顾颉刚:《〈庄子〉和〈楚辞〉中昆仑和蓬莱两个神话系统的融合》,《中华文史论丛》1979 年第 2 辑,上海:上海古籍出版社,1979 年,第 31～58 页。

何观洲:《〈山海经〉在科学上之批判及作者之时代考》,苑利主编:《二十世纪中国民俗学经典·神话卷》,北京:社会科学文献出版社,2002 年,第 49 页。

湖南省博物馆、中医研究院医史文献研究室:《马王堆三号汉墓帛画导引图的初步研究》,马王堆汉墓帛书整理小组编:《导引图论文集》,北京:文物出版社,1979 年,第 13、22 页。

黄耀明:《〈行气玉铭〉释义集评及新解》,《励耘学刊》2010 年第 2 期,北京:学苑出版社,第 94～122 页。

李学勤:《〈引书〉与〈导引图〉》,《简帛佚籍学术史》,南昌:江西教育出版社,2001 年 9 月,第 222～225 页。

梁启超:《阴阳五行说之来历》,顾颉刚:《古史辨》(五),上海:上海古籍出版社,1982 年影印本,第 353 页。

刘杰:《论神仙思想的产生与形成》,《甘肃社会科学》2010 年第 2 期,第 215～218 页。

蒙文通:《略论〈山海经〉的写作时代及其产生地域》,中华书局上海编辑所编辑:《中华文史论丛》第 1 辑,北京:中华书局,1962 年,第 43～70 页。

蒙文通:《略论黄老学》,《古学甄微》,成都:巴蜀书社,1987 年,第 269～284 页。

蒙文通:《杨朱学派考》,《古学甄微》,成都:巴蜀书社,1987 年,第 243～

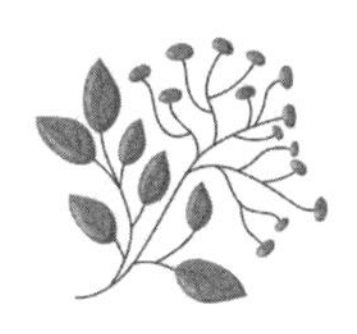

268 页。

彭浩:《马王堆汉墓帛书〈却谷食气〉篇校读》,《出土文献研究》第 7 辑,上海:上海古籍出版社,2005 年,第 88~94 页。

钱玄同:《答顾颉刚先生书》,顾颉刚编著:《古史辨》(一),上海:上海古籍出版社,1982 年影印本,第 77 页。

饶宗颐:《从出土资料谈古代养生与服食之道》,《饶宗颐二十世纪学术文集》卷五,《宗教学》,台北:新文丰出版有限公司,2003 年,第 170~171 页。

沈培:《释甲骨文、金文与传世典籍中跟“眉寿”的“眉”相关的字词》,复旦大学出土文献与古文字研究中心编:《出土文献与传世典籍的诠释——纪念谭朴森先生逝世两周年国际学术研讨会论文集》,上海:上海古籍出版社,2010 年,第 19~46 页。

孙孝忠:《周代的祈寿风与祝嘏辞》,《厦门大学学报(哲学社会科学版)》2012 年第 6 期,第 57~64 页。

唐兰:《试论马王堆三号墓出土导引图》,马王堆汉墓帛书整理小组编:《导引图论文集》,北京:文物出版社,1979 年,第 5~6、9 页。

肖兵:《〈山海经〉:四方民俗文化的交汇——兼论〈山海经〉由东方早期方士整理而成》,《山海经新探》,成都:四川省社会科学院出版社,1986 年,第 125~137 页。

袁珂:《〈山海经〉“盖古之巫书也”试探》,中国山海经学术讨论会编:《山海经新探》,成都:四川省社会科学院出版社,1986 年,第 231~240 页。

袁珂:《〈山海经〉写作的时地及篇目考》,朱东润主编:《中华文史论丛》第 7 辑(复刊号),上海:上海古籍出版社,1978 年,第 147~172 页。

袁珂:《略论〈山海经〉的神话》,朱东润主编:《中华文史论丛》1979 年第 2 辑(总第 10 辑),上海:上海古籍出版社,1979 年,第 59~74 页。

袁行霈:《〈山海经〉初探》,朱东润主编:《中华文史论丛》1979 年第 3 辑(总第 11 辑),上海:上海古籍出版社,1979 年,第 7~36 页。

张春龙:《沅陵虎溪山汉简选》,中国文化遗产研究院编:《出土文献研究(第 9 辑)》,北京:中华书局,2010 年,第 46~48 页。

张光裕、陈伟武:《简帛医药文献考释举隅》,陈建明主编:《湖南省博物馆馆刊》(第1期),长沙:船山学刊、岳麓书社,2004年7月,第114～119页。

周世荣:《湖南出土汉代铜镜文字研究》,《古文字研究》第14辑,北京:中华书局,1986年,第78～94页。

周贻谋:《解说帛书〈脉法〉中的“寒头暖足”》,陈建明主编:《湖南省博物馆馆刊》第2期,长沙:岳麓书社,2005年,第48～50页。

周贻谋:《论帛书〈胎产书〉的重要价值》,陈建明主编:《湖南省博物馆馆刊》第1期,长沙:船山学刊、岳麓书社,2004年7月,第130～133页。

周予同:《“孝”与“生殖器崇拜”》,顾颉刚编著:《古史辨》(二),上海:上海古籍出版社,1982年影印本,第247～249页。

朱凤瀚:《商人诸神之权能与其类型》,吴荣曾主编:《尽心集:张政烺先生八十庆寿论文集》,北京:中国社会科学出版社,1996年,第62页。

朱越利:《马王堆帛书房中术的内容》,李学勤、谢桂华主编:《简帛研究二〇〇一》,桂林:广西师范大学出版社,2001年9月,第251～268页。

卓大宏:《中国古代医疗体操史略》,中山医学院:《中山医学院科学论文集》第19辑《运动医学的研究》,1964年,第96～102页。

(三)学位论文

常新枝:《殷商时期的宗教信仰》,郑州大学硕士学位论文,2005年。

何飞燕:《出土文字资料所见先秦秦汉祖先神崇拜的演变》,陕西师范大学博士学位论文,2010年。

黄祖欣:《〈黄帝内经〉与〈老子〉、〈庄子〉“道”之养生研究》,天津中医药大学博士学位论文,2009年。

李树伟:《庄子养生思想探要》,青岛大学硕士学位论文,2008年。

刘朝贵:《海峡两岸〈黄帝内经〉养生思想研究》,广州中医药大学博士学位论文,2009年。

刘思绮:《西汉神仙观念研究》,河北师范大学硕士学位论文,2007年。

刘孝圣:《医疗与身体——以先秦两汉出土文献为中心》,台湾大学文学院中国文学研究所硕士学位论文,2009年。

孙旻亨:《先秦诸子理论对〈内经〉养生理论形成的影响研究》,北京中医药大学硕士学位论文,2012年。

孙群:《马王堆导引功法在中医内科疾病的运用》,南京中医药大学硕士学位论文,2008 年。

王震:《马王堆导引图技理研究》,上海体育学院博士学位论文,2004 年。

徐宁:《中国古代哲学精气概念与中医学精气概念之研究》,山东中医药大学博士学位论文,2008 年。

徐强:《顺天应时之道——先秦阴阳家思想初探》,山东大学硕士学位论文,2005 年。

张文安:《周秦两汉神仙信仰研究》,郑州大学博士学位论文,2005 年。